침의 과학적 접근의 이해

An Introduction to Western
Medical Acupuncture

An Introduction to Western Medical Acupuncture, Second Edition

1st edition 2008

ISBN: 978-0-7020-7318-2

This **Korean** edition of ***An Introduction to Western Medical Acupuncture***, *Second Edition*
(9780702073182)
by **Adrian White, Mike Cummings, & Jacqueline Filshie** is published by arrangement with Elsevier Ltd.

침의 과학적 접근의 이해, 이승훈
Korean ISBN: 979-11-90322-28-7

An Introduction to Western Medical Acupuncture, Second Edition by Adrian White, Mike Cummings, Jacqueline Filshie의
번역서는 Elsevier Ltd.와의 계약을 통해 도서출판 한미의학에서 출간되었습니다.

Notice

본 번역서는 도서출판 한미의학(Hanmi Medical Publishing Co.)의 책임 하에 출간되었습니다. 연구자들과 실무자는 이 책에 기술된 정보, 방법, 화합물 또는 실험을 평가하고 사용하는 데 있어서 자신의 경험과 지식을 언제나 의지해야 합니다. 특히, 의학의 급속한 발전으로 인해 진단 및 약물 투약에 대한 독립적인 검증도 이루어져야 합니다. 본 서에 포함된 방법, 제품, 지침 또는 아이디어의 사용 또는 작동과 관련하여 본서를 번역함에 있어, 법의 최대한의 범위 내에서 Elsevier, 저자, 편집자 또는 기고자는 제품 책임, 과실 또는 기타 이유로 인명 또는 재산상의 상해 또는 손상에 대해 책임을 지지 않습니다.

SECOND EDITION

침의 과학적 접근의 이해

An Introduction to Western Medical Acupuncture

/

옮김 이승훈

/

ADRIAN WHITE, MA MD BM BCh DipMedAc

Clinical Research Fellow (retired)
Plymouth University Peninsula School of Medicine and Dentistry
Plymouth, UK
(formerly) Editor in Chief, Acupuncture in Medicine

MIKE CUMMINGS, MB ChB DipMedAc

Medical Director
British Medical Acupuncture Society
Royal London Hospital for Integrated Medicine
London, UK

JACQUELINE FILSHIE, MBBS FRCA DipMedAc

Consultant in Anaesthesia and Pain Management
The Royal Marsden NHS Foundation Trust
London, UK

ELSEVIER

도서출판 한미의학

일러두기

- 본 번역서의 내용 중 일부는 국내 의료 현실과 차이가 있거나 역자의 견해와 다를 수 있음.
- 'Western medical acupuncture'는 '서양의학 관점 침 치료' 로, 'traditional Chinese acupuncture'는 '전통동아시아의학 관점 침 치료' 로 번역하였음.
- 외래어는 가급적 한글로 번역하였으나 인명 표기는 발음 차이를 고려하여 원문 그대로 표기하였음.
- 의학용어는 '영한·한영 의학용어집 제6판'을 기준으로 번역하였으나, 여러 번역어가 있을 때에는 역자의 판단 하에 가장 적절한 한글이나 한자 용어를 선택하였음.
- 경혈명은 '보건의료용어표준'에 고시된 한의학용어 중 표준경혈명을 기준으로 작성하였음.

SECOND EDITION

침의 과학적 접근의 이해

초판 1쇄 발행 2021년 6월 25일

지은이 Adrian White, Mike Cummings, & Jacqueline Filshie
옮긴이 이승훈
펴낸이 이광재
펴낸곳 도서출판 한미의학(2021 Printed in Korea)

책임편집 오인택
본문편집 서영주
책임교정 이순례, 전용찬
마 케 팅 이종희
경영지원 이종희, 박희숙

출판등록 1999년 7월 13일 제22-1586호
주소 서울시 마포구 동교로 23길 36 리앤리빌딩
전화 02-336-3477
팩스 02-336-6762
메일 k_medical@hanmail.net
www.hanmibook.co.kr

ISBN 979-11-90322-28-7 93510
정가 38,000원

역자서문

〈Medical acupuncture〉의 번역을 거의 마무리하던 2018년 가을, 〈An Introduction to Western Medical Acupuncture〉의 개정판이 출간되었다는 소식을 들었다. 원저는 2008년 초판이 소개되었을 당시 침의 과학적 접근에 대해 가장 체계적으로 잘 정리한 책으로 평가받았다. 2010년 국문으로도 번역되었으나 해당 번역서는 시중에 판매되지 못해 국내 임상의나 연구자들이 읽어 볼 기회가 적었다. 그러던 중 원저의 저자들은 그간 10년에 걸쳐 발전된 침의 과학적 기전을 추가하여 개정판을 출간하였다.

이 책은 과학적 관점에서 통증과 신경계에 대한 침의 원리, 침 효과의 작용 기전, 안전성과 유효성에 대한 임상 근거, 침 시술에 대한 구체적인 방법, 치료 매뉴얼의 5가지 부분으로 구성되어 있으며, 침의 과학적 접근에 대해 현재까지 가장 최신 이론을 정리하였다. 역자가 이전에 번역했던 〈침의 과학적 접근과 임상활용〉과 내용이 유사해 보이지만 다음과 같은 차이가 있다.

우선 〈침의 과학적 접근과 임상활용〉은 침의 작용 기전과 임상 질환을 다양한 관점에서 기술한 '참고서' 라면, 〈침의 과학적 접근의 이해〉는 침의 과학적 접근에 대한 핵심 내용을 체계적으로 정리한 '개론서' 에 가깝다.

둘째 〈침의 과학적 접근과 임상활용〉은 수십명의 저자들이 침의 과학적 기전과 활용에 대해 다양한 측면을 소개하고 있으나, 〈침의 과학적 접근의 이해〉는 3명의 대표저자가 침의 과학적 기전을 국소(local), 분절(segmental), 전신(general)의 세 가지 측면으로 정리하여 설명하고 있다. 또한 이를 바탕으로 개별 임상 질환에 대한 침 치료 방법까지 확대 적용하여 기전과 임상을 연결짓고 있다.

셋째 〈침의 과학적 접근과 임상활용〉은 21개 질환의 다양한 임상 근거를 설명하고 있으나, 〈침의 과학적 접근의 이해〉는 개별 임상 질환보다는 침 치료 준비, 효과적인 자침 기술, 안전한 자침 등 전반적 침 치료 방법에 대한 과학적 관점을 설명하고 있다. 또한 경혈과 근막유발점, 신경 분포, 근육 등을 정리한 컬러 도표를 제공하여 임상의들이 침 치료를 하는데 실질적인 도움을 받을 수 있다.

이에 침의 과학적 기전에 대해서 입문하거나 체계를 잡고 싶은 사람은 〈침의 과학적 접근의 이해〉를 먼저 읽은 뒤, 〈침의 과학적 접근과 임상활용〉을 참고하면 더욱 좋을 것으로 생각된다.

역자는 침의 전문가가 되기 위해서는 침을 전통동아시아의학 관점뿐 아니라 의과학적 관점까지 이해해야 한다고 확신한다. 〈침의 과학적 접근의 이해〉는 침을 바라보는 두 가지 관점 중 하나인 의과학적 관점에서 침의 자극법에 대한 과학적 기전에 초점을 맞추고 있다. 이 책에서 소개하고 있는 과학적 접근법을 잘 이해한다면 전통경락학설에서 설명하는 이론들을 좀 더 세부적으로 이해하고 비판적으로 수용하여, 실제 임상에서도 침 치료를 더 효과적이고 안전하게 사용할 수 있을 것이다. 즉, 언제 환측이 아닌 건측에 침 치료를 해야 하는지, 보사법에 따른 자극이 어떻게 다른지, 치료 시간은 몇 분을 해야 가장 효과적인지, 전침 치료시 몇 Hz가 가장 적절한지 등에 대한 실마리를 얻을 수 있다. 단, 근위 취혈에 대한 과학적 기전은 많은 연구들을 통해 밝혀져 있지만, 원위 취혈의 경우 척수상위, 변연계, 자율신경계 등을 통해 전신에 영향을 미칠 것으로 예상되지만 앞으로 많은 연구가 필요할 것으로 생각된다. 또한 침 치료의 교육과 임상 적용은 국가별 의료 상황에 따라 다를 수 있기 때문에 원문 내용 중 일부는 국내 의료 현실에 적용되지 않거나 역자의 견해와 다를 수 있다는 점을 미리 밝힌다.

끝으로 이 책의 한글판이 나오기까지 많은 조언과 도움을 주신 도서출판 한미의학 이광재 대표님을 비롯하여 이종희, 오인택, 전용찬 선생님께 감사를 드린다. 또한 경희대학교 한의과대학 이재동 학장님을 비롯하여 침구학 교실의 교수님들께 감사의 말씀을 드린다. 이 책이 침의 전문가로서 균형있는 지식을 쌓는데 조금이나마 도움이 되기를 바라며, 국내외 보건의료체계에서 침 치료의 가치가 높아지기를 기대해 본다.

2021년 6월

역자 이 승 훈

역자소개

이승훈

한의사, 한의학박사, 침구과 전문의

/

경희대학교 한의학과 졸업

경희대학교 한의과대학 석사, 박사

전) 경희대학교한방병원 침구과 전문수련의 수료

전) 한국한의학연구원 침구경락연구센터 공중보건의사

전) 경희대학교한방병원 전임의, 임상조교수

현) 대한한의학회, 대한침구의학회 홍보이사

현) 공무원연금공단 재해보상 자문위원

현) 한국의료분쟁조정중재원 의료사고감정단 자문위원

현) 경희대학교한방병원 척추관절센터 침구과 진료교수

현) 경희대학교 한의과대학 침구학교실 조교수

/

저역서

〈〈침의 과학적 접근과 임상활용〉〉 한미의학 2019.
 대표역자 [2019 세종도서 학술부문 선정]

〈〈한의 임상술기집 OSCE〉〉 고려의학 2019. 공저

〈〈침구과 진료 매뉴얼〉〉 우리의학서적 2015. 공저

추천사

코로나 시대를 맞이하여 한의과대학 교육은 국제화, 세계화 추세가 더욱 빨라지고 있습니다. 또한 학문간 장벽이 점차 무너지면서 한의학의 지속적인 발전을 위해서는 타학문과의 적극적인 융복합이 필수적이라 할 수 있습니다. 이런 흐름에 발맞추어 경희대학교 한의과대학에서는 전통한의학의 이론을 과학적이며 근거중심적인 관점에서 재해석하고 이를 바탕으로 한국 한의학의 특성을 살린 'K한의학'을 정립하고자 노력하고 있습니다. 한의학 중 이에 가장 근접하고 연구가 많이 이루어진 분야가 바로 침구학입니다.

이 책에서는 침구학 분야의 '과학적 기전'과 '임상 근거'에 대한 가장 최신의 이론을 쉽게 풀어서 서술하고 있으며, 전통 침구이론을 과학적 관점에서 재해석함으로써 보다 균형적인 시각을 갖는데 도움을 줄 것으로 생각됩니다.

이 책에 앞서 출간됐던 〈침의 과학적 접근과 임상활용〉은 침의 과학적 접근 방법에 대한 지식을 공유하는데 디딤돌을 놓았다고 생각되며, 한국출판문화산업진흥원이 주관하는 '2019 세종도서 학술부문'에 선정되기도 하며 그 가치를 인정받았습니다. 아울러 이번에 출판되는 〈침의 과학적 접근의 이해〉는 최신 연구 성과를 추가하고 이를 좀 더 쉽고 체계적으로 정리하여 침의 최신 과학적 이론에 대해 공부를 처음 시작하고자 하는 학생들이나 임상의들에게 큰 도움을 줄 것이라 생각됩니다.

비록 이 책은 서양의학의 관점에서 침구학의 전통이론에 대해 깊이 이해하지 못하는 부분이 있으며 모든 침구 이론이 과학적으로 해석되지는 못하지만, 열린 마음과 비판적인 자세로 이 책을 읽는다면 침구학을 보다 폭넓게 이해하게 될 것입니다. 아울러 침구학과 타학문간의 창조적인 융합의 기틀을 마련하는 초석이 될 것으로 기대해 봅니다.

경희대학교 한의과대학 학장 이 재 동

서문

Foreword

새로운 기술을 임상에 도입하기 위해서는 강력한 근거가 필요하고, 모든 '대안'을 회의적으로 바라보는 시선이 만연한 의료 분야에서 침 치료는 도전의 순간에 직면해 있다. 여기에 전통주의자 확고한 신념이 합쳐지면 '근거 기반'과 '전통' 학파의 충돌이 불가피해져 그 도전을 훨씬 더 어렵게 만든다.

침 치료는 관찰과 임상 경험을 통해 자신만의 관점을 형성하며 발전한 치료 시스템이다. 개인의 카리스마, 경험, 근거도 없거나 인정도 받지 못한 권위를 내세우는 교만, 임상 적용 등으로 침 치료의 진화를 이끌었고 침을 연구하기로한 우리 모두가 도입한 원칙을 형성했다. 그러나 W. Edwards Deming이 말한 것처럼 우리가 잊지 말아야 할 것은 "데이터가 없으면, 단지 의견일 뿐이다" 라는 것이다.

침은 최근 몇 년 사이에 발전하여 근골격계 통증 치료사가 활용할 수 있는 유용하고 효과적인 도구가 되었다. 침 치료는 흔히 전통동아시아의학에 기반을 두어서 서양의학 관점 모델과 마찰을 일으킨다. 그럼에도 불구하고 생리적 효과와 임상적 효과에 대한 근거가 많아지면서 효과적이고 생물학적으로 타당한 치료 방법으로 점차 인식되고 있다. 서양의학 관점 침 치료에서 제안된 바와 같이, 임상 추론의 생의학 모델은 침 치료나 침 기반 치료 분야에서 가장 유망한 발전 분야인 것 같다.

세월이 흘러 서점에서 새로운 책을 발견하는 흥분(나는 서점에 책을 사러 가던 세대이다...)은 빠르게 실망으로 바뀌었다. 예전에 출간된 책이 당혹스러울 정도로 새로운 내용 없이 재탕되어 표지만 바뀌어서 버젓이 진열되어 있는 것을 보면 그렇다. 그래서 나는 『Introduction to Western Medical Acupuncture』 서문을 써 달라는 부탁을 받았을 때, 연륜으로 쌓인 냉소주의적 관점으로 이 책에 의심을 품었다.

그러나 사람은 나이와 경험이 많다고 놀랄 일이 없는 것이 아니다. 나는 확실히 그랬다(나이가 많아도 놀랄 수 있다!). 이 책은 이론과 실무 모두에서 침에 대한 명확하고 간결하며 근거 기반의 견해를 제공한다.

이 책에서 얻을 수 있는 것은 두 세계관(전통동아시아의학 관점 및 서양의학 관점)을 연결하여 명백한 사실을 서술하는 것이다. 즉, 시대가 변했으며, 침 치료가 앞으로도 계속해서 환자들에게 혜택을 주려면 동서양의 의학은 서로에게서 배워야 한다.

이 책은 이미 침을 임상에서 쓰거나 현재 훈련을 받고 있는 바쁜 현대의 보건 전문가들을 염두에 두고 쓰여졌다. 각 섹션으로 명확하게 나누어져서 논리적인 순서로 이어지는 이 책은 의미를 전달하기 위해 가볍지는 않지만 편안하고 친근한 문체로 서술하였다. 이 책은 활용이 쉽고 포함된 정보를 신속하게 전달한다. 침의 과학적 측면을 다루는 섹션은 최신의 정보를 간결하게 제공하고 명확하고 이해하기 쉬운 방식으로 작성되었다. 이는 결코 쉬운 일이 아니나 저자들을 보면 그럴만도 하다. 경험 많은 연구자, 임상의, 교육자들로 구성된 저자들은 서양과학 원리에 대한 확고한 배경과 침에 대한 깊은 이해도를 가지고 있기 때문에 이들은 당면한 과제를 해결하기에 이상적인 사람들이다.

침에 대한 다양한 접근법(근막유발점, 전통동아시아의학 관점 침)을 다루는 섹션도 매우 명확하며 편향되지 않게 설명되고 논의된다. 근거를 기반으로 다양한 침 치료를 제시하는 섹션도 마찬가지로 잘 정리되었고 객관적이며 상세하다. 또한 개별 질환과 관련된 섹션으로 편리하게 구분되어 빠르게 참고할 수 있다. 이 책에서 제공하는 참조 도표와 함께 치료의 실제적인 측면과 치료 매뉴얼에 대한 섹션은 경험이 부족하거나 최근에 훈련받은 사람들에게도 유용하다.

이 책은 여러모로 대단하다. 구조, 서술방식, 접근의 단순성, 침 이론과 임상에 대한 포괄적인 조사를 바탕으로 한 이 책은 서양의학 관점 침 치료의 현대적 매뉴얼로 확립될 것이다.

Panos Barlas

머리말

Preface

침 치료의 이론적 측면과 임상적 측면을 모두 다루는 책은 무수히 많다. 대부분의 책은 전통적인 이론과 임상에 초점을 맞추고 있지만, 이 책은 상당히 다른 견해를 가지고 있다. 이 책은 침의 신경생리학적 기전에 대한 최신의 이해와 그 기전에 의해 주로 행해지는 임상을 결합해 놓았다. 전통 경혈의 위치와 이름은 유용하고 이미 잘 알려져 있기 때문에 계속 사용되고 있지만, 이 책은 경락의 개념보다 분절적인 신경분포에 더 큰 중점을 두고 있다.

서양의학 관점 침은 기존의 진단 방식에 따라 사용되며, 이러한 진단을 고려하여 과학적 원리를 적용하여 증상을 완화하는 치료법을 만들어낸다. 이는 다른 치료법과 함께 하나의 치료 방법일 뿐이며, 개인의 심리사회적 및 신체적 웰빙을 모두 고려하는 전반적인 서양의학의 광범위한 접근 방식에 완벽하게 들어맞는다.

따라서 이러한 형태의 침을 포함하는 서양의학은 진정으로 통합된 의학의 한 예이다. 전통 치료법이 연구되어 왔고 현대 과학적 맥락에서 재해석되었으며 최종적으로 타당한 경우 현대 의료에 통합되었다.

이 책은 『Medical Acupuncture: a Western Scientific Approach』의 안내서이다.

감사의 글

Acknowledgements

이 책은 많은 사람들의 아이디어와 지식 및 지혜를 담고 있으며, 따라서 저자들과 의견을 교환한 분들, 해당 주제에 관한 논문을 쓴 분들 및 강의를 한 분들, 그 밖에 서양의 과학적 관점에서 침 치료를 이해하려고 이 작업에 기여한 분들 모두에게 심심한 사의를 표한다. 이 분들은 여기서 나열하기에는 너무 많으며, 책 마지막에 있는 참고문헌은 침을 이해하는 프로젝트에 참여하는 연구자의 수와 다양성을 어느 정도 보여준다. 작업 중에 인내를 갖고 전문적인 도움을 주신 Elsevier의 Nicola Lally, Poppy Garraway 및 Veronika Watkins에게도 감사드린다.

우리가 의도하는 바가 최선일지라도 오류나 누락이 있으면 그에 대한 책임을 기꺼이 받아들일 것이다.

용어사전

Glossary

참고 사항: 경락의 종류와 그 표준 명칭들은 19장의 표 19-6과 19-7에 제시되어 있다. 통증과 관련된 추가 정보와 기타 정의들은 IASP 분류체계 홈페이지(https://www.iasp-pain.org/Education/Content.aspx?ItemNumber=1698&navItemNumber=576)에서 확인할 수 있다.

NADA 기법(NADA technique): National Acupuncture Detoxification Association에서 개발한 약물 중독자를 위한 방문센터(drop-in center)에서 사용하는 이침의 표준화된 형태.

TENS: 표면 전극을 통한 감각 자극 기법인 경피전기신경자극. (일반적으로) 지속적이거나 누적된 효과가 없다는 측면에서 침 치료와 다름.

감각 자극(sensory stimulation): 침 치료와 같이 감각신경을 자극하는 치료법.

감각 자극제(sensory stimulus): 감각신경을 활성화시키는 물리적 방식.

감각(sensory): 통증의 구성 요소로서 부위, 성질, 강도의 측면에서 통증에 대한 인식. '여기가 아프다' (심리적 효과는 '정서적' 을 참조).

감작(sensitization): 정상적인 입력에 대한 통각수용성 신경세포의 증가된 반응성, 또는 일반적으로 역치 이하의 입력에 대한 반응의 점증. 말초성이나 중추성, 또는 일반적으로 둘 다 있을 수 있음.

강한 반응자(strong reactor): 대부분의 사람들보다 침 치료에 대한 부작용과 유익한 반응이 훨씬 더 강한 환자.

거짓(sham): 일반적으로 임상시험의 대조 중재로서 계획된 가장된 치료의 맥락에서의 가짜.

건침(dry needling): 전통동아시아 접근법이 아닌 방식으로 자침할 때 때때로 침에 대해 사용하는 용어.

경락(channel, meridian): 경혈을 연결하는 눈에 보이지 않는 체표에 위치한 선. 아직까지 경락을 설명할 수 있는 물리적인 구조가 발견되지는 않았음. 전통동아시아의학에서는 경락을 기가 소통하는 경로로 인식하고 있음.

경피전기신경자극(percutaneous electrical nerve stimulation): 사실상 전침과 동일한 치료법이지만 반드시 경혈을 사용하지는 않음.

경혈(acupuncture point): 전통적으로 침이 자입되어야 하는 정확한 위치. 서양의학 관점 침 치료는 전통 경혈에만 국한되지 않음.

골막 작탁법(periosteal pecking): 침으로 골막을 자극.

골분절(sclerotome): 단일 척수분절에서 감각신경에 의해 신경이 분포되는 뼈 영역.

교양질(substantia gelatinosa): 구심성 통각수용성 신경섬유가 종결되는 척수후각의 바깥 부위.

구심성 신경(affective nerve): 말초에서 중추신경계로 정보를 보내는 신경. 감각신경('향하여 가져오다' 라는 라틴어에서 유래).

근막유발점(myofascial trigger point): 특정한 성질을 가진 골격근의 긴장된 띠 내의 작은 초과민성 영역.

근육분절(myotome): 단일 척수분절에서부터 신경 연접된 모든 근육들.

급성/만성 통증(acute/chronic pain): 3개월 이하 또는 그 이상의 통증. 6개월로 정의하는 전문가들도 있음(통증의 감각적 요소를 참조).

기(qi, chi): 흔히 '에너지'로 번역되는 전통적인 용어로서 본래 인체의 영양과 방어를 대변함(즉, 현대의 혈액 공급과 면역 기능과 동일한 의미).

내장분절(viscerotome): 단일 척수분절에서 감각신경에 의해 신경연접된 모든 장기.

내장체성(viscerosomatic): 내부 장기의 사건이 신경 경로를 통해 신체의 나머지 부분에 미치는 반사 효과.

득기(deqi): 침 자극에 대한 한문 용어. 문자 그대로 '저림, 팽창감, 묵직함, 통증' 또는 따끔거리거나 퍼지는 감각도 포함.

뜸(moxa): 열 자극을 위해 사용되는 쑥(학명: *Artemisia vulgaris*)의 마른 잎. 피부 바로 위 혹은 침 위나 가까이에서 태움. 뜸 치료는 전통동아시아의학 관점 침 치료의 일부분이었음.

레이저침(laser acupuncture): 침 바늘 없이 경혈에 적용한 저출력 레이저.

변연계(limbic system): 다양한 감정 반응에 밀접하게 관련된 뇌의 여러 중추의 집합체.

서양의학 관점 침 치료(Western medical acupuncture): 인체의 구조와 기능을 현대적으로 이해하여 침 치료 현상을 해석하고 침 치료와 서양의학을 통합하는 침 치료 접근법.

수용영역(receptive field): 말초신경이 흥분될 수있는 영역(일반적으로 피부).

수초화(myelinated): 전도 속도를 증가시키는 수초로 덮여 있는 신경을 가리킴.

시냅스(synapse): 두 신경세포 사이의 접합으로, 첫 번째 신경세포의 활동전위가 두 번째 신경세포로 전달되어 자극을 전파함. 시냅스는 신경계의 활동을 조절할 수 있는 중요한 부위임. 국소 환경이 유입되는 자극의 효과가 감소, 차단 또는 증폭될 수 있는지를 결정함.

신경가소성(neuroplasticity): 자극, 특히 반복되는 자극에 반응하는 신경계의 기능 변화.

신경병성 통증(neuropathic pain): 체성 감각신경계의 손상이나 질병으로 인한 통증 유형.

신경자극모음(convergence): 몇몇 다른 소스에서 나온 신경정보가 중추신경계의 단일 세포나 신경핵으로 합쳐지는 것.

신경전달물질(neurotransmitter): 신경을 자극하는 인체 내의 모든 화학 물질. 특히 국소적으로 다른 신경에 의해 방출되는 화학 물질(신경전도).

신경펩티드(neuropeptides): 신경세포가 표면 수용체를 통해 서로 정보를 교환하는 데 사용하는 작은 분자. 신경전달물질과 달리 다시 흡수되어 재사용되지 않고, 세포외 공간에서 분해됨. 오피오이드펩티드는 침 치료의 작용과 밀접하게 관련된 신경펩티드임. 그 밖의 예로는 CGRP, NGF, 노르아드레날린, 세로토닌, 옥시토신, 콜레시스토키닌, VIP, 물질 P가 있음.

압통점(tender point): 누를 때 통증을 유발하는 위치. 근막유발점의 특이적인 특징이 있을 수도 있고 없을 수도 있음.

연합피질(associative cortices): 외부 경험의 기저를 이루는 대뇌 피질 영역. 그러나 감각 혹은 운동 활성과 직접적으로 연관된 '일차' 피질과는 구분됨.

오피오이드펩티드(opioid peptides): 중추신경계 내의 내인성 화학 전달물질의 한 종류로서, 전반적인 효과는 통증에 대한 인식을 줄임.

원심성 신경(efferent nerve): 중추신경계에서부터 정보를 전달하는 신경. 혹은 운동신경이나 자율신경.

이소성유해조건화자극(heterotopic noxious conditioning stimulus, HNCS): 광범위 하행성 통증 억제를 활성화 하는 말초의 통증 자극. 이전에는 광범위유해억제조절(diffuse noxious inhibitory control, DNIC)로 알려졌음.

이질통(allodynia): 정상적으로는 통증을 일으키지 않는 자극에 의해서 야기되는 통증.

이침(auricular acupuncture): 외이에 바늘을 자입하는 침.

자율신경(autonomic nerves): 의식적으로 통제할 수 없는 인체 기능의 조절을 담당하는 신경.

전침(electroacupuncture): 일반적인 방법으로 자입된 침을 통해 적용되는 전기 자극.

전통동아시아의학 관점 침 치료(traditional Chinese acupuncture): 동아시아의 여러 지역 및 서로 다른 역사적 시기에 진화된 다양한 침 치료의 모델을 포괄하는 침 치료 접근법. 전통동아시아의학의 일부.

전파(propagate): 신경섬유를 따라 작용하는 활동전위의 움직임을 설명하는 적절한 용어.

정서적(affective, **통증의 정서적 요소**): 곤란하거나 혼란스러운 통증의 감정적인 측면. 가령 '통증은 끔찍하다' ('감각' 을 참조).

조절(modulate): 어떤 방식으로든 세포, 핵, 장기의 기능을 변형하는 것.

주요 경혈(major points): 특히 강력한 전신 조절 또는 자극 효과가 있는 경혈.

중추신경계(central nervous system, CNS): 척추나 두개골 안에 위치한 신경계(즉, 척수와 뇌).

진통(analgesia): 엄밀히 말하면 진통은 통증이 완전히 사라지는 것을 의미함. 그러나 침자진통(acupuncture analgesia)은 기존의 마취제와 함께 사용하여 통증이 줄어드는 것을 의미함.

척수후각(dorsal horn): 일차 구심성 신경이 종말하는 척수분절 내의 회색질 부위.

천자(superficial needling): 침이 피부와 표면 근막에 들어가지만 더 깊이 들어가지는 않음.

체성(somatic): 기본적으로 내장 부분과 구별되는 인체의 근골격 부위인 '신체(soma)'와 관련 있음.

체성내장(somatovisceral): 신경경로에 의해 신체가 내부 장기에 미칠 수 있는 영향.

측부섬유(collateral fibre): 주요한 축삭에서부터 다른 위치로 투사되는 이차신경섬유.

통각(nociception): 인체에 해로울 수 있는 자극을 감지하는 신경 과정. 통증에 대한 인식을 일으킬 수(혹은 일으키지 않을 수) 있음.

통각과민(hyperalgesia): 정상적으로 통증을 일으키는 자극으로 증가된 통증.

통각수용기(nociceptor): 유해한 자극을 전달하고 암호화할 수 있는 말초 체성 감각신경계의 고역치 감각수용기.

통증(pain): 실제 또는 잠재적인 조직 손상과 관련된 불쾌한 감각 및 정서적 경험. 또는 이러한 손상으로 설명됨.

투사(project): (다른 신경세포와) 시냅스를 만들고 영향을 미치는 것.

플라세보(placebo): 물리적 또는 화학적 치료인 것처럼 가장하지만 전적으로 심리적으로 작용하는 중재. 환자의 동의없이 플라세보를 사용하는 것은 비윤리적인 것으로 간주됨.

피부분절(dermatome): 단일 척수분절부터 이어지는 감각신경에 의해 신경연접되는 체표 영역.

활동전위(action potential): 자극(예: 침 바늘)에 대한 신경의 전기 반응. 활동전위는 신경섬유를 따라 시냅스로 이동(혹은 전파)함.

목차

Contents

CHAPTER 1

서론

Introduction

단원개요

- 침 치료가 어떻게 효과적인 치료라고 확신할 수 있는가?
- 침 치료에 관한 전통적인 설명들을 왜 그대로 받아들일 수 없는가?
- 이 책이 시사하는 바
- 이 책을 누가 활용해야 하는가?

침 치료는 누군가에게 색다른 경험이다. 환자들은 치료용 침대에 눕기 전, 손이나 발에 특별한 증상이 없더라도 대개 소매를 걷어 올리고 양말이나 스타킹을 벗도록 안내받는다. 침 치료 의사는 아마도 환자들의 다양한 신체 부위를 촉진하고, 손가락으로 피부를 따라 길이를 측정하며, 침을 자입할 특정한 위치를 찾으려 할 것이다. 침을 자입하는 것 자체는 전혀 아프지 않을 것이며, 확실한 것은 예상했던 것처럼 심하게 따끔거리지는 않을 것이다. 그렇기 때문에 침 치료 의사는 많게는 6~8개 정도의 침을 계속해서 자입하려고 할 것이다. 침은 피부층까지 자입되거나, 혹은 더 깊이 근육까지 도달하기도 한다. 침의 길이는 약 2.5cm 정도인데(부록 자료사진 1), 절반 가량 자입된 후 약 30초 동안 염전될 것이다. 이 과정에서 독특한 통증 감각을 느끼게 되는데, 침은 단지 단단한 바늘이며 어떤 물질도 주입하거나 추출하지 않는다는 점을 감안할 때 실로 이상하다고 생각할 수 있다. 이후 침을 자입한 채로 그대로 두거나, 전침기(부록 자료사진 2)에 연결하기도 하는데, 이때 살짝 찌릿한 자극을 느낄 수 있다. 이후 약 10~20분간 유침한 후 발침한다. 그러고는 환자는 집으로 돌아가서 몇 시간 동안 이상할 만큼 편안해진 기분을 느끼며, 심지어 약간 졸릴 수도 있다. 그러고 나서 증상이 조금 나아졌다고 느낄 수 있다. 그러나 대개 단 한 번의 치료로 증상이 호전되지는 않는다.

이 과정은 6주 또는 8주에 걸쳐 매주 1회씩 침 치료를 받을 때마다 반복되며, 대부분의 경우 증상은 점차 사라진다.

침 치료 의사에게 침이 무엇인지 질문하거나, 인터넷이나 책에서 침을 조사하다 보면, 전통동아시아의학에서 유래된 침의 기원에 대해 접하게 될 것이다. 또한 경락이라고 불리는 구조를 통해 인체를 순환하는 기(氣)라고 알려진 무언가에 영향을 미쳐 작용한다는 이야기도 듣게 될 것이다. 어떤 근거에 의해 뒷받침되는 것은 아니지만, 일반인들은 이러한 생소한 개념을 침 치료의 독특한 특성으로 받아들이는 경향이 있고, 심지어 이러한 원리가 인체의 작용 원리를 이해하는 기존의 서양방식과 완전히 다르다는 사실을 알고 있는 사람들조차도 받아들인다. 일부 의료 전문가들까지 이와 같은 설명을 받아들이기 때문에 환자들이 '전문가들이니 당연히 잘 알 텐데 왜 의심을 해?' 라고 생각하며 무비판적으로 받아들이는 것도 무리는 아니다.

하지만 독자들은 이 책에서 다른 관점을 발견할 것이다. 우리는 수세기에 걸쳐 발전한 이 특이한 치료법을 현대적 관점에서 재해석하려 한다. 우리는 침이 자입되어 조작되는 동안 일어나는 현상을 과학적 관점과 인체 작동 원리에 대한 현대적 해석을 적용하여 설명할 것이다. 침은 접촉, 압박, 스트레칭뿐만 아니라 심지어 통증과 같은 감각에 반응하는 감각신경을 자극하여 작동한다. 우리는 이러한 과학적 접근이 침 치료 중에 발생하는 기전을 설명하는 데 사용될 뿐 아니라, 침으로 다양한 질환을 치료하는 방법에 대한 지침이 되기를 바란다. 더불어 우리는 이러한 방식의 침 치료가 서양 의학계에서도 좀더 쉽게 받아 들여져서 환자들에게 보다 널리 이용되기를 희망한다.

이 책에서 우리가 견지하는 관점을 요약하면 다음과 같다.

- 침 치료는 현재 통용되는 약물 및 수술이나 물리치료 및 심리 치료 등과 그 위상을 나란히 할 만큼 유용한 치료법이다.
- 침 치료를 일종의 신경과 근육 자극의 한 형태로 보는 현대적이며 타당한 접근법이 존재한다.
- 우리는 우리의 특정한 설명만이 '옳고', 전통동아시아[1] 관점의 설명이 '틀리다'고 주장하지는 않는다.
- 과학이 침에 관한 모든 질문에 해답을 제공한다고 생각하지 않는다. 우리의 지식과 이해는 여전히 침을 이해하는 데 부족한 점이 많다.
- 자기비판적 특성을 근간으로 하는 과학적 접근법이야 말로 향후 침에 대한 지식과 이해를 높일 수 있는 최선의 방법이다.

[1] '원문에는 traditional Chinese로 기술되어 있으나, 이는 중국에 국한된다기보다 전통동아시아 전체를 지칭하는 용어로 사용되었기 때문에 이 책에서는 '전통동아시아'로 번역하였음.

침 치료가 어떻게 효과적인 치료라고 확신할 수 있는가?

How can we be sure acupuncture is a valid therapy?

침 치료는 깊은 고민 없이 의학적 치료법의 고려 대상에서 자주 제외되어 왔다. 그도 그럴 것이 침 치료는 꽤나 독특한 치료법이며 의약품이나 수술적 처치를 포함하여 그 어떤 것과도 비슷하지 않고, 이에 대한 일반적인 설명은 오히려 더 이상하다. 따라서 사람들이 '이건 분명 그저 추론일거야' 라고 생각하는 것도 무리는 아니다. 물론 의심의 여지는 남아 있지만, 우리는 그간 경험을 통해 침 치료가 실재하는 유효한 현상임을 확신한다. 이러한 견해를 뒷받침하는 세 가지 추론은 다음과 같다.

1. 환자와 의사들 사이에서 침 치료의 인기가 날로 높아지고 있다. 이들 중 일부는 상당히 완고하기로 유명하다. 수 천명 이상의 분별력 있는 사람들이 내놓은 평가 또한 쉽게 무시해서는 안 된다. 2009년 발표된 영국 의사들에 의한 설문조사에 따르면, 매년 약 4백만 건의 침 치료가 실시되고 있으며, 이 중 3분의 1은 영국의 국민보건서비스(National Health Service, 이하 NHS)에서 시행되었다(Hopton et al., 2012). 침 치료는 NHS 내 84%의 만성 통증 클리닉에서 환자들에게 제공된다(Woollam and Jackson, 1998). 이러한 통증 클리닉의 재원은 한정되어 있어 경쟁이 치열하기 때문에 활용되지 않는 치료법은 보통 살아남지 못한다. 요통 환자들의 거의 절반이 침 치료를 받았다(Greville-Harris et al., 2016). 침 치료는 일반의(GP)들이 점차 널리 사용하고 있으며, 일차의료를 담당하는 다른 의사들도 사용하고 있다. 침 치료는 가장 인기 있는 보완요법 중 하나이다. 호주와 같은 다른 서양 국가들에서도 이와 비슷한 현상을 찾아볼 수 있다(Wardle et al., 2013). 그리고 침 치료는 한국, 중국, 베트남과 같이 서양의학 관점 의학이 주류를 이루는 동아시아의 많은 국가들에서 지속적으로 사용되고 있다(Chang et al., 2011; Pham. et al., 2013).
2. 침 치료가 단순히 플라세보가 아님을 입증하는 근거가 많은 임상시험을 통해 쌓이고 있다. 침 치료에 대한 엄밀한 임상시험을 설계하는 데에는 많은 어려움이 따르는데, 특히 어떤 것을 플라세보로 사용할 것인가의 문제를 들 수 있다. 모양과 느낌이 침과 같지만 침이 아닌 것이 과연 존재할까? 그러나 이제는 침 치료가 실제로 효과가 있다고 확신하기에 충분한 임상시험과 이에 대한 다양한 고찰이 시행되었다. 이러한 고찰에 따르면 구역과 구토(Lee et al., 2015)뿐 아니라 경항통, 요통, 골관절염 및 두통에 대한 높은 수준의 근거(Vickers et al., 2012)를 포함하여 여러 질환에서 침 치료가 거짓 침에 비해 효과적이라고 밝혔다. 이 밖에 다른 질환에서도 침의 효과에 대한 많은 근거가 있으며, 이는 책의 후반부에 요약하였다.
3. 아마도 침 치료를 지지하는 가장 설득력 있는 논거는 침 치료를 받고 있는 환자들을 관찰하고 이들의 의견을 듣는 과정을 통해 축적된 임상 경험일 것이다. 침 치료 중 및 치료 후에 경험하는 현상은 매우 독특하고 예상치 못한 것이기에 환자들이 그것을 거짓으로 꾸며

박스 1-1 ■ 침 치료의 특징적 현상

- 침은 이전에 경험했던 그 무엇과도 상당히 다른 감각을 유발한다.
- 진통 효과는 다음 세 가지 패턴으로 일어난다. (1) 침을 제거함과 동시에, (2) 치료를 받은 다음 날 아침에, (3) 여러 번 치료를 받으면서 점차 누적되어서 효과가 발생한다.
- 신체의 어느 한 곳에 침을 놓음으로써 다른 곳을 치료한다(예: 편두통 환자는 발에 침을 맞음으로써 효과를 볼 수 있다).
- 환자들은 치료 후에 건강이 개선되고 숙면을 취한 느낌을 자발적으로 보고한다.
- 불규칙한 월경 주기나 가벼운 장질환과 같이(시술자에게 보고되지 않고, 주 증상이 아닌 부수적인) 다른 부차적인 증상들도 자주 침 치료로 호전된다.
- 치료 후에 경미한 '전신' 이상반응이 발생할 수 있다(예: 졸음, 증상 악화, 두통 혹은 구역).
- 매우 이례적이지만, 침 치료는 강한 정서적 반응을 야기하며 신경계에 놀랄 만큼 강력한 영향을 주기도 한다.

내기란 불가능하다. 그리고 완전히 다른 환자들 사이에서 유사한 진술이 충분히 자주 이루어진다는 점 역시 침 치료가 명백한 생물학적 효과를 어느 정도 갖고 있음을 증명한다. 이러한 현상 중 일부는 박스 1-1에 나열되어 있다.

침 치료에 관한 전통적인 설명들을 왜 그대로 받아들일 수 없는가?

Why not simply accept the traditional explanations for acupuncture?

사람들은 중국인들이 수세기 전에 침 치료법을 발견했고 현재까지 사용하고 있으며, 이들의 설명이 상당히 자연스럽고 훌륭하며 철학적이기 때문에 이들이 분명히 옳다고 말한다. 또한 우리의 과학적 접근 방식이 너무 제한적이어서 이와 같은 고대 예술의 미묘함을 제대로 다루지 못한다고도 말한다. 그러나 우리는 이에 동의하지 않으며, 그 이유에 대해서 간략히 설명할 것이다(보다 자세한 설명은 책의 후반부에 기술됨).

침 치료는 지난 2천여 년 동안 점차 발전해왔다. 이 기간 동안 새로운 발견을 하고 자연을 이해하는 새로운 시각을 갖게 됨에 따라, 우리의 세계관은 진화를 거듭하며 극적으로 변화되었다. 침 치료 현상은 이러한 새로운 아이디어에 따라 다른 방식으로 해석되었다. 우리는 이러한 전통을 단지 이어가고 있는 것이다.

지금까지 침 치료 의사들은 이전의 개념을 거부하지 않고 기존 것에 새로운 설명을 더하기 위해 애써왔다. 이에 따라 BC 300~400년 무렵 자연주의에서 유래된 음양 이론의 고대 도교사상은 BC 100년 무렵에 한대(漢代) 유교사상과 결합되면서, 사기(邪氣)에 감수(感受)하여 질병이 발생한다는 개념과 오행 이론 및 현대 병증 개념과 함께 뒤섞이게 되었다. 이는 사람들이 귀중한 통찰을 잃지 않도록 하는 일종의 보험으로서 과거의 개념을 고수하게 만드는 예전 방식에 대한 일종의 존중이었던 것으로 생각된다.

그러나 서양과학은 우리가 가지고 있던 지식과 이해의 본질에 근본적인 변화를 가져 왔으며, 과거의 개념을 고수하면서 새로운 개념을 더한다는 것은 마치 독자들로 하여금 지구가 둥글다는 개념과 편평하다는 개념을 동시에 받아들이도록 요구하는 것과 같은 것일 수 있다. 현대인들이 이를 받아들이는 것은 결코 쉬운 일이 아니다.

우리는 전통동아시아의학 관점 침 치료를 의학사의 매우 흥미로운 부분으로 생각하며 고대 의사들을 존중한다. 그러나 이들의 설명은 오늘날에 더 이상 의미가 없는 것이 있다. 적어도 우리에게는 그렇다. 전통동아시아의학 관점 침 치료의 기본 개념 중 세 가지 예만으로 이를 설명해 보겠다.

1. 전통동아시아의학 관점 침 치료는 경락 위에 경혈이 존재한다는 기본 개념을 바탕으로 하고 있다. 그리고 침은 바로 이 경락을 통해서 그 효과를 발휘한다는 믿음을 가지고 있다. 그러나 지금까지 누구도 경락의 물리적 존재 여부를 입증하지 못했다. 이 문제를 피하기 위한 방편으로 경락은 때로 추상적 개념으로만 설명되었다. 그러나 어떻게 그런 추상적 개념이 임상 현장에서 보이는 강력한 생리적 효과를 나타낼 수 있는지 이해하기란 쉽지 않다.
2. 전통동아시아의학 관점 침 치료는 모든 환자들의 증상을 설명할 수 있고, 의학 사전에 실린 모든 질환에 대한 진단을 제공할 수 있다. 그러나 의학계에 알려진 질환이 수없이 많다는 사실을 감안할 때 암, 류마티스관절염, 폐렴 및 심장질환처럼 다양한 질환들이 침 치료에 반응할 것이라는 사실과는 별개로, 단 한 가지의 통합적 기전만으로 이러한 질환들을 모두 설명하는 것은 거의 불가능해 보인다.
3. 침을 이용해 실제로 환자를 치료할 때, 모든 경혈은 특정한 기능을 갖는다는 원리를 기반으로 혈위를 선정한다. 예를 들어 엄지발가락 근처의 경혈은 '간화(肝火)를 제거한다'. '간화'의 증상을 열증(熱症)과 피부 홍조로 이해한다 하더라도, 이러한 증상들의 기저 원인이 발의 특정한 지점에 침을 놓는 것으로 치료될 수 있다는 생각은 우리가 이미 알고 있는 인체 해부학과 생리학에 관한 배경지식으로 미루어볼 때 의미 있어 보이지 않는다. 이러한 '인과관계'는 전통적 믿음 체계가 아니라 과학의 영역으로 여겨지며, 우리에게는 침이 신경을 자극하고 뇌에서 신경전달물질을 분비한다는 설명이 훨씬 더 타당하게 느껴진다.

이러한 전통동아시아의학 관점 침 치료의 이론을 수용하려면 전통적 관점에 대한 '불신은 접어두어야 한다'는 결론에 도달할 것이다. 그러나 이제는 침 치료와 그것의 독특한 현상을 서양과학의 관점에서 볼 때도 신뢰할 수 있는 방법으로 다시 생각해 볼 때이다.

이 책이 시사하는 바 What this book offers

그래서 우리 의견의 핵심은 '침은 효과적이지만, 일반적으로 언급되어 왔던 이유 때문이 아니다'이다. 치료법으로서 침은 효과적이지만, 전통적인 설명들은 현대 사회에서 적용되지 않는다.

이 책의 목적은 현재 알려진 인체의 구조, 기능 및 질병에 대한 이해와 함께 일부 추측에 대한 설명을 제공하는 것이다. 우리는 이러한 설명이 잠정적이며 새로운 사실이 밝혀지면 수정될 것이라는 점을 인정하지만, 현재 상황에서 합리적인 치료에 대한 적절한 근거를 제공한다. 우리는 이러한 접근법을 통해 더 많은 환자들이 침 치료를 이용할 수 있을 것이라 믿는다. 우리의 목표는 치료 비법의 '해설서' 를 작성하는 것이 아니라, 독자들이 어떤 상황에서도 적절하게 적용 가능한 침 치료의 기본 원리를 이해하도록 도와주는 것이다.

이 책의 순서는 침 치료에 대한 우리의 이해를 점진적으로 전개해 나가며, 독자들이 이전 장에서 다룬 주제를 어느 정도 이해한다는 가정하에 그 다음 장을 서술하였다. 우리는 임상의를 대상으로 이 책을 썼으며, 임상의가 다른 건강 분야에 아무리 경험이 많더라도, 모두가 안전성에 관한 정보를 반드시 주의 깊게 읽기를 바란다. 침 자체는 위험할 수 있지만, 올바르게 사용한다면 침 치료는 매우 안전하다. 우리는 한 장에서 '근거'를 다루고, 그 다음 장에서 '안전한 임상' 을 다루면서 침의 안전성을 강조하였다.

이 책은 1절에서 통증과 신경계에 대한 침 치료의 원리와 임상 적용을 기술하였다. 2절에서는 침 치료의 효과를 설명하고, 이를 반영한 치료 접근법, 즉 침을 놓는 위치와 자극 방법 등에 대해 정리하였다. 침의 치료 목표는 다음과 같다.

- 국소(local) – 조직 변화 및 국소 반사
- 분절(segmental)–척수반사에 기반
- 전신(general)–전신에 영향을 미치는 뇌의 다양한 중추 변화

이러한 각각의 치료 목표 내에서 치료법을 달리하여 다른 효과를 얻을 수 있다. 국소 자침은 혈액 공급을 개선하거나 근막유발점을 비활성화시키는 것을 목표로 할 수 있다. 분절 자침은 통증을 줄이거나 자율신경계를 조절하는 것을 목표로 할 수 있다. 전신 자침은 하행성으로 통증을 억제하거나, 또는 더 넓은 범위의 효과와 호르몬 및 행동 효과를 보는 것을 목표로 할 수 있다. 당연히 침 치료는 동시에 하나 이상의 효과를 얻을 수 있다.

3절에서는 안전성과 효과의 근거를 요약하고, 4절에서는 환자와 시술자가 어떻게 임상에 임해야 하는지를 다룬다. 마지막으로 5절에서는 다른 질환들을 치료하기 위한 몇 가지 진료 지침을 제시하고, 전통 경혈들 중 가장 중요한 위치뿐 아니라 근막유발점(myofascial trigger points)의 연관통 패턴에 대한 참고 차트를 제공하였다.

이 책을누가 활용해야 하는가? Who should use this book?

이 책은 치료에 침 치료를 활용하고자 하는 사람들을 대상으로 기술되었다. 이는 임상의를 위한 실질적인 '실습' 교육 과정을 대체하기보다는 보완하는 것으로 여겨야 한다. 침 치료와 같은 임상 치료법을 배울 때는 반드시 참관과 수습 기간이 필요하다.

'우선적으로 해를 끼치지 않아야 한다(first do no harm)' 는 원칙에 따라 우리는 독자들

에게 침 치료를 고려하고 있는 환자가 기존 의학 측면에서 상담을 받도록 강력히 권고한다. 침 치료는 일시적으로 증상을 감소시킬 수 있어 진단이나 치료를 심각하게 지연시킬 수 있다. 예를 들어 침 치료는 장부의 기능장애를 완화시킬 수 있지만, 그 장애가 감염, 염증, 암, 허혈, 퇴행, 장폐색과 같은 기계적인 문제 등에 의해 발생한다면 침 치료의 효과는 오래 지속되지 못하고 귀중한 시간을 잃게 될 것이다.

책 전반에서 사용되는 해부, 생리학 용어들과 더불어 침 치료에 관한 용어들은 독자들에게 새로운 것일 수 있다. 그런 용어들이 나타날 때마다 정의하는 대신에 책 서두에 용어집을 제공하였다.

마지막으로 이 책에서 참고문헌을 활용하는 데에 주의사항이 있다. 우리가 제시한 모든 설명을 뒷받침하는 포괄적인 과학적 인용을 제공하는 것은 현실적으로 불가능하다. 그렇지 않으면 참고문헌의 목록이 본문보다 더 길어질 것이다. 우리는 논쟁의 모든 중요한 단계를 뒷받침할 만한 참고문헌뿐만 아니라, 특정 주제에 대한 지식을 넓히기에 독자들에게 유용할 것으로 여겨지는 주요한 참고문헌들도 인용하려고 노력하였다.

추가 참고문헌 Further reading

Filshie, J., White, A., Cummings, M.(Eds.), 2016. Medical acupuncture: a Western scientific approach. Elsevier, Edinburgh.[1]

"Introduction to Western Medical Acupuncture"의 지침서인 이 책은 여러 전문가들이 침 치료의 기전과 다양한 질환에서의 활용과 효과에 대해 상세한 정보를 제공한다.

[1] "이승훈 외 옮김. 침의 과학적 접근과 임상 활용. 한미의학. 2019"로 한글 번역됨.

SECTION 1

원리

Principles

SECTION OUTLINE

CHAPTER 2

서양의학 관점 침 치료의 개요

An overview of Western medical acupuncture

단원개요

서론 Introduction

서양의학 관점 침 치료는 보통 사람들에게 전통동아시아의학 관점 침 치료와 매우 유사하게 보인다. 침은 흔히 손과 발을 포함한 신체의 다양한 곳에 자입된다. 손으로 침을 염전(捻轉)하거나 때로는 전기 자극을 가하며, 보통 5~30분 정도의 일정 시간이 지나면 발침한다.

그러나 이 두 가지 접근법 사이에는 상당한 차이가 있다. 서양의학 관점으로 침 치료를 하는 의사는 서양의학적 진단을 내리고 과학적 관점에 따라 인체의 생리 기능에 영향을 미치기 위해 침을 사용하며, 침 치료를 약물이나 수술 또는 물리치료와 마찬가지로 기존의 관습적인 치료법으로 간주한다. 이와는 대조적으로, 전통동아시아의학 관점으로 침 치료를 하는 의사는 인체의 '균형' 장애라는 관점에서 진단을 내리고, 이 불균형을 '교정' 하는 관점에서 침 치료를 시행한다.

이 장에서는 침 치료의 생리적 기전에 대해 알고 있는 사실을 간략히 리뷰하고, 이러한 사실이 환자를 치료하는 데 어떻게 합리적 근거를 제공하는지 살펴볼 것이다. 다음 장에서 설명할 침의 과학적 기전에 대한 이해를 돕기 위해, 이 장은 일반 독자들에게는 간략한 개요를 전달함과 동시에 의사들에게는 서론을 제시하고자 한다. 또한 전문용어의 사용은 가급적 자제했고, 독자들의 주의를 흩트리지 않기 위해 참고문헌은 최소로만 사용하였다.

서양에서의 침 치료 Acupuncture in the West

지난 200년 동안, 영국의 여러 의사들은 제각기 침 치료의 장점을 발견해왔다. 19세기 초, 런던의 외과 의사 John Morse Churchill은 류마티스질환으로 통증을 호소하는 환자들의 압통점에 침을 자입하여 치료한 사례를 설명하는 두 권의 책을 출간했다(Baldry, 2005a). 그로부터 1세기 후, 캐나다의 유명한 내과의사 William Osler(1849~1919)는 침 치료를 접하고 요통을 치료하기 위해 허리 근육의 압통점에 모자 고정용 핀을 자입할 것을 주장하였다. 이 저명한 의사들 중 어느 누구도 중국 철학을 인용하여 침 치료를 설명하지 않았으며, 단지 통증 부위에 침을 자입했다.

서양의학 관점 침의 현대사는 1970년대 들어 저명한 의사인 Felix Mann과 함께 시작되었다. 그는 중국어를 열심히 배워서 유럽과 중국에서 직접 배운 침 치료를 더욱 잘 이해할 수 있었다. 그가 자신의 연구와 임상 경험에서 얻은 결론인 '경락은 존재하지 않고 경혈도 존재하지 않는다' 는 당시에 상당히 이단적이었다. Felix Mann의 이러한 관점 덕분에 다른 침 치료 의사들은 그전까지 생각할 수 없었던 것을 사고하고 침 치료에 대한 합리적인 접근법을 찾기 시작하였다.

이와 거의 동시에 침 치료의 기전을 이해하기 위한 연구가 시작되었다. 통증의 관문조절설(Melzack and Wall, 1965)과는 다른, '엔도르핀(endorphins)' 의 발견(Hughes et al., 1975)은 침 치료 기전 연구의 주요한 성과였으며, 곧이어 침 치료가 엔도르핀을 방출한다는 결과를 보인 연구들이 이어졌다(Han and Terenius, 1982). 침 치료와 엔도르핀(현재 '내인성 오피오이드펩티드'라고 부름) 사이의 밀접한 연관성은 침 치료의 신뢰를 확립하는 데 큰 기여를 하였으며, 이는 시간이 지남에 따라 다른 작용 기전들이 밝혀지고 긍정적인 임상시험 결과들이 발표되면서 더욱 확고해졌다. 1970년대 이후 서양의학 관점 침 치료는 그 위상을 점차 확립해 왔고, 이제는 현대 의료 서비스에서 기존의 서양의학 치료법 못지 않게 널리 받아들여지고 있다.

서양의학 관점 침 치료를 이해하기 위한 기전

Mechanisms for understanding Western medical acupuncture

서양의학 관점 침 치료는 인체 기전에 대한 현대적 이해를 바탕으로 한다. 우리는 최초로 침 치료에 대한 과학적 탐구를 하고 침 치료가 신경계를 통해 작동한다는 것을 발견한 중국인들에게 경의를 표한다. 초창기 침 연구의 중요한 실험 중 하나에서 침을 국소마취제로 마취한 지점에 자입하면 효과가 없었다(Chiang et al., 1973). 또 다른 초창기 실험에서 침 치료는 치료 부위에서 멀리 떨어진 신경줄기에서 신경활동전위를 유발하였다(Wang et al., 1985). 지금까지 축적된 많은 연구들에 따르면, 인체 여러 부위에서 대부분의 침 치료 효과가 심부 조직에서 고역치 신경을 자극한 결과라는 사실에는 의심의 여지가 없다.

국소 조직 효과 Local Tissue Effects

침은 국소 신경종말(nerve ending)을 자극하여 해당 부위의 혈류를 증가시키는 다양한 화학 물질을 방출한다. 이는 피부 상태를 개선시키고, 침샘에 영향을 미쳐 구강건조를 호전시킬 수 있다. 또한 상처의 치유를 도울 수 있으며, 정맥성 궤양에 사용되어 왔다. 더불어 침이 섬유모세포를 변화시켜 조직이 치유될 수 있다.

침 치료는 신경 자극을 통하기보다는 조직을 손상시켜 국소적으로 아데노신(adenosine)을 방출한다. 상대적으로 낮은 농도의 아데노신은 신경을 차단하여 국소 진통을 유발하지만, 조직 손상으로 인한 높은 농도는 통각을 유발(pronociceptive)한다.

국소 침 치료는 특히 '근막유발점(myofascial trigger point, MTrP)' 으로 알려진 근육의 유발점을 비활성화하는 데 더욱 자주 사용된다. 유발점은 급성 손상 또는 관절 문제나 비정상적인 자세로 인해 근육이 장기적으로 긴장될 때 발생할 수 있다. 과활성된 근육의 작은 중심에서 기능이상이 발생하여 통증을 유발한다(그림 2-1). 많은 경우 이 중심들은 전통 경혈과

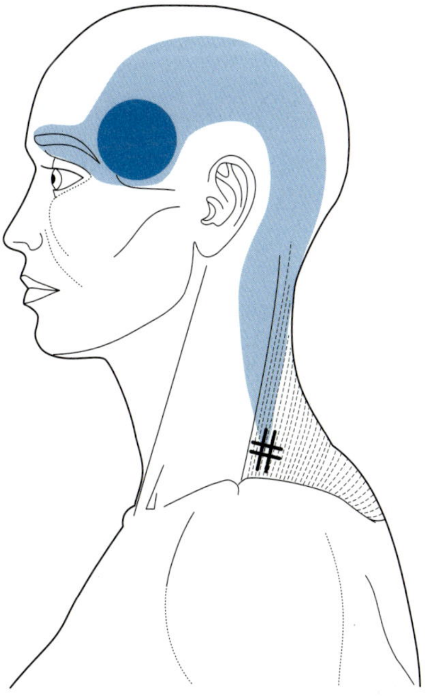

그림 2-1 목과 머리의 통증을 유발하는 승모근의 근막유발점.

일치한다. 침 치료는 근육 기능을 정상으로 회복시키고 통증을 감소시키거나 사라지게 할 수 있다.

분절 효과 Segmental Effects

인간은 모든 척추 동물과 마찬가지로 분절적으로 조직되었다. 척수는 많은 분절로 구성되어 있으며, 각각의 척수는 신경에 의해 신체의 특정한 부위에 연결되어 정보를 주고 받는다. 각 분절의 활동은 그 입력이 몸통이나 장부에서 전달되는지 혹은 뇌에서 전달되는지에 따라 변화한다. 침 치료는 이러한 입력 중 하나이며, 척수가 통증 신호와 자율신경반사를 처리하는 방식을 조절할 수 있다(그림 2-2). 또한 침 치료는 척수분절 기능에 영향을 미치는 더 높은 척수상위 중추(supraspinal centres), 특히 중뇌와 피질 바로 아래의 다른 구조에 영향을 줄 수 있다(즉, 하행성 조절). 이것은 통증 인지와 자율신경조절에 모두 적용된다.

이런 방식으로 침 치료는 직접적인 조절과 하행성 조절을 통해 분절 기능에 영향을 미친다. 이는 분절 내 조직의 통증을 치료하고, 방광이나 장과 같이 자율신경계를 통해 분절에 신경이 연결된 기관들의 기능을 정상화하는 데 모두 효과적일 수 있다.

전신 효과 General Effects

침 치료는 하행성 조절을 담당하는 중추뿐 아니라 신체의 정서적 반응(예: 통증)을 담당하는 뇌의 다른 중추나 네트워크에도 영향을 미친다. 통증의 정서적 측면에 대한 중추는 변연계이며, 침 치료는 만성 통증 환자에게 중요한 이점을 제공하며 변연계의 활성을 조절하는 것으로 밝혀졌다. 게다가 만성 통증 환자는 뇌의 기능적 네트워크에 장애가 생긴다고 알려져 있다. 여기서도 침은 만성 통증이 사라질 때 기능적 네트워크를 정상으로 회복시키는 것을 돕는 것으로 나타났다.

침 치료와 뇌의 기능적 활성 사이의 이러한 연결은 흥미롭고 잠재적으로 강력하다. 침 치료는 플라세보 반응과 구별될 수 있으며, 반드시 구별되야 한다. 즉, 침 치료는(동일한 강도의) 플라세보 반응에 의한

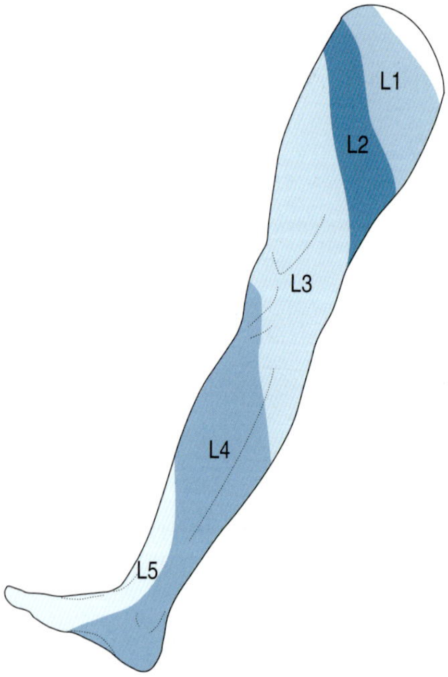

그림 2-2 서로 다른 척수분절에 의한 피부의 신경 지배를 보여주는 다리의 도식. 침은 자극이 가해지는 해당 분절 내의 통증을 완화시킨다.

일부 통증 억제 기전을 활성화시키지만, 다른 네트워크나 경로도 이용한다는 양질의 근거가 있다(Kong et al., 2009).

침 치료는 단순히 신경을 자극하는 효과의 합 이상일 것이다. 침 치료의 중추 효과에 대한 권위 있는 의견을 인용하자면 다음과 같다(Napadow et al., 2016).

> *환자들이 환자-의사 관계의 맥락(context)에서 침 치료를 기대하고 인지하며 재평가하는 방법, 즉 그것의 특징과 행동 양식의 관련성은 침 치료 효과의 기저를 형성하는 중요한 요소가 될 수 있다. 이러한 질문에 답하기 위해 인간 대상 연구가 필요하며, 인체의 침 효과를 탐색하기 위해 최근 뇌영상을 활용하는 것은 자침 자체의 효과와 더불어 더욱 복잡한 전체 치료 효과 모두를 뒷받침하는 뇌 기전의 창을 열었다.*

아직 밝혀지지 않은 기전들 Mechanisms Not yet Known

인체의 신경생리학에 대한 이해에는 여전히 큰 차이가 있지만, 현재 두 분야의 연구를 통해 향후 몇 년 내에 침 치료 기전을 훨씬 더 잘 이해할 수 있을 것이다.

첫째, 아직 만성 통증의 기전은 완전히 알려져 있지 않지만, 신경전달물질과 그 수용체들의 장기적 변화, 신경교세포(glial cells)와 혈액뇌장벽(blood-brain barrier)에 대한 변화 등의 개념이 현재 연구되고 있다.

둘째, 자기공명영상과 같은 영상 연구를 통해 뇌의 기능이 알려지고 있으며, 좀 더 깊은 뇌 구조의 작용, 특히 기능성 네트워크의 작용이 새롭게 이해되고 있다. 이러한 연구들은 이미 침 치료에 대한 이해를 더욱 높이는 데 기여하고 있다.

또한, 침 치료의 국소 효과에 대해 더 자세히 밝혀지고 있으며, 이러한 효과 중 일부는 신경계와 직접 관련이 없을 수도 있다. 예를 들어 침이 결합조직에 중요한 영향을 미칠 수 있다는 근거가 이미 축적되기 시작했다.

서양의학 관점 침 치료의 의미 The meaning of Western medical acupuncture

'의학적(medical)' 침 치료라는 용어는 의사만 침을 사용한다 것을 의미하지 않는다. '현대적(mordern)' 또는 '과학적(scientific)' 침 치료라는 용어도 똑같이 잘 어울릴 것이다. 이들 용어는 모두 침 치료에 대한 이러한 접근법이 인체의 구조와 기능에 대한 현재의 이해에 바탕을 둔다는 개념을 전달한다. 이것이 전통동아시아의학 관점 접근법과의 근본적인 차이점이다.

서양의학 관점으로 침 치료를 하는 것의 본질적인 특징은 다음과 같다.

- 필요에 따라 임상 조사와 함께 기존의 병력 및 검사 방법을 통해 기존의 진단을 수립한다.
- 특정 환자에게 침 치료가 기능에 어떤 영향을 줄지 결정한다.
- 개개인에 맞춰 세심하게 조절된 용량으로 적절한 치료를 한다.
- 환자의 초기 반응과 이후 며칠 동안의 변화에 따라 치료를 반복한다.

서양의학 관점 침 치료는 모든 의학적 질환이나 모든 환자를 치료한다고 주장하지 않는다. 오히려 침 치료 의사들은 침 치료의 적절한 시기와 부적절한 시기를 알 필요가 있다.

서양의학 관점 침 치료의 또 다른 해석

Other interpretations of Western medical acupuncture

이 책에서 우리는 침 치료를 전적으로 작용 기전의 관점에서 서술하고자 한다. 또한 침 치료 의사들이 환자에게 도움이 되는 침의 기전을 활성화시키기 위해 치료 계획을 세우길 권고한다. 이는 곧 우리의 접근법이 분명하게 '근거에 기반한(evidence based)' 것임을 의미하고, 결과적으로 새로운 연구 결과에 따라 지속적으로 수정되고 발전되어 나갈 것이며, 근거 기반 의료 서비스에서도 이를 점차 수용하게 될 것이다.

존경받는 임상의들은 서양의학 관점 침 치료에 대한 다른 접근법으로서 임상 검사 및 임상의의 경험에 더욱 초점을 맞추었다. Mann은 대부분의 관점에서 기존의 경혈을 거의 거부하고, 제한된 수의 경혈에 최소한의 자입만 할 것을 권장하였다(Mann, 1992). Campbell은 검사 및 자침에 대한 환자의 반응에 큰 의미를 부여하고, 전통 경혈 대신 '침 치료 영역(acupuncture treatment areas)' 이라는 개념을 사용하였다(Campbell, 2001). 두 가지 접근법 모두 경험을 통한 숙련에 상당한 비중을 두고 있다. 그러나 현대의 임상의들은 이러한 방법의 활용에 필요한 검사 및 주의 깊은 관찰에 필요한 시간을 할애하기 어렵다. Macdonald는 압통점의 중요성을 강조했고(Macdonald, 1982), 또 다른 영향력 있는 침 치료 의사인 Baldry는 Travell과 Simons의 선구적인 업적을 따라 유발점 치료를 강조했으며(Baldry, 1993), 천자(淺刺, superficial needling)를 일상적으로 사용할 것을 권장하였다. Gunn은 신경근병증(radiculopathy)을 많은 만성 통증의 근본 원인으로 간주하고 이것의 진단과 치료에 주목했으며, 그 결과 침 치료의 독특한 적용 방법을 개발하였다(Gunn, 1996). 그는 척추인접부위(paravertebral)에 심자(深刺, deep needling)함으로써 문제되는 분절을 치료했는데, 이를 '근육내자극치료(intramuscular stimulation, IMS)' 라 부른다.

권위 있는 또 다른 학자들은 표준화된 자극법, 특히 전기 자극에 집중했다. 이 방법을 스웨덴에서는 '감각 자극(sensory stimulation)' (Lundeberg, 1999), 미국에서는 '과학 관점 침 치료(scientific acupuncture)' 라고 부른다(Ulett and Han, 2002).

우리는 이들 전문가 모두의 경험과 지혜를 인정하며 따르고, 이에 따라 침 치료의 모든 면을 탐구하고자 하는 독자들이 이들의 업적을 연구하기를 바란다.

영국 내 서양의학 관점의 접근법은 영국의학침협회(British Medical Acupuncture Society)에 의해 발전되어 왔다. 이 학회는 1980년 학회가 창립된 이래로 침 치료의 '과학적 이해를 장려' 하자는 취지 아래, 근거를 찾고 치료 접근법을 합리화하며 교육 과정에 침 치료의 핵심 내용을 도입하려는 활동을 지속적으로 펼쳐왔다.

일부 학파들은 침 치료의 이론에 있어 여전히 전통동아시아의학 관점 침 치료의 이데올로기를 고수하면서, 서양의 생리학 지식을 보태어 일종의 혼합형을 만들어냈다. 이들 중 일부 역시 '의학 관점 침 치료(medical acupuncture)' 라는 용어를 사용한다(Helms, 1998).

서양의학 관점 침 치료의 주요 업적 Milestones in Western medical acupuncture

비록 셀 수 없이 많은 임상의들과 과학자들이 침 치료에 대해 비판적 사고를 하며 이를 이해하는 데 도움을 주고 있지만, 그 중에서도 과학적 개념을 사용하여 침 치료를 재평가하는데 기여한 이들의 주요한 업적 일부를 표 2-1에 정리하였다.

표 2-1 ■ 다양한 분야에 걸친 서양의학 관점 침 치료 발달의 주요 업적

연도	이름	주제	업적
1952 on	Travell	근막유발점	통증의 근막기원에 관한 탐구
1965	Melzack and Wall	통증의 개념	통증의 관문조절설
1973	Chiang et al.	기초 연구	국소마취제가 침 치료 효과를 차단함
1975	Hughes et al.	기초 연구	내인성 오피오이드 발견
1970s on	Han Pomeranz	기초 연구	침 치료와 신경전달물질의 분비
1970s on	Mann	침 치료의 개념	침 치료의 전통적 개념에 대한 근본적인 도전
1977	Melzack	근막유발점	경혈과 근막유발점 간의 연관성
1977	Mayer	기초 연구	날록손에 의한 침 치료의 진통 작용 차단
1980	Clement-Jones	기초 연구	침 치료 후 인체에서 오피오이드펩티드 증가
1982	Han and Terenius	기초 연구	침 치료에 의한 신경전달물질 분비에 관한 고전적 고찰 논문
1980s	Lundeberg	임상 연구	침 치료의 통증 조절에 대한 임상시험
1980s	Dundee	임상 연구	구역에 대한 침 치료의 플라세보 대조 임상시험
1983	Travell and Simons	근막유발점	유발점 치료의 결정판 출간
1992 on	Sato	기초 연구	내장반사(visceral reflexes)
1996 on	Stener-Victorin	기초 및 임상 연구	다낭난소증후군에서의 대사 효과
1996	Vickers	임상 연구	침 치료에 대한 최초의 긍정적인 결과가 도출된 체계적 문헌고찰
1997	Gerwin	근막유발점	근막유발점 진단이 신뢰성 있음을 제시
1998 on	Longhurst	기초 연구	심혈관반사(cardiovascular reflexes)
2000	Hui	기초 연구	기능자기공명영상을 통해 침 치료가 뇌에 미치는 영향은 변연계 비활성화임을 제시
2006 on	Langevin	기초 연구	결합조직에 미치는 영향
2008 on	Kaptchuk	임상 연구	시술자 효과의 강도
2012	Vickers	임상 연구	질 높은 여러 임상시험에서 침 치료가 플라세보에 비해 우월함을 보임
2007 on	Napadow	기초 및 임상 연구	뇌의 기능적 네트워크에 미치는 영향에 관한 기능자기공명영상 근거

Ulett GA. Beyond Yin and Yang: How Acupuncture Really Works. Warren H Green. 1992.를 전재함.

요약 Summary

서양의학 관점 접근법을 활용하는 침 치료 의사들은 기존의 진단을 내리면서 침 치료를 약물, 물리치료 및 수술과 함께 생리학에 기반을 둔 합리적인 치료법으로 간주한다. 서양은 역사상 몇몇 시점에서 침 치료에 관심을 갖기도 했지만, 주로 내인성 오피오이드를 포함한 신경전달물질을 분비하여 인체 기능을 조절하는 신경학적 효과에 대해 양질의 근거들이 쌓이면서 타당한 치료법이 된 이후로 관심이 더욱 커졌다. 침 치료의 다양하게 알려진 작용 기전은 효과의 범위를 달성하는 데 필요한 접근법에 따라 '국소적', '분절적', '전신적' 으로 나눌 수 있다.

추가 참고문헌 Further reading

Baldry, P., 2005. Acupuncture, Trigger Points and Musculoskeletal Pain. Churchill Livingstone, Edinburgh.

침 치료의 발전 과정과 근막유발점에 관한 광범위한 침 치료 도해 등 침 기전의 현대적 이론에 관한 중요한 정보를 담고 있는 면밀하고 상세한 참고서.

Campbell, A., 2001. Acupuncture in Practice: Beyond Points and Meridians. Butterworth-Heinemann, Oxford.

의학 관점 침 치료를 개별적으로 매우 읽기 쉽게 설명하여 전통 경혈을 대체하는 침 치료 영역의 개념을 소개.

Mann, F., 1992. Reinventing Acupuncture: A New Concept of Ancient Medicine. Butterworth-Heinemann, Oxford.

서양의학 관점 침 치료의 선두에 있는 저자의 개인 기록으로, 광범위한 치료 지침의 일부로서 탁월한 삽화가 함께 수록됨.

CHAPTER 3

통증, 침 치료, 신경계

Pain, acupuncture and the nervous system

단원개요

서론	상행 척수경로와 고위중추
수용기	감작: 말초성 및 중추성
일차 구심성 신경섬유	신경병성 통증
내장수용기와 구심성 신경섬유	통각의 다른 측면
척수후각: 관문조절	요약

서론 Introduction

침 치료는 일반적으로 통증을 치료하는 데 가장 널리 사용된다. 이 장에서는 침 치료와 통증에 관한 수용기, 신경 경로 및 기전에 대한 개요를 제시할 것이다. 단순화되기는 하지만, 기전과 관련된 장을 이해하는 데 필요한 모든 배경 정보를 제공하는 것을 목표로 한다.

통증은 실제 발생했거나 임박한 손상을 경고함으로써 신체를 보호하는 불쾌한 경험이다. 이 경험은 감각적(sensory)이고 감정적(emotional)이다. 그리고 자신의 신념, 현재의 심리 상태, 자신의 과거 통증 경험, 그리고 가족과 가까운 친구에게 통증이 미치는 영향에 대한 관찰 등에 의해 영향을 받는다.

스포츠 활동에 몰입해 있는 경우처럼, 손상은 항상 통증을 유발하지는 않는다. 분명히 통증 신호는 신체에서 뇌로 이동하면서 차단되거나 조절될 수 있다. 이것은 '통증의 관문조절설(gate control theory of pain)' 의 본질이다. 즉, 척수에는 대뇌피질에서 통증 인지를 변화시키기 위해 열고 닫는 '관문'이 있다는 견해이다. 유해 자극(noxious stimulus)이 항상

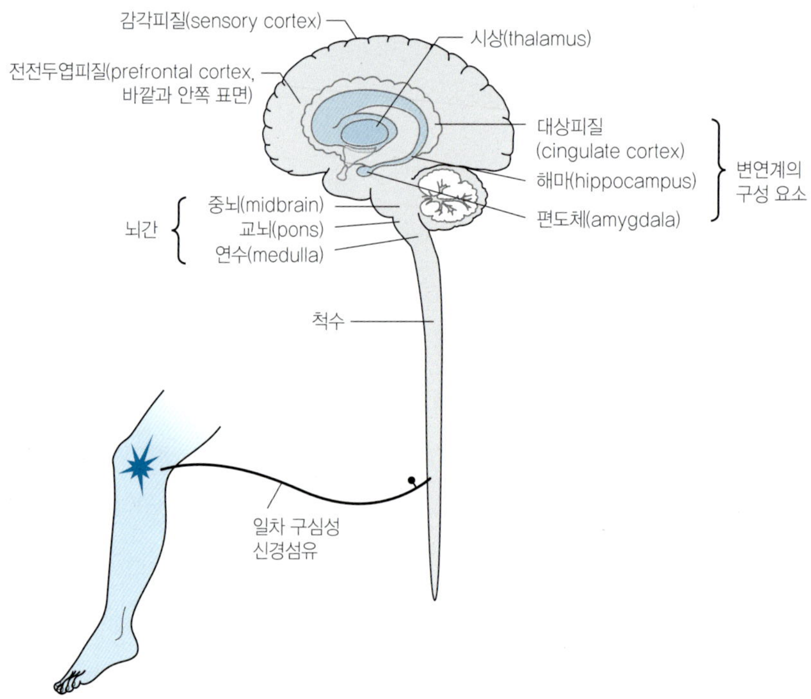

그림 3-1 통증 경로의 주요 구성 요소를 보여주는 그림(정중선 단면에서 보는 뇌).

통증을 일으키는 것은 아니기 때문에 이 수용기를 '통각수용기(nociceptors, 유해한 정보의 수용기)'라 해야 하고, '통증 경로'는 '통각수용성 경로(nociceptive pathway)'라고 불러야 한다. 그림 3-1은 통각 시스템의 도식적 개요를 보여주고 있다.

통증의 종류는 다양하다. 침 치료에서 우리는 주로 통각수용성 통증(nociceptive pain)에 관심을 갖는다. 이는 주로 (근육의) 저산소증, (손상에 따른) 염증 혹은 퇴행을 통해 통각수용성 경로의 감작(sensitization)으로 발생하기 때문에 대부분의 만성 근골격계 통증을 포함한다.

통증은 또한 말초성 감작이나 유해 자극이 없을 때에도 경험할 수 있다. 신경병성 통증이 가장 일반적인 예인데, 뒤에 기술했듯이 신경계 자체가 손상되거나 제대로 작동하지 못할 경우 발생할 수 있다.

모든 통증은 심리적인 측면이 있지만, 온전히 심리적으로만 유래된 통증은 극히 드물다. 침 치료로 통증의 심리적인 측면을 직접적으로 차단하는 것을 예측할 수는 없지만, 이완과 수면질 향상과 같이 환자에게 유용한 다른 효과를 보일 수 있다. 어떤 치료에 대한 반응도 통각수용성 경로에 미치는 어떤 특이적 효과(specific effects)뿐 아니라 환자의 신념과 기대, 치료 관계의 강도에 따라 어느 정도 영향을 받는다. 침 치료는 특히 정보, 치료 목표의 수정 및 운동을 포함하는 통증 관리 전략 내에서 심한 만성 통증의 회복에 유용하게 기여할 수 있다.

민간인과 군인의 1차 의료 환경에서 다른 유형의 통증에 시행한 침 치료에 대한 반응률은 다음과 같았다(Cummings, 1996).

- 근막통증 환자의 90%
- 다른 형태의 통각수용성 통증을 가진 환자의 70%
- 다른 종류의 통증 환자의 40%

급성 통각수용성 통증은 흔히 사고나 외과적인 외상 혹은 관절염으로 인한 염증의 결과물이다. 3~6개월 이상 지속되는 통증은 만성으로 간주된다. 통증이 심하고 오래 지속되면, 그 속성이 달라질 수 있어 환자는 우울해지고 통증에 대해 지나치게 집중하게 된다.

통증은 발생 위치에 따라 내장(visceral)과 체성(somatic)으로 나눌 수 있다. 내장 통증은 내부 장기에서 발생한다(예: 장급통증, 방광염). 체성 통증은 피부뿐만 아니라 근육, 뼈 및 관절에서 주로 발생한다.

침 치료는 통각수용성 통증, 특히 근막통증을 치료하는 데 가장 예측 가능한 효과를 지닌다.

수용기 Receptors

수용기는 자극을 전기 신호로 전환하여 뇌로 전달한다. 우리는 여기서 유해 자극에 의해 자극되는 수용기와 침 치료에 의해 자극되는 수용기에 관심이 있다.

다형수용기(polymodal receptors)는 강한 기계 자극, 열, 한, 화학적 화합물(예: 염증에 의해 생성되는 물질)과 같은 모든 위해(harm)에 반응하지만, 다른 통각수용기들은 각기 다른 위해를 인식할 수 있다. 대부분의 통각수용기는 역치가 상대적으로 높은 기계수용기 종류로서 강한 압력에 의해 활성화된다. 통각수용기는 단순히 특정 유형의 감각신경인 C 섬유와 Aδ 섬유의 자유신경종말이다(근육의 type III, 아래 참조). 이들은 체성 조직 전체에서 관찰된다(내장의 통각은 다음 장에서 설명된다).

침 치료 의사들은 압력과 신장을 감지하는 (기계)수용기만을 자극하는 것을 목표로 하며 대개 통증이 유발되는 것은 피하려 한다. 이들 수용기는 자유신경종말이나 캡슐같은 특수한 수용기일 수 있다. 이러한 수용기는 인대나 힘줄과 같은 결합조직뿐만 아니라 피부, 피하조직, 근육에 위치할 수 있다. **그림 3-2**는 침이 신장과 압력을 가하여 조직을 어떻게 변위시킬 수 있는지를 나타내기 위해 이러한 구조의 크기가 침에 비해 얼마나 차이가 나는지를 보여준다. 침 치료의 많은 효과들은 '근육수용기(ergoreceptors)'라고 불리는 근육 내 고역치 압력수용기를 자극하여 발생하는 것으로 가장 쉽게 이해할 수 있다. 침 치료는 여러 면에서 근육 운동과 비슷한 효과를 가지고 있다.

지금까지 우리는 침으로 자극을 가하지 않거나 수기로 자극을 가한 침 치료에 대해서만

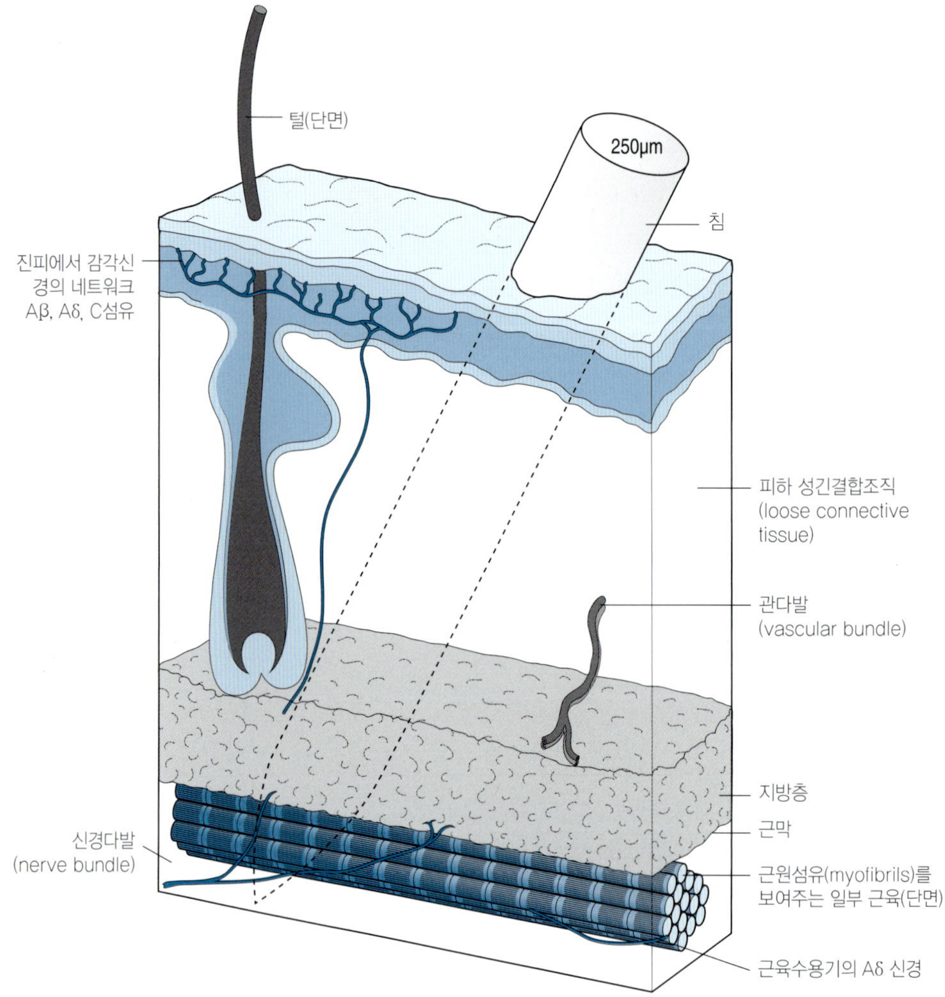

그림 3-2 침의 상대적 크기를 보여주기 위해 인체 상완의 한 부분을 피부에서 아래 근원섬유까지 확대한 그림. 참고: 많은 근원섬유가 하나의 근육섬유를 구성함. 감각신경은 너무 작아서 확대해도 보이지 않음.

논의했다. 전침은 전류를 통해 신경섬유를 직접적으로 분극화한다.

일차 구심성 신경섬유 Primary afferent nerve fibre

일차 구심성 신경섬유는 신호를 수용기에서 척수후각(dorsal horn)으로 전달한다. 감각신경섬유의 종류는 5가지가 있는데, 신경의 전도 속도를 결정하는 신경섬유의 크기와 수초(myelin sheath)의 두께로 구분된다. 세 가지 주요 유형은 표 3-1에 나와 있는데, 피부(‘Aβ’, ‘Aδ’, ‘C’) 혹은 근육(‘type II’, ‘III’, ‘IV’) 중 어디에서 나오느냐에 따라 세 가지 다른 명칭이 있다.

표 3-1 ■ 일차 구심성 신경섬유의 특징

피부	근육	직경	수초화신경	전도 속도
Aβ	Type II	큼	두꺼움	빠름
Aδ	Type III	작음	얇음	꽤 빠름
C	Type IV	작음	없음	느림

단 두 가지 종류의 신경섬유로 침 치료(즉, 근육 내 근육수용기에서 나온 type III 신경섬유)와 통각(즉, 대부분의 조직에 널리 퍼져 있는 C섬유)을 가장 잘 설명할 수 있다. 예외적으로 침 치료는 15장에서 기술한 특별한 기법인 골막의 통각수용성 C섬유를 자극하는 데 사용될 수 있다.

Aβ/type II 신경섬유는 피부와 결합조직의 압력과 신장 수용기에서 나온 정보를 전달한다. 이들은 경피전기신경자극(TENS)과 관련된 치료와 자침의 일부 감각에도 관여한다. 다른 두 종류의 신경섬유인 Aα와 Aγ는 근방추(muscle spindles)에서 나온 특수한 정보를 전달한다.

내장수용기와 구심성 신경섬유 Visceral receptor and afferent fibre

내장 통증은 모호하고 널리 퍼져 나타난다. 내장 통증이 지속되면 심장 통증(협심증)이 좌측 팔에서 느껴지는 것처럼 체표로 방사된다. 내장 통증은 흔히 발한과 구역 같은 강한 자율신경반사를 유발하며, 강한 감정의 변화를 자극할 수 있다.

내장 통증은 장부가 팽창하여 장벽의 기계수용기가 늘어나거나, 염증성 화합물질에 의해 화학수용기가 자극받을 때 발생한다.

내장 통증이 전달되는 구심성 경로는 교감신경이나 부교감신경과 함께 주행하는 Aδ섬유와 C섬유이다. 어떤 구심성 신경은 척수후각에서 종착하는데, 여기에서 자율신경반사를 자극한다(8장 참조). 또 어떤 구심성 신경은 후주(등쪽 기둥, dorsal columns) 또는 미주신경을 지나서 자율신경중추를 형성하는 뇌간의 핵으로 직접 이어진다. 또한 정서적 경험의 중추인 변연계와 감각을 인지하는 대뇌피질에도 투사된다.

내장 통증은 조직 자체가 정상이라고 하더라도 장부의 기능장애와 밀접한 관련이 있다. 과민성 대장과 과민성 방광이 좋은 예이다.

척수후각: 관문조절 Dorsal horn of spinal cord: gate control

통증의 관문조절설(Melzack and Wall, 1965)의 본질은 신체의 한 부위에 있는 비통각수용성 신경이 척수후각에서 국소 통각수용성 자극의 전도를 감소시키는 정보를 전달한다는 것이다. 침 치료는 비통각수용성 신경을 자극하므로 7장에 기술한 것과 같이 관문조절이 침 치료 분절 효과의 기초가 된다. 우선 관문을 '닫는' 것은 완전히 폐쇄하는 것이 아니라 관문

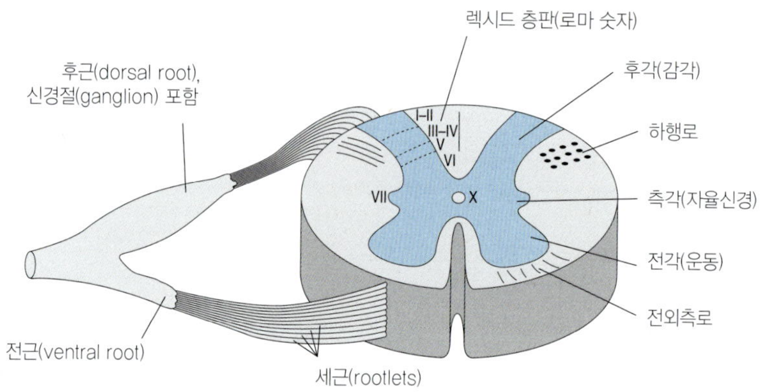

그림 3-3 감각 및 자율신경계의 주요 구성 요소들을 보여주는 척수의 도식적 횡단면. 로마 숫자는 (렉시드) 층판을 나타냄.

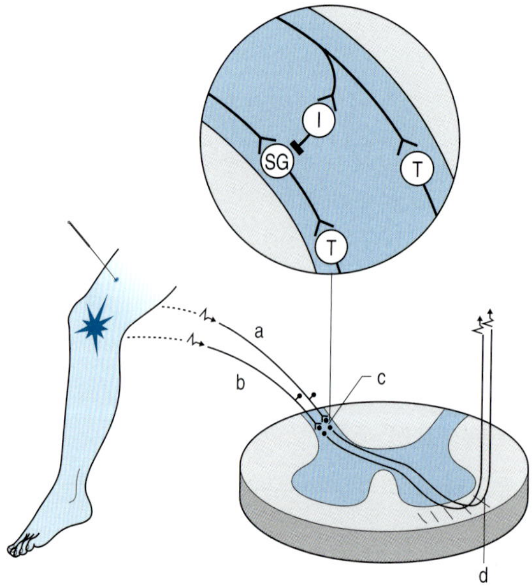

그림 3-4 척수의 단면. (a) 침 치료 자극(유수신경) 및 (b) 유해 자극(무수신경)이 척수후각(c)까지 투사되는 모습. 경로는 전외측로(d)를 따라 위로 계속 이어짐. (c)의 확대된 단면은 침 치료 자극이 어떻게 SG신경세포의 반응을 억제하여 통증을 차단하는지 보여줌. 약어: SG = 교양질 신경세포(substantia gelatinosa neuron), T = 전달신경세포(transmission neuron), I = 중간신경세포(intermediate neuron, 억제성).

을 통과하는 흐름을 줄인다는 점을 주목하면서, 관문조절의 기전에 대해 자세히 논의하겠다.

그림 3-3은 척수의 구조를 나타낸다. 척수후각에서 신경세포체의 6개 층[렉시드 층판(laminae of Rexid)]을 확인할 수 있다. 제I층과 II층, 제III층과 IV층, 제V층과 VI층을 각각 한 쌍으로 간주할 수 있다. 통각수용성 신경섬유와 침 치료와 관련된 통각수용성 신경섬유는 서로 다른 층에서 종착한다.

통각수용성 Aδ와 C섬유는 바깥쪽 제I, II층[교양질(substantia gelatinosa, SG)로 알려짐]에서 SG신경세포로 알려진 신경세포에 종착한다. 그림 3-4에서 보듯이, 이들은 짧은 축

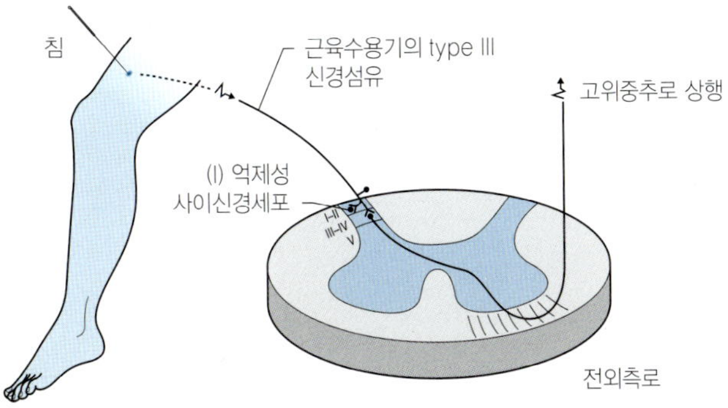

그림 3-5 비통각수용성 경로. 침으로 자극된 근육수용기의 type III 신경섬유를 포함하여 비통각수용성 섬유의 경로를 보여주는 척수후각의 도식. 곁가지는 통각수용성 경로를 억제하는 억제성 사이신경세포(I)에 투사됨.

삭을 가진 이차신경세포를 활성화하고, 제V층의 전달(transmission, T) 신경세포에 종착해서 신호를 더 높은 중추까지 전달한다(제VI층은 거의 관여하지 않는 것 같음).

침 치료에 의해 자극된 근육수용기의 type III 신경섬유를 포함한 비통각수용성 신경섬유들은 제III, IV층에서 고위중추로 직접 연결되는 신경세포에 종착한다(**그림 3-5**). 또한 이러한 비통각수용성 신경섬유들은 교양질에서 중간신경세포(intermediate neuron)를 활성화하는 중요한 곁가지를 만들어서, SG신경세포에서 통각수용성 경로를 직접적으로 억제하는 자연유래 억제성 오피오이드펩티드인 엔케팔린을 분비한다. 게다가 GABA는 이 부위에서 분비되는 또 다른 억제제이다. 그래서 type III 신경섬유 자극은 통각수용성 경로를 억제하여 통증의 '관문을 닫는다'.

침은 엔케팔린과 GABA를 분비하여 척수후각에서 '관문을 닫는다'.

관문을 닫는 두 가지 다른 기전이 있다. 첫 번째는 하행성억제로, 중뇌에서 척수후각으로 정보가 아래로 전달되면서 다양한 방법으로 전달신경세포를 억제하는 신경전달물질을 분비한다. 이것은 9장에서 상세히 기술한 침 치료의 중요한 기전이다.

그리고 마지막으로, 피부의 진동이나 TENS는 Aβ섬유를 자극한다. 이들 섬유는 후주를 직접 지나지만, 또한 척수후각으로 곁가지를 보내어 SG신경세포에서 통각수용성 경로를 억제한다.

흥분과 억제와 관련된 신경전달물질들은 **표 3-2**에 제시되어 있다. 일반적으로, 통각수용성 신경섬유는 흥분성 신경전달물질인 글루타메이트와 물질P(Substance P, SP)를 분비한다. Type III 신경섬유와 사이신경세포는 내인성 오피오이드펩티드인 엔케팔린을 분비함으로써 직접적으로 억제하며, 글라이신과 GABA에 의해 간접적으로 억제한다.

표 3-2 ■ 감각 경로에 관여하는 주요 신경전달물질(단기 효과)과 신경조절물질(장기 효과)

	흥분성	억제성
감각신경종말	브라디키닌(Bradykinin) 물질P(Substance P, SP) 세로토닌(Serotonin, 5HT)	아데노신(Adenosine)
척수후각	글루타메이트(Glutamate, GLU) 물질P 세로토닌 칼시토닌유전자관련펩티드[Calcitonin gene-related peptide(CGRP): 글루타메이트와 물질P를 분비]	글라이신(Glycine, GLY) 감마아미노부티르산 (γ-aminobutyric acid, GABA) 엔케팔린(Enkephalin) 노르아드레날린(Noradrenalin)

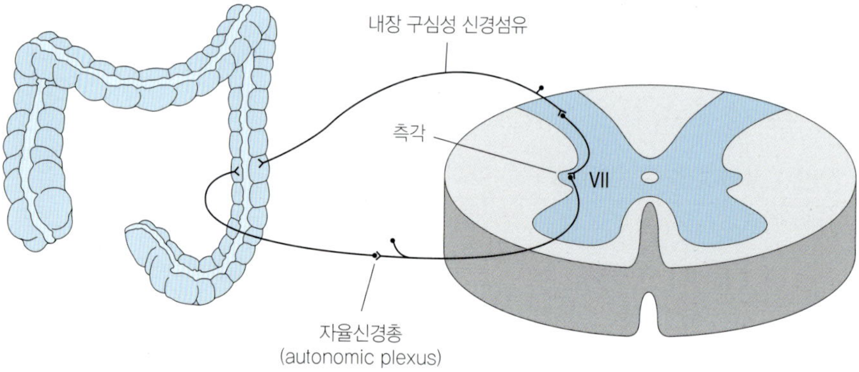

그림 3-6 척수자율신경반사. T1과 T2사이의 척수후각과 대장의 도식. 내장의 구심성 신경섬유가 척수후각에서 시냅스를 이루고 측각의 회색질(VII층)에서 자율신경의 원심성 신경섬유의 세포체로 투사됨.

또한 내장에서 나오는 구심성 신호는 척수후각에서 제VII층에 직접적으로 투사되는 신경세포에 종착한다(그림 3-6). 제VII층은 '측각(lateral horn)' 으로 알려져 있으며, 자율신경계의 운동이나 원심성 신경세포를 포함한다. 이러한 방식으로, 들어오는 신호는 자율신경유출의 반사 변화를 자극한다. 침 치료는 척수후각에서 자율신경반사에 영향을 미칠 수 있다(8장 참조).

상행 척수경로와 고위중추 Ascending spinal pathway and higher centres

통각 및 침 경로는 척수후각에서 교차하여 전외측로(anterolateral tract)를 통해 고위중추로 상행한다[전외측로는 시상에서 많은 신경섬유들이 종착하기 때문에 '척수시상로(spinothalamic tract)' 라고도 불린다].

통증의 두 가지 측면은 쉽게 구분될 수 있다: 감각적/식별적(자각)과 정서적/동기적(고통)이다(Melzack and Wall, 1988). 뇌는 이 두 가지를 다르게 다룬다. 침이 흔히 통증의 감각보다 정서적인 요소에 더 영향을 미치는 것 같기 때문에 이러한 구별은 우리에게 관련이 있다. 즉

, '통증은 여전히 남아 있지만 그렇게 불편하지는 않다.'

감각적/식별적(통증의 강도, 위치, 특성 및 기간) 요소는 전외측로에 있는 대다수 신경섬유들의 기능이다. 이들은 시상에 도달한 다음 대뇌감각피질(일차 및 이차피질)에 직접 투사한다.

정서적/동기적(불쾌함과 회피에 대한 충동) 요소는 피질의 다양한 영역과 '변연계'라고 알려진 일부 피질하부 중추를 자극한다. 변연계는 뇌간의 망상체(reticular formation)를 통해 전외측로에서부터 신호를 받으며, 뇌의 모든 부위에 연결된다. 특히 우리에게 관련 있는 것은 시상하부와의 연결(호르몬 조절을 위해), 시상하부를 통한 자율신경중추와의 연결(자율신경조절을 위해), 그리고 내정상태회로(다음 페이지와 10장 참조)와의 연결이다. 침 치료는 거짓 침 치료에 비해 변연계의 활동을 상당히 크게 조절하는 것으로 나타났다. 이 효과는 10장에서 더욱 상세하게 논의한다.

중뇌의 전외측로에는 수도관주위회색질(periaqueductal grey matter, PAG)로 투사되는 작지만 중요한 섬유군이 남아 있다. PAG는 많은 오피오이드 수용기를 가지고 있으며 통증 조절을 위한 중요한 중추이다. 통각수용성 섬유 및 type III 신경섬유 모두 PAG에서 베타엔도르핀의 분비를 자극하여 하행성 통증 억제를 유발한다. 신경로는 척수의 모든 레벨로 내려오면서 세로토닌을 분비하는데, 이는 척수후각을 통해 확산되는 메트엔케팔린이나 노르아드레날린을 분비하는 억제성 사이신경세포들을 활성화한다. 메트엔케팔린과 노르아드레날린 모두 통각수용성 신경세포의 발화를 감소시키는 효과를 가지고 있다. 하행성 통증 억제는 이 책의 여러 부분에서 논의되는 침 치료의 중요한 통증 조절 수단이며, 9장에서 이에 대해 자세히 설명한다.

뇌영상은 뇌의 각 영역이 느리지만 규칙적인 활성 변동을 가진다는 것을 보여주며, 또한 뇌의 두세 영역의 활성이 정밀한 동기식(synchrony)으로 변동할 수 있어 기능적 네트워크를 형성할 수 있음을 보여준다. 통증 및 침 치료와 특히 관련된 네트워크는 바로 내정상태회로(default mode network, DMN)로, 조용히 안정을 취할 때 동기화되는 3개의 피질 영역으로 구성되어 있다. 만성 통증은 DMN의 장애와 관련되어 있으며, 침에 대한 초기 연구들은 침 치료로 DMN을 조절할 수 있다는 것을 보여주었다. 서로 다른 개인들에게 침 치료를 하면 DMN과 요통 점수의 개선 간에 관련이 있었다.

기능적 연결성은 매우 흥미롭고 만성 통증 환자의 치료에 있어 더 높은 수준의 침 치료 기전을 설명할 수 있다.

감작: 말초성 및 중추성 Sensitization: peripheral and central

특정 환경에서는 유해 자극에 대한 환자의 반응이 손상이나 병리 상태 정도에 비례하여 증폭될 수 있다. 예를 들어 염증이 있는 관절은 가장 약한 자극에도 극도로 민감하게 느낄 수

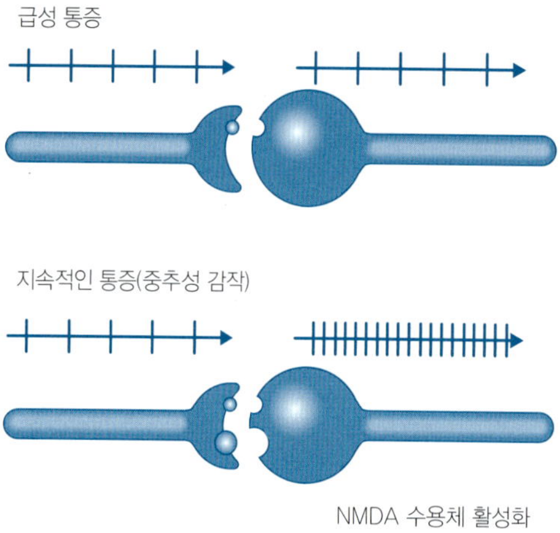

그림 3-7 급성 통증에 대한 경로의 일반적인 반응과 두 번째 수용체가 활성화될 때 만성 통증에서 증가된 반응을 보여주는 중추성 감작의 도식.

있고, 손상에서 회복되는 사지는 지나치게 민감해질 수 있다. 이러한 감작(sensitization)은 말초성 또는 중추성일 수 있다.

- 말초성 감작: 감각신경종말은 신경펩티드, 사이토카인, 산화질소(nitric oxide, NO)와 같이 국소적으로 분비되는 염증성 매개체에 의해 감작될 수 있다. 면역반응도 관련 있으며, 비만세포와 대식세포가 통각수용기 근처에서 발견된다. 일차 통각과민(hyperalgesia: 통증성 자극에 대한 과도한 통증 반응)과 이질통(allodynia: 피부를 문지르거나 가벼운 접촉과 같은 일반적인 무통성 자극에 의해 유발되는 통증)은 자극 위아래의 한 분절 내 혹은 두 분절 내에서 생기지만, 신체 전체에 걸쳐서는 생기지 않는다.
- 중추성 감작: 주로 척수에 있는 중추신경계 내의 신경세포에서 전기 신호를 증폭하는 한 형태이다. 이차 통각과민과 이질통을 초래한다. 신경세포수용영역(neuronal receptive fields)의 범위가 확장된다. 그림 3-7에서 볼 수 있듯이, 일반적으로 휴지상태 수용체의 개방을 포함하여 척수후각과 고위중추의 여러 기전의 결과이다.
- 만약 통각 자극이 반복되면, 일부 척수 전달세포의 반응이 증가하는데, 이는 '증폭(wind-up)' 이라고 불리는 중추성 감작의 정상적인 생리적 형태이다(Woolf, 1996). 이러한 반응이 비정상적으로 길어지거나 심해지면 중추성 감작이라고 한다.

> 전신에 걸친 압통은 중추성 감작을 나타내거나, 섬유근통에서 긴장성(tonic) 하행성억제의 결손을 의미할 수 있다.

신경병성 통증 Neuropathic pain

신경병성 통증은 신경계 자체의 손상이나 기능장애로 인해 발생한다. 통증 발작은 자발적으로 발생하거나 경미한 자극에 대해 고도로 증폭된 반응을 포함할 수 있다. 잘 알려진 예로는 대상포진후신경통, 환상사지통증, 뇌졸중 후 통증, 복합부위통증증후군 등이 있다. 다른 원인으로는 감염(예: HIV), 화학요법, 방사선요법, 당뇨병 등이 있다. 환자들은 자주 신경병성 통증을 '쿡쿡 쑤시는(shooting)' 이나 '불타는(burning)' 과 같은 특징적인 형용사로 묘사하며, 이는 통각과민과 이질통일 수 있다. 신경계 자체의 손상이기 때문에 침 치료가 신경병성 통증 환자에게 때때로 도움이 덜 될 수 있다는 것은 놀라운 일이 아니다. 또한 침 치료가 주의깊게 시행되지 않으면 신경병성 통증을 악화시킬 위험이 있다.

통각의 다른 측면 Other aspects of nociception

통각은 신경세포와는 별도로 중추신경계의 다른 세포들이 관여할 수 있다. 말초 면역세포와 결합조직세포와 대응관계에 해당하는 별아교세포(atstrocytes)와 다른 미세아교세포(microglia)는 만성 통증 상태에서 활성화된다. 침 치료는 이러한 세포에 영향을 미칠 수 있다는 초창기 근거가 일부 존재하지만, 아직 임상 적용을 권고하기에는 충분하지 않다.

신경계 밖에서 침을 조작하면 침에서 약간 떨어진 결합조직의 섬유모세포가 활성화될 수 있다. 이는 5장에서 논의한 바와 같이 치료 효과가 있을 수 있는 변화를 일으킨다.

요약 Summary

다양한 종류의 통증은 다양한 유해 자극에 의해 생길 수 있지만, 이들 모두 침 치료에 반응하는 것은 아니다. 어떤 통각수용기는 심부압력에 반응하고, 또 어떤 수용기는 염증에 의해 분비되는 화학물질을 포함한 다양한 자극에 반응한다. 침 치료의 주요한 효과는 근육의 작용을 감지하는 고역치수용기(근육수용기)의 자극으로 발생한다. 통증에 대한 침의 많은 효과는 직접 반사작용과 하행성억제 시스템을 활성화하여 척수후각에서 '통증의 관문을 닫음' 으로써 얻는다. 침 치료는 또한 뇌의 중추 처리 과정에 심오한 영향을 미칠 수 있다.

추가 참고문헌 Further reading

Gupta, R., Farquhar-Smith, P., 2016. Neurophysiology of chronic pain. In: Filshie, J., White, A., Cummings, M. (Eds.), Medical Acupuncture: A Western Scientific Approach, second ed. Elsevier, Edinburgh, pp. 73–85.

통증 경로와 통증 신경생리학에 대한 자세한 설명.

Melzack, R., Wall, P.D., 1988. The Challenge of Pain. Penguin Books, London.

고전적이지만 여전히 매우 읽기 쉬운 통증의 관문조절설에 관한 서적.

Lundeberg, T., Lund, I., 2016. Peripheral components of acupuncture stimulation – their contribution to the specific clinical effects of acupuncture. In: Filshie, J.,

White, A., Cummings, M. (Eds.), Medical Acupuncture: A Western Scientific Approach, second ed. Elsevier, Edinburgh, pp. 22–58.
중추신경계에 대한 침 치료의 효과에 관한 자세한 논의.

Reddi, D., Curran, N.H. An introduction to pain pathways and mechanisms. www.ucl.ac.uk/anaesthesia/StudentsandTrainees/PainPathwaysIntroduction. (Accessed February 2017).
통증의 신경생리학에 관한 짧지만 쉽게 접근할 수 있는 요약.

CHAPTER 4

침 치료 기법의 소개

An introduction to acupuncture technique

단원개요

서론 Introduction

침 치료 기법은 관찰과 시행착오를 겪으며 수 세기에 걸쳐 진보해 왔으며, 때로는 특정 학파를 육성하기 위해 발전해 왔다. 우리는 매우 다양하고 믿기 어려운 특이한 치료 기법들을 전수받았다. 서양의학 관점 침 치료의 과제 중 하나는 현대 보건 서비스에 적합한 치료를 재평가하기 위해 연구와 비판적 사고를 수행하는 것이다.

이 장의 목적은 침 치료 기법을 사용하여 신체에 변화를 일으키는 방법을 소개하는 것이다. 그리고 기전에 관한 장을 이해하기 위한 배경을 제공한다. 기법에 관한 더 자세한 내용은 15장에서 다룬다.

침 치료 의사는 치료 목적에 따라 자극의 위치와 종류가 결정되고 다음과 같은 질문에 답할 수 있기 때문에 치료 목적을 명확히 알고 싶어할 것이다.

- 어디에 침을 놓아야 하는가?
- 얼마나 많은 침을 놓아야 하는가?
- 얼마나 깊게 놓아야 하는가?
- 어떻게 침을 자극해야만 하는가?
- 어떤 감각을 얻어야 하는가?
- 얼마나 오래 유침해야 하는가?
- 무엇이 치료 과정에 포함되는가?

침 치료의 많은 효과는 흥분 효과가 아닌 중추신경계에서 억제 효과의 결과이다. 모든 반응이 치료에 항상 도움이 되는 것은 아니므로, 신중하게 치료를 판단하고 과도한 자극 없이 억제 효과를 일으켜야 한다.

이 장은 독자들이 이전 장에서 논의된 통증과 침 치료의 신경 경로를 잘 알고 있다는 가정하에 기술하였다.

전형적인 침 자극 A typical acupuncture stimulus

침 치료에서 가장 중요한 것은 침을 근육에 자입하여 근섬유를 신장 및 압박해서 근육수용기(ergoreceptor)를 활성화하고, type III 신경섬유에 전기 신호를 발생시키는 것이다.

근육 자체가 수축하면 이 자극 효과가 증폭될 수도 있다. 침을 손으로 회전시키면 근수축 반사가 활성화될 수 있으며, 이는 근육수용기를 더욱 활성화시키고 근육과 힘줄, 적어도 근육의 말단 근처에 위치한 신장에 민감한 자유신경종말(stretch-sensitive free endings)을 활성화시킬 수 있다. 이 모든 것들이 type III 신경섬유에 자극을 더한다.

우리는 침 치료에 대한 일반적인 접근법을 소개하기 위해 전형적인 증례 보고를 제시하였다. 이 치료법은 일반적인 침 치료 방법으로 간주될 수 있지만, 침 치료의 어떤 것도 안전성에 대한 고려없이 표준화해서는 안 되기 때문에 표준 방법으로 간주해서는 안 된다. 모든 환자는 침 치료 의사의 임상 평가에 따라 개별적으로 치료된다.

전침 Electroacupuncture

전침은 전용 기구를 사용하여 두 바늘 사이에 소량의 전류를 흐르게 한다. 전침은 신경섬유를 직접 탈분극한다(즉, 수용기를 통하지 않음). 큰 직경의 신경섬유는 작은 직경의 섬유보다 전기적인 역치가 낮기 때문에 더 작은 전류에 의해 발화된다. 따라서 저강도 전침은 피부에서 따끔거림으로 느껴지고 운동 신경을 자극하여 전체 근육의 수축을 유발할 수 있다. 반면에 높은 강도의 전침은 근육섬유를 직접 자극하고 더 좁은 영역의 근육을 수축시킨다. 그

■ 증례

두 아이의 엄마인 30대 여성은 6주 동안 우측 요통을 호소했다. 그녀는 아이들을 들다가 요통이 발생했다고 보고 있으며, 둘째 아이를 임신했을 때 비슷한 통증을 겪었으며 요가로 완화되었던 기억이 났다. 그녀는 다른 연관 병력이 없으며, 특히 류마티스질환이나 암에 대한 기왕력도 없었다.

이학적 검사 결과 우측 허리 근육에 만지면 아픈 연축이 발견되었지만 그밖에 다른 특이 사항은 없었으며, 국소 압통은 발견되지 않았다. 심각한 병리적 상태를 의미하는 위험 신호(reg flag) 증상이나 징후는 없었다. 따라서 그녀에게 스트레칭과 허리 운동을 할 수 있도록 약간의 통증 완화를 위해 침 치료를 제안하였으며, 동시에 아이를 들어 올릴 때 주의를 기울이도록 권장하였다.

침 치료에는 아무런 제약이 없었으므로 이는 그녀의 증상에 대한 타당한 접근 방법이었다. 시술자는 침 치료를 적용하고 어떤 이상반응에도 대처할 수 있는 지식과 기술을 갖추고 있어서 그녀에게 추가 진찰이 필요하지 않다고 자신하였다.

그녀는 이전에 침 치료를 받은 적이 없었기 때문에 우리는 그녀가 얼마나 강하게 침에 반응할지 몰랐다. 환자가 왼쪽으로 누운 상태에서 3개의 침을 허리 근육에 자입하여 각각 약 5초간 부드럽게 수기로 조작하였다. 침은 10분 후에 발침되었고, 치료 부위의 출혈 여부를 확인하였다.

그녀는 그 다음 주에 다시 내원해서 통증이 하루 종일 완화되었다가 다음날 재발했다고 말했다. 그래도 치료에 대한 작용도 없어서 요가를 다시 시작했다고 한다. 육아에 대한 스트레스로 그녀는 몸을 편히 둘 수가 없었다. 근연축은 여전히 있었으나, 유발점(trigger point)을 암시할 수 있는 국소 압통은 없었다. 두 번째 치료를 위해 동일한 세 부위에 자침하였고, 양쪽 발의 태충(LR3)에 침을 추가로 자입하여 통증을 완화하고 몸을 이완하도록 도왔다. 모든 침은 수기로 조작되었고 20분 동안 유침되었다.

그 다음 주, 그녀는 훨씬 편안해졌고 잠을 더 잘 자며 아이들을 들어올리는 데 더욱 주의를 기울였기 때문에 전화를 걸어서 다음 예약을 취소하였다.

리고 훨씬 더 높은 강도의 전침은 가장 작은 직경의 신경섬유(즉, 통각수용성 C섬유)를 자극하여 통증을 유발할 수 있으므로 피해야 한다.

수기침과 전침은 모두 때때로 갑작스러운 극심한 날카로운 통증을 유발할 수 있는데, 이는 아마도 침이 신경벽혈관(nervi vasorum)에 닿을 때일 것이다. 이 부위에 놓은 침은 적어도 일부분이라도 즉시 빼야 통증을 해소할 수 있다.

득기감 Sensation of *de qi*

침은 자침 감각을 유발할 수 있는데, 이를 '득기(*de qi*)' 라고 한다. 이 감각은 전통적으로 다음 4개의 요소로 묘사되었다(Lu and Needham, 1980):

- 마비감(numbness): 마(痲)
- 팽창감(distension)/확장감(extension)/충만감(fullness): 창(脹)
- 묵직함(heaviness): 중(重)
- '근육 피로의 느낌과 유사한' 시린 통증(sour ache): 산(酸)

또한 환자들은 이를 압박감(pressure), 따끔함(tingling), 온감(warmth)이나 냉감(cold), 확산감(spreading)이나 방산감(radiation)으로도 표현한다(Hui et al., 2000; Vincent et al., 1989). 이러한 득기감은 대개 침이 자입될 때 단순하게 느껴지는 날카로움이나 통증과 같은 감각과는 다르게 느껴질 수 있다. 환자는 득기감이나 통증 중 하나만 느끼거나 둘 다 느낄 수도 있지만, 이러한 득기감은 침 치료에만 있는 독특한 감각이면서 신경종말이 성공적으로 자극된 신호이다.

신경전도 연구들을 통해 득기는 빠르게 전도되는 활동 전위와 함께 발생하며, Aδ 섬유 자극 시 전형적으로 나타나는 파형을 띠고 있음이 밝혀졌다(Wang et al., 1985). 게다가 쑤시거나 묵직한 득기감은 운동 후 type II/III 신경섬유의 자유신경종말의 자극에 의해 심부근육이 쑤시는 것과 유사하다(Andersson and Lundeberg, 1995).

득기감을 느끼는 것은 전통동아시아의학 관점으로 해석하면 치료 반응을 일으키는 데 필요한 '기가 모이는 것'을 의미한다. 이는 적절한 신경이 자극되고 있다는 신호로서, 득기를 받아들이는 현재의 서양의학 관점에 기반을 둔 해석과도 그리 동떨어진 것이 아니다.

다소 혼란스럽게도, 득기라는 용어는 침 바늘을 좌우로 회전시킬 때 주변 조직이 침을 잡아당기는 것처럼 시술자가 느끼는 감각을 지칭할 때도 쓰이는데, 다만 이러한 현상은 연마가 매우 잘된 최신형 침을 사용할 때는 잘 나타나지 않는다.

마비감, 팽창감, 묵직함은 Aβ와 Aδ섬유에 의해 매개되며, 쑤시거나 시린감은 Aδ와 C섬유에 의해 매개된다는 근거가 있다.

득기는 개선된 임상 결과와 관련이 있다는 근거가 있다(예: Spaeth et al., 2013). 그러나 의도적으로 득기를 유발하지 않을 때나 득기를 유발하는 것이 불가능하여 득기가 발생하지 않을 때 임상 진료에서 증상이 개선되기도 한다.

침을 어디에 놓아야 할까? Where to place the needle?

침의 국소 효과는 어디에 침을 놓더라도 생길 수 있다. 그러나 특히 효과적으로 알려진 인체의 특정 부위가 있는데, 그것이 바로 전통 '경혈(acupuncture points)'이다.

임상적인 관점에서 볼 때, 환자에게 필요한 효과에 따라 국소적(local), 분절적(segmental), 전신적(general) 세 가지 유형의 자침 위치를 나누어 생각하면 유용하다. 우리는 어떤 자침도 단지 하나의 효과만 필요한 경우에도 세 가지 범주에 모두 영향을 미칠 수 있음을 분명히 알아야 한다.

경혈 Acupuncture Points

경혈은 침 치료의 특성 중에서 다소 명확하고 잘 알려져 있다. 경혈은 대개 책이나 경혈도 등에서 기술되었던 위치로 인식된다. 권위있는 근거 자료에 따르면, 총 361개의 경혈이 있으며, 대부분 경혈도에서 볼 수 있는 '경락(meridians)'에 위치해 있다(The Academy of Traditional Chinese Medicine, 1975).

여기에서 경혈은 모든 사람들이 동의할 수 있는 정확하고 고정된 경혈이라는 인상을 준다. 그러나 이는 사실과 다르다. 대학에서 막 수련을 마친 침구과 전공 학생들은 경혈 위치에 대해 일치된 의견을 보이지 않는다. 심지어 유명 대학에서 저자들 중 한 명을 가르친 경험 많은 침 치료 교육자들조차 일부 경혈의 정확한 위치에 대해 의견이 일치하지 않았다. 경혈의 위치를 객관적으로 측정할 수 있는 검사는 없다. 예를 들어 온도 변화나 피부 전기저항 등도 마찬가지이다. 경혈에 대한 연구들에서 침은 (경혈에만 존재하는) 어떠한 독특한 수용기나 구조물을 활성화시키지 못했다. 그러나 적어도 동물실험에서는 일부 경혈에서 신경종말의 밀도가 증가했고, 일부 경혈은 근막유발점(trigger points)과 명백하게 관련이 있거나, 심부 신경줄기(nerve trunk) 위에 놓여 있다는 것을 발견했다. 또한 뇌영상은 때때로 동일한 방법으로 진짜 경혈과 거짓 경혈에 침 치료를 하여 다른 반응이 생긴다는 점을 보여 주었는데, 이는 적어도 일부 경혈이 구체적인 특징을 가지고 있다는 것을 의미한다.

경혈의 정확한 위치는 전통적으로 제시된 것처럼 그렇게 신뢰성이 있지 않다.

우리의 접근방식은 이렇다. 우리는 여러 이유를 근거로 침 치료 의사들이 많은 전통 경혈을 학습하는 것이 도움이 될 것이라고 생각한다. 즉, 경혈은 대개 득기라는 좋은 감각을 쉽게 일으킬 수 있는 편리한 위치이이다. 그래서 어떤 경혈은 어느 정도 전신적인 신경학적 효과를 일으키기 때문에 다양한 질환의 치료를 위해 반복적으로 사용되는데, 이러한 경혈들을 '잘 알려진 경혈[다른 말로 '주요 경혈(major points)' 이라고 부른다]' 이라고 하며, 또 어떤 경혈은 흔한 질환을 치료하는 데 사용되기 때문에 유용하다. 게다가 경혈의 명칭이 있으면 침 치료 의사가 어디에 침을 자입하였는지 기록을 남기거나, 논문에 발표하거나 다른 의사와 토론하기에도 적합하도록 타당성 있고 일관적인 방법을 제공하기 때문에 편리하다.

그러나 서양의학 관점 침 치료 의사는 이러한 경혈들의 위치를 mm 단위까지 정확하게 취혈하기 위해 지나치게 고민할 필요는 없다. 대략적인 위치를 배우고 나서 손가락 끝으로 가장 민감한 지점을 찾거나 조직에서 움푹 파인 듯한 곳을 찾는다. 서양의학 관점 침 치료에 숙련된 의사들은 대개 잘 알려진 한정된 종류의 전통 경혈만을 반복해서 사용하고, 그러고 나서 민감한 다른 위치에 침 치료를 한다.

잘 알려진 소수의 경혈은 수많은 다양한 질환들을 치료하기 위한 전통적인 치료법에 활용될 수 있다.

경혈 번호 부여 체계 Numbering System of Acupuncture Points

우리는 달리 인정된 방식이 없기 때문에 경혈에 번호를 매기는 전통적인 방식을 계속 사용하고 있다. 경혈도에서 경혈은 경락에 위치하며, 그 중 일부는 근막면과 일치하지만, 대부분은 실체가 있는 구조물이 아니다. 대부분의 경락은 '간' 또는 '담낭' 과 같이 신체 기관의 이름을 따서 명명된다. 각 경락에 위치한 모든 경혈은 순서대로 번호가 매겨져 있다. 그러나 골치아프게도 경락은 모두 같은 방향으로 번호가 매겨져 있지 않다. 경혈의 표준 약어는 'LU', 'LI', 'ST'와 같은 두 개의 대문자와 한 개의 숫자로 구성된다. 예를 든 대문자는 각각 '폐(Lung)', '대장(Large intestine)', '위(Stomach)'를 의미하므로 경혈은 전형적으로 'LU7', 'LI4', 'ST36' 등으로 명명된다(전체 목록은 표 19-6과 표 19-7 참조). 이는 국제 협약으로 수립된 표기법이며, 이 책에서도 이를 따를 것이다. 그러나 안타깝게도 다른 표기법 체계도 아직 사용되고 있다.

지금까지 알려진 바로는 경락의 이름은 실제 내부 장기와는 아무 상관이 없다. 문헌에서 경락을 표기할 때는 'Liver'로, 장기를 표기할 때는 'liver'로 구분하는 것이 편리하다. 그러나 환자들은 예를 들어 '간(LR3)'이나 담(GB34)'을 치료할 것이라는 의사의 말을 들으면 자연스럽게 큰 흥미를 가지게 된다. 환자들은 자신의 실제 간이나 담낭에 문제가 있다고 생각할 수도 있으므로 설명이 필요하다.

현재 매우 유용하게 사용하는 일부 경혈은 원래의 경혈도가 개발된 뒤 오랜 시간이 지나서야 소개되었기 때문에 번거롭게 '경외기혈(extra points)'로 표기되어야 했다. 경외기혈은 일반적으로 숫자 없이 병음(倂音) 부호를 따서 명명되었다. 경외기혈의 예로는 안면부에 위치한 두 개의 유용한 경혈(인당, 태양)과 흉추와 요추 주변 경혈 전체를 선으로 이은 화타협척혈이 있다.

더욱 번거로운 것은, 경락 중 하나인 족태양방광경(BL)의 숫자 부여 순서에는 각각 다른 버전이 있다는 점이다. 한 가지 버전은 경혈 번호가 무릎으로 내려온 후 다시 등 위쪽으로 올라갔다가 다시 내려오고, 다른 하나는 천골까지 내려온 후 등으로 올라가서 다시 내려온다. 무릎 아래에서는 두 가지 버전 모두 같은 번호를 사용한다.

> 경혈의 전통적인 번호 부여 방식은 여전히 편리한 규칙으로 사용된다.

침 자극: 침 치료의 '용량' Needle stimulation: the acupuncture 'dose'

환자에게 가해지는 자극의 총량은 침을 정확한 위치에 놓는 것보다 더 중요할 수 있다. 이는 침 치료의 '용량(dose)'이며, 한 번 치료 시 놓는 침의 개수, 자침 깊이, 자극 강도 등과 같은 여러 요인들이 좌우한다. 이러한 다양한 요인들에 대한 연구는 거의 없었기 때문에, 각각의 요인이 치료의 총 용량에 미치는 영향은 아직 확실히 알려지지 않았다. 그러나 경험적으로 환자와 질환의 상태에 적합하도록 용량을 다양하게 변화시킬 수 있는 것이 중요하며, 이 책에서도 반복하여 이 주제에 대해 언급할 것이다. 이 책에서는 용량과 관련된 주요 요인들을 요약한 다음, 이러한 요인들이 어떻게 일반적인 침 치료라고 간주되는 것과 결합될 수 있는지를 설명할 것이다.

강한 반응자 Strong Responders

환자마다 침에 대한 반응이 상당히 다르다. 환자들 일부는 대다수의 환자들에 비해 침의 효과와 부작용이 더 크게 나타난다. 이들은 잠깐의 천자(淺刺, 얕은 침 자극)에도 잘 반응하며, 이보다 강한 치료로 인해 부작용을 경험할 수 있다. 이는 '용량'에 대해 생각할 때 항상 염두에 두어야 하며, 15장에서 더 자세하게 설명할 것이다. 또 어떤 환자들은 강력하고 지속적인 자극에도 반응하지 않는 '무반응자(non-responders)'로 분류된다. 대다수의 환자들은 이와 같은 두 극단 사이에서 '정상'으로 여겨지는 방식으로 반응한다.

이러한 반응의 차이는 오피오이드펩티드 대사와 수용기 활성과 같은 환자의 중추신경계의 차이로 인한 것으로 여겨진다. 실험 연구에 따르면 동일한 종에 속하는 개별 동물 사이의 유전적 차이로 인해 일부 동물 집단에서는 최대 50%까지 예측하지 못하게 침 자극에 반응할 수도 있다. 따라서 침에 대한 서로 다른 반응은 개인 간의 유전적 차이로 설명될 수 있을 것이다.

침의 개수 Number of Needles

침 치료의 적절한 용량을 얻기 위해서는 1개에서 최대 20개를 자입해야 할 수 있다. 그러나 일반적으로 첫 치료에서는 환자의 반응을 살피기 위해 6개 정도까지만 놓을 것을 권장한다. 어떤 환자들은 침에 매우 민감하게 반응하기 때문에 이 정도 치료는 반응을 얻기에 충분할 수 있다.

침 두께(직경) Needle Thickness (Diameter)

임상 경험에 따라 침이 굵을수록(큰 직경의 침체) 더 강한 자극을 줄 것 같은 직관적인 생각을 하게 되는데, 이는 단순히 수기 자극 시에 굵은 침이 더 뻑뻑해서 좀 더 많은 압력을 가할 것이라는 사실 때문일 것이다.

자침 깊이 Depth of Insertion

아직 많은 침 치료 의사들은 단지 피부와 피하조직까지만 침을 자입하지만, 우리는 이 책의 목적상 근복(muscle belly)에 자침하는 것을 표준 기술로 선호한다. 예를 들어 일본의 침구사들은 많은 질환에 천자를 사용하고, 서양의학 관점으로 침을 사용하는 어떤 침 치료 의사들은 근막유발점(myofascial trigger points)에 천자 사용을 선호한다(Baldry, 2005b; Macdonald, 1982). 천자로 일부 감각들이 유발될 수 있는 것은 의심할 여지가 없지만, 완전한 득기감을 얻기는 그리 쉽지 않을 것이다.

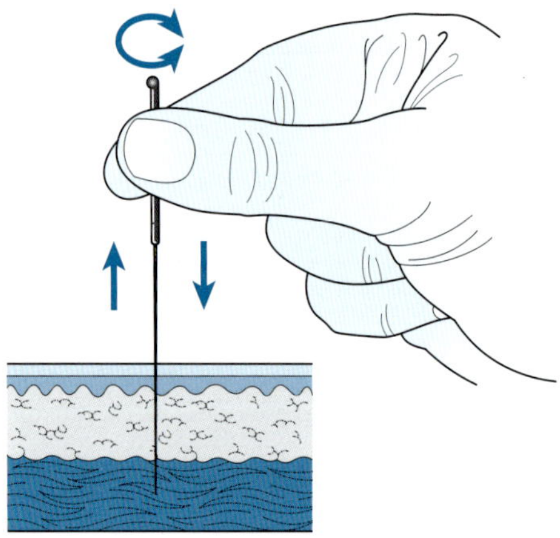

그림 4-1 득기를 유발하기 위한 침의 두 가지 수기법.

득기감을 유발하기 위한 침 수기법 Needle Manipulation to Elicit *De Qi*

득기감은 침이 자입된 후 자연스럽게 발생할 수 있지만, 자주 침 치료 의사가 침을 자극하여 능동적으로 득기감을 유발시킬 필요가 있다. 일반적으로 엄지와 다른 손가락을 이용해 침을 염전(捻轉)시키는 것만으로도 충분하지만, 때때로 작탁법(雀琢法, sparrow-pecking)이라고 불리는 제삽(堤插)을 할 필요도 있다(그림 4-1). 많은 신경에 충분한 자극이 도달하여 득기를 일으킨다. 매끄럽게 연마된 침을 사용하면 덜 느끼겠지만, 많은 경우에 침 치료 의사는 환자가 득기감을 느낄 때와 동시에 조직이 뻣뻣해지거나 침체가 움켜 쥐는 것 같은 느낌을 받을 것이다.

임상 경험과 일부 근거를 통해 득기감을 느끼는 환자들이 치료에 좀 더 잘 반응할 것으로 추측된다.

한 가지 분명한 사실은 C섬유가 자극을 받아 통증을 유발할 정도로 강하게 치료할 필요가 없다는 것이다. 침 치료는 불쾌하거나 유해한 느낌 없이 효과적일 수 있다. 일부 중국의 침 치료 의사들은 환자를 강하게 치료하지만, 문화적 차이가 관련이 있을 수 있으며 서양에서는 고통스러운 치료가 역효과를 낳을 수도 있다는 것을 인정해야 한다. 환자에게 더 강한 자극이 필요하다면, 대부분의 상황에서 수기법을 매우 강하게 하는 것 보다는 전기 자극을 활용하는 것이 좋다.

침 자극은 고통스러울 필요가 없다.

유침 시간 Needle Retention Time

침을 유침해야 하는 시간은 어떤 효과를 일으킬 것인가에 따라 다르다. 예를 들어 전침으로 급성 진통 효과를 얻는 데는 20~30분이 걸린다. 어떤 효과(예: 자율신경조절)는 10분 정

표 4-1 ■ 침 치료의 다양한 매개변수에 적용할 수 있는 범위

매개변수	범위
경혈의 개수	1~20
자침 깊이	천층(피하), 근육이나 심부 결합조직, 골막[a]
침 자극	수기법: 없음, 약함, 강함. 전침
유발된 감각	없음, 득기, 견딜 수 있는 불편감 전침: 근육 수축, 견딜 수 있는 불편감
유침 시간	5초에서 30분

[a]골막 침 치료(periosteal acupuncture)는 특수한 기법임(15장 참조)

도 후에 얻을 수 있으며, 침을 전혀 유침하지 않고도 근막유발점을 비활성화할 수 있다.

이 시간은 어렵지 않고 빨라서 환자의 반응에 따라 변경되어야 하며, 일부 침 치료 의사들은 짧게는 30초 정도의 자침을 통해서도 치료 효과를 얻을 수 있다. 이와 대조적으로 1시간 이상 유침할 수 있는데, 예를 들어 수술후 통증을 감소시킬 경우가 그러하다. 환자가 치료 시간에 대한 특정한 기대를 하고 있지 않다면, 임상에서 많은 환자들에게 30분간 유침하는 것과 단지 몇 분 동안 유침하는 것의 치료 효과 차이는 아마도 그리 크지 않을 것이다.

일반적인 치료 용량 Typical Treatment 'Dose'

치료 매개변수의 일반적인 범위는 표 4-1에 설명되어 있다. 각 변수는 환자의 의학적 상태, 일반적인 신체 상태, 자침 도중의 즉각적인 반응과 연이은 치료에서 자침 후 수 시간 및 수일 내 보고되는 증상 변화를 고려하여 조정될 수 있다. 다양한 매개변수 범위의 일반적인 예는 표 4-1에 나와 있다.

적절한 용량의 침 치료를 하려면 세심한 주의와 기술이 필요하다.

침 치료의 누적 반응 Cumulative response to acupuncture

침으로 많은 통증 질환을 치료할 때, 통증의 완화는 일련의 치료를 통해 점차적으로 누적된다. 이것은 신경가소성으로 설명할 수 있다. 즉, 반복적인 치료는 신경전달물질과 수용체의 유전자 발현의 변화를 유도한다. 예를 들어 오피오이드펩티드의 방출을 유도하는 자극은 유전자 발현을 증가시켜 더 많은 오피오이드펩티드가 신경 말단에서 만들어지고 저장되며, 다음 자극이 가해질 때 더 많은 오피오이드펩티드가 방출된다. 이렇게 증가된 유전자 발현은 단기간 내에 보강되어야 하며, 그렇지 않으면 약해져서 정상으로 되돌아 간다. 임상에서는 자주 치료를 시행하는 것이 어려울 수 있지만, 최적의 간격은 초기에는 3일 정도이다.

침 치료의 효과는 치료가 반복될 때 누적된다.

요약 Summary

침 치료는 한두 개 이상의 특정 위치에 특정 자극을 주는 치료법이다. 환자의 진단에 미치는 영향에 따라 자극과 위치의 세부 사항이 정해진다. 자극의 양은 침의 깊이와 자극의 정도뿐 아니라 침의 개수에 따라 달라질 수 있다. 침은 '득기' 로 알려진 독특한 감각을 유발할 수 있으며, 이는 적극적인 치료가 시행되고 있음을 시사하는 것이다. 이 책은 고전적인 경혈명을 편리한 관례로 사용하지만, 각 혈자리의 효과는 전통적으로 믿고 있는 것만큼 특이적이지 않으며 신경은 인체의 거의 모든 곳에서 효과적으로 자극될 수 있다.

SECTION 2

치료 접근법의 효과

Effects Mechanisms Techniques

SECTION OUTLINE

CHAPTER 5

국소 효과 I: 진통과 혈류 증가

Local effects I: analgesia, increased blood flow

서론 Introduction

이 절은 침이 국소 부위에 미치는 효과와 기전에서 시작하여, 더 먼 곳에 미치는 효과 및 기전을 다룬다. 제2절의 첫 번째 장인 이번 장에서 설명하는 치료는 실제로 일반적인 침 치료에서 큰 역할을 하지 않지만, 특정한 경우에 그 효과가 중요할 수 있어서 잘 알고 있어야 한다. 여기서 논의할 주요한 기전은 혈류 증가와 국소 진통이다.

침 치료에 의한 통증 완화는 일상적으로 '진통(analgesia)' 이라고 부른다. 하지만 여기서 '진통' 은 통증을 없앤다는 것과 같이 엄격한 의미가 아니라 통증을 줄인다는 것과 같이 막연한 의미로 사용된다. 아마도 더 정확한 용어인 '통각저하(hypoalgesia)'가 어색하고 잘 알려져 있지 않기 때문에, '진통' 처럼 막연한 의미의 용어가 생겨났을 것이다. 침 치료는 통증을 줄이지만 완전히 없애는 경우는 적다.

혈류 증가 Increased blood flow

침을 놓은 부위 주변에는 일반적으로 홍반이 관찰되는데, 이는 국소 혈류가 증가한 것을 나타낸다(부록 자료사진 3). 때때로 이것은 완전한 팽진-발적 반응(wheal-and-flare reaction)이기도 하다. 홍반은 특히 몸통에서 관찰할 수 있지만, 침이 더 깊이 자입될 때 근육과 같이 더 깊은 조직에서도 동일하게 혈류량이 증가한다. 건강한 사람의 피부와 근육으로 가는 혈류는 침이 피부에 자입되자마자 증가하고, 침이 피부 아래 근육으로 자입되면 더욱 증가하며, 침이 자극을 받아 득기가 유발될 때는 훨씬 더 증가한다(Sandberg et al., 2003).

이는 자극이 신경말단가지 주변으로 퍼질 때 발생하는 '축삭반사(axon reflex)'의 예이다. 그 효과는 온전히 국소적이며 척수후각에 영향을 받지 않는다.

감각신경이 기계적으로 활성화되면, 많은 신경펩티드가 방출되는데, 그중 하나가 칼시토닌유전자관련펩티드(calcitonin gene-related peptide, CGRP)이다. 이 펩티드는 여러 기전에 의해 단기 및 장기적으로 혈류를 증가시킨다. 단기적으로 CGRP는 모세혈관의 세포벽에 결합하여 평활근을 이완시켜 혈관을 확장한다. CGRP는 또한 혈관 내피의 수용체에 결합하여 산화질소(nitric oxide, NO) 생성을 유발한다. 그리고 산화질소도 혈관 평활근을 이완시켜 혈관확장을 강화한다. CGRP는 새로운 혈관형성(angiogenesis)을 자극하여 혈류를 장기적으로 증가시킨다. 이는 치유율을 향상시킬 수 있다.

더욱이 아데노신(adenosine)은 침 자극에 의해 다양한 국소조직에서 방출된다('국소 진통' 참조). 아데노신은 산화질소의 분비를 자극할 뿐 아니라 그 자체로 혈관확장 효과가 있다.

침은 또한 혈관확장을 자극하는 다른 신경펩티드를 주변 영역으로 방출한다. 물질P(Substance P, SP)는 스트레스에 반응하여 분비되는데, 다양한 종류의 조직에 분포하는 수용기가 있는 흥분성 물질이며 팽진-발적 반응에 관여한다. 신경성장인자(nerve growth factor, NGF)는 상처 치유 촉진을 포함하여 많은 효과가 있으며, 침 치료에 의해 분비된다.

다양한 매개체의 분비와 함께 혈류가 증가하여 다른 유용한 임상 효과들이 나타날 수 있다. 제 기능을 못하는 침샘과 같은 국소 조직처럼 국소 피부질환도 침에 반응할 수 있다. 방사선 조사 후 구강건조증(xerostomia)으로 인한 구강건조 환자에게 침샘 주변의 국소경혈에 침 치료를 한 후 침 분비가 증가하였고 그에 따라 증상이 감소하였다. 일화적 근거(Anecdotal evidence)에 따르면, CGRP로 인한 혈관형성의 장기적인 영향으로 다리의 정맥('정맥류, varicose')이 향상되었다고 한다.

국소 진통 Local analgesia

임상연구에 따르면 진짜 침은 거짓 침에 비해 진통 효과가 더욱 뛰어나다는 것을 확실히 보여주었다. 특히 침 치료는 심부압력을 임상적으로 유의한 수준으로 억제하여 근골격계 통증의 좋은 모델로 간주된다.

이러한 진통에는 몇 가지 기전이 있다. 여기서 우리는 국소 세포에서 아데노신의 국소 분비로 인한, 자침 부위에서 가장 큰 국소 효과에 대해서만 논의할 것이다. 아데노신은 신경섬유를 차단한다(Goldman et al., 2010). 다른 진통 기전은 분절 진통(7장)과 하행성억제(9장) 등 다른 단계에서 발생한다.

아데노신은 침에 의한 가벼운 조직 손상으로 섬유모세포를 포함한 다양한 세포에서 국소적으로 분비된다. 이와 같은 세포외(extracellular) 아데노신은 통각수용기의 세포벽에 결합하여 자극에 대한 반응을 억제한다.

예를 들어 임상에서는 사고나 응급 상황과 같은 특수한 환경에서 이러한 국소 진통 효과를 매우 적극적으로 이용하는 경향이 있다. 진통제 복용량을 줄이기 위해 침 치료를 사용하는 마취과 의사는 절개 부위 주변에 침 치료를 하는 것뿐 아니라 전신적인 효과를 위해 다른 경혈에도 자침하기도 한다.

연부조직 효과 Connective tissue effects

침이 자입된 위치에는 콜라겐 섬유와 섬유모세포로 구성된 성긴 결합조직(Loose connective tissue)이 존재하며, 침 치료에 대한 반응은 Langevin과 동료들이 연구하였다(Langevin et al., 2001, 2006).

침을 염전하면 주변 조직이 변형되는데 그 범위가 최소 25mm에 달한다. 이는 섬유모세포의 내부 구조를 변화시킨다. 이것은 단지 기계적 효과일 수 있고, 침으로 인한 조직 손상에 따른 아데노신(및 관련 화합물들)의 분비 효과일 수도 있다(Goldman et al., 2013). 섬유모세포에서 관찰되는 변화는 국소 결합조직의 긴장을 조절하는 역할에 영향을 미칠 수 있으며, 그 결과 만성 결합조직 손상의 치유와 관련이 있을 수 있다.

염증 Inflammation

C섬유는 통증을 유발하는 강한 침 치료에 의해 자극될 수 있어서(반응을 일으킬 수 있으므로 초심자에게는 권장하지 않음), 앞서 언급한 CGRP 분비와 혈관 누출을 유발하는 물질 P(SP)의 분비로 이어진다. C섬유 자극은 신경성염증(neurogenic inflammation), 즉 혈류 증가와 체액 유출(즉, 부종)을 유발할 수 있다. 이와 같은 기전이 임상에서 유용한지는 아직 명확하지는 않다.

사이토카인 분비 Cytokine release

침 치료는 국소 면역세포에 신호를 주고받는 NGF나 PGE2같은 사이토카인의 국소 분비를 자극할 수 있다. 사이토카인은 침 치료에 의한 신경보호 효과와 관련이 있을 수 있지만, 현재로는 확실하게 유발될 수 있는 기전이라기보다는 유용한 부가 효과 정도로 간주되는 편이 적절하다.

임상 적용 Clinical application

세 가지 유형의 침 치료는 다양한 유형의 국소 반응인 표재성 피부질환, 궤양과 같은 심부 혈관 병변, 진통 등에 유용할 수 있다.

표재성 피부질환(혈류 개선, 면역조절, 염증 반응의 조합을 활용하는 것을 목표로 함)의 경우에는 국소 변화가 필요한 부위와 가까운 위치에 단순히 몇 개의 침을 자입한다. 이는 회복이 더딘 병변에 유용할 수 있다. 경혈 사이의 거리가 약 25mm씩 떨어지도록 하여 국소 주변에 환형(環形)으로 침을 놓는 것도 편리한 방법일 수 있다(축삭반사의 범위가 반경 25mm 이기 때문). 이 치료법은 그림과 같이 중국에서는 '위자법(fencing in the dragon)' 으로 알려져 있다(그림 5-1).

정맥궤양과 같은 장기적인 병리 상태의 경우, 궤양 양측에 자입한 침에 부착한 전침을 궤양 부위에 사용하는 치료가 설명되었다(Yue et al., 2013). 어떤 침 치료 의사들은 궤양 주변에 여러 쌍의 침을 사용하였다는 일화가 있는데, 필자는 이에 대한 개인적인 경험은 없다. 신경 공급이 손상되지 않은 건강한 피부에만 침을 자입할 수 있도록 주의해야 한다.

급성 진통의 경우, 수술 진통을 위해 전침을 활용한 최소한의 수기 자극으로 침을 근육까지 자입하는 것이 필요할 수 있다.

요약 Summary

침 치료는 다양한 기전에 의해 국소적으로 혈류를 증가시킬 수 있으며, 이는 조직 치유에 도움을 줄 수 있다. 침 치료는 자입된 위치와 가까운 부위의 통증을 줄 일 수 있다. 이것을 일반적으로 '진통'으로 부르지만, 더 엄격하게는 '통각저하' 로 불러야 한다. 이 효과는 주로 침이 자입된 조직에서 아데노신이 분비되어 유발된다.

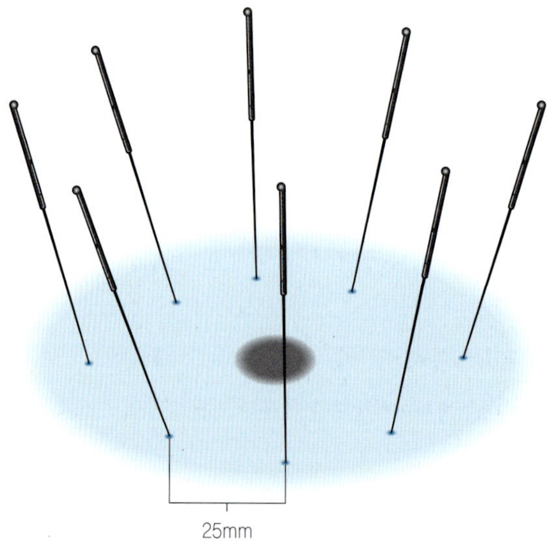

그림 5-1 국소 피부 병변을 둘러싼 침. '위자법' 으로 알려진 치료법이다.

CHAPTER 6

국소 효과 II: 근막유발점 비활성화

Local effects II: myofascial trigger point inactivation

서론 Introduction

전통적인 침 치료의 가장 오래된 명제는 '아픈 곳에 침을 놓는다'는 것이다. 이 방법의 가장 적합한 형태 중 하나는 침 치료 의사가 근육을 검사하여 가장 아픈 부위를 찾아서 그 부위에 정확하게 침을 놓는 것이다. 이후 의사는 침을 자극하고 바로 발침할 수 있는데, 때때로 환자는 통증이 즉시 경감됨을 느낀다. 우리는 침 치료가 근막유발점(myofascial trigger point, MTrP)이라 불리는 특정 형태의 압통점(tender point)을 치료하는 가장 신속하고 효과적인 치료법이라 믿는다. 침 치료가 원래 이러한 근막유발점을 치료하며 발전해 왔을 수 있다는 것은 전혀 근거없는 추측이 아니다.

근육은 인체를 구성하는 가장 큰 기관이다. 근육 손상은 보통 빠르게 회복되지만, 종종 민감하고 과도하게 예민한 병소(근막유발점)가 되기도 한다. 또한 지속적인 통증을 유발하기도 하는데, 이는 다른 통증 질환들과 구분하는 데 도움이 되는 분명한 특징이다. 근막유발점은 의학 커리큘럼에 속하는 경우가 드물기 때문에 이 장에서는 다소 자세히 설명한다.

근막유발점을 이해하는 데 가장 크게 기여한 저자는 Travell과 Simons이다(Simons et al., 1999; Travell and Simons, 1983, 1992). 이들은 근막통증후군의 진단, 기전, 치료에 대한 엄밀한 접근법을 통하여 근막유발점을 결합조직염(fibrositis), 근육통(myalgia), 근육 혹은 비관절 류마티스질환 등과 같이 의심스럽거나 모호한 연조직 통증 질환들과 구분되는 임상 질환으로 정립하였다.

기존의 많은 보건의료 임상의들은 근막유발점에 익숙하지 않으며, 이를 하나의 질환으로 받아들이는 데 어려움을 느낀다. 심지어 정형외과 또는 류마티스내과 전문의들도 자신들이 진료하는 환자 유형에서 근막유발점 통증이 흔한데도 자주 간과한다. 연조직 통증은 진단의 경계가 불명확한 영역으로 간주되고, 기능적으로 치부되어 무시될 수 있다.

현재 근막유발점 치료에 대한 임상 경험이 상당히 누적되어 있으며, 근막유발점을 실질적인 임상 실체로 간주하는 근거는 다음과 같은 획기적인 연구에 의해 확인된다.

- 근육에서 기원한 통증은 자주 전이된다. 수많은 실험에서 Kellgren은 자신과 동료들에게 고장성 생리식염수를 주사하여 발생하는 연관통의 패턴을 그렸는데, 이 패턴의 실질적인 분포는 임상적으로 관련된 통증과 유사하다고 인식되었다. 대부분의 연조직에 주사를 하면 국소 통증이 생겼으나, 근육 내에 주사를 하면 항상 먼 부위에서 연관통이 생겼다(Kellgren, 1938). 이러한 사실은 그 이후로 많은 연구들에서 충분히 확인되었다.
- 근막유발점은 정상적인 근육에 비해 큰 강도의 전기활성을 생성한다(Hubbard and Berkoff, 1993).
- 만약 검사자를 적절하게 훈련시키면 눈가림된 검사자도 신뢰성 있게 근막유발점을 진단할 수 있다(Gerwin et al., 1997).
- 기전에 대한 가설이 제시되었다(Mense and Simons, 1999).
- 근막유발점은 정상적인 근육에 비해 물질P(substance P: 말초성 감작에 대한 표지자)에 대하여 고밀도의 면역반응성을 나타낸다(De Stefano et al., 2000).
- 근막유발점의 정확한 위치는 독립적인 검사자 두 명이 신뢰성있게 식별할 수 있다(Sciotti et al., 2001).
- 미세투석(microdialysis)으로 수집된 근막유발점 주위의 세포외액에는 근육 내 고역치 신경섬유들을 감작시킨다고 알려진 여러 물질들이 정상에 비해 높은 농도를 띠고 있다(Shah et al., 2005). 이런 물질로는 양성자(H+), 브라디키닌(bradykinin), 칼시토닌유전자관련펩티드(calcitonin gene-related peptide), 물질P, 종양괴사인자(tumour-

necrosis factor)-α, 인터루킨(interleukin) 1-β, 세로토닌, 노르아드레날린 등이 있다.

많은 임상의들이 침 치료를 익히면서 비로소 근막유발점을 알게 된다. 일부는 근막유발점을 자신들의 임상 진료 중 새롭게 발견한 것으로 서술하는데, 특히 일차 의료에서 그렇다. 이전에는 다소 터무니없게도 '기능적인 문제'로 분류되어서 진단이나 치료가 불가능하다고 여겨졌던 많은 환자들을 이제는 진단하고 치료할 수 있게 되었기 때문이다.

비록 Travell과 Simons가 근막유발점을 기존 의학의 맥락에서 서술하였지만, 근막유발점은 전통동아시아의학 관점의 침 치료와 꽤 연관이 있는 것으로 보인다. 일반적인 유발점은 주로 기존의 경혈에 위치하며, 한 주요 연구에서 근막유발점과 경혈 사이에 100%의 연관성이 있다는 것이 밝혀졌다(Melzack et al., 1977). 전통 침 치료 의사들은 오랫동안 아시혈(*ah shi* point)을 사용해 왔다. 아시혈은 눌렀을 때 환자가 자기도 모르게 '아시'라고 소리치게 되는데, '아시'는 아 맞다!('거기가 통증 부위이다' 혹은 '거기가 이상하게 아프다')라는 뜻이다. 게다가 많은 전통 경락은 유발점에서 비롯된 연관통의 패턴을 일부 그려낸 것처럼 보인다.

근막유발점은 어떻게 보완 의학과 기존 의학의 접근법을 가장 잘 결합할 수 있는지를 보여준 예로, 환자 진료에서 의미 있는 진일보이다.

정의 Definition

Travell과 Simons는 근막유발점을 '근육조직이나 그와 관련된 근막에 위치한 골격근의 긴장된 띠(taut band) 내의 과도하게 예민한 병소(hyperirritable locus)'로 정의하였다(Travell and Simons, 1983).

> 근막유발점은 골격근의 긴장된 띠 내의 과도하게 예민한 병소이다.

근막유발점의 핵심 임상 양상은 다음과 같다:

- 긴장된 띠는 근복 내에서 촉진할 수 있다.
- 긴장된 띠의 일부는 통증이 매우 심하다.
- 해당 압통점을 누르면 환자가 인지하는 통증을 유발한다.
- 근막유발점을 신장(stretch)하는 관절 움직임이 통증으로 인해 제한된다.

> 근막유발점을 누르면 환자의 통증이 재현된다.

근막유발점은 활성인 상태로 뻣뻣함과 통증을 유발하거나, 잠복한 상태로 통증이 없는 뻣뻣함을 유발할 수도 있다. 활동성 근막유발점(active MTrP)은 치료를 통해 비활성화될 수 있으며, 잠복성 근막유발점(latent MTrP)은 기전 부분에서 설명할 여러 유발 요인에 의해 활성화될 수 있다.

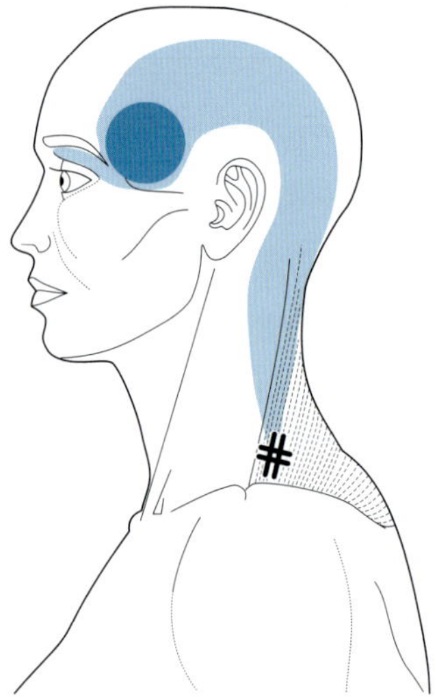

그림 6-1 승모근 상부 근섬유에 위치한 근막유발점. 주로 목과 측두부에 연관통을 유발한다.

근막유발점은 근육 내의 일정한 위치에서 나타나는 경향이 있는데, 예를 들어 승모근 상부 근섬유의 전면 부위 등이 이에 해당한다(그림 6-1). 이 책의 도해에서는 유발점을(섬유 방향에 따라 긴 직선과 함께) #로 표시하며, 통증 영역은 색이나 빗금으로 표시한다.

신체의 많은 지점이 통증에 민감하지만, 오직 근막유발점만이 위에서 설명한 모든 요소들을 가지고 있다.

발생률 Incidence

근막유발점은 흔히 발생하며, 대부분의 사람들은 일생 동안 한두 번 이상 경험한다. 유발점을 찾아내는 데 숙련된 의사들은 젊고 건강하고 증상이 없는 서비스 분야 종사자들의 약 50%에서 적어도 하나의 근막유발점을 발견할 수 있다(Sola et al., 1955). 일차의료 분야의 한 연구에 따르면 근막유발점이 통증으로 내원하는 환자의 약 30%에서 발견되었다(Skootsky et al., 1989). 그러나 현실에서는 근막유발점이 일반인에게 이 정도로 빈번하게 발생하는 통증의 일차 원인일 가능성은 별로 없다.

병인 Aetiology

근막유발점은 근육 손상이나 긴장에 의해 발생할 수 있지만, 다른 통증 질환에 의해 이차적으로 발생할 수도 있다. 한 환자에게서 근막유발점을 일으키는 긴장(strain)은 다른 환자에게서는 발생하지 않을 수 있으며, 심지어 같은 환자에게도 다른 시점에는 발생하지 않을 수도 있다. 이는 근막유발점을 더욱 자주 유발할 수 있는 다른 요인이 존재한다는 것을 의미한다. 또한 같은 요소들이 회복을 방해할 수도 있다.

유발 및 지속 요인들 Precipitating and Perpetuating Factors

때때로 근막유발점이 생기기에는 손상의 과거력이 너무 사소한 것처럼 보일 때도 있는데, 이런 경우에 근육이 특히나 취약한 상황이었을 수도 있다. 이는 다음과 같은 다양한 원인에 의해 발생이 가능하다.

- 감정적: 스트레스와 불안, 흥분
- 신체적: 탈진, 운동부족으로 인한 근육 건강 상태가 불량한 경우, 추위에 노출된 경우
- 대사적: 불량한 영양 상태, 낮은 비타민 수치, 갑상선기능저하증, 만성 감염

이러한 요소들은 근막유발점을 유발함은 물론 지속시키기도 하며, 치료에 대한 반응을 방해할 것이다. 성공적인 치료와 효과를 지속하기 위해서 이러한 요소들이 개선되어야 한다.

감정적, 신체적, 대사적 요인들이 근막유발점을 지속시킬 수 있다.

급·만성 근육 긴장에서 발생한 근막유발점

Myofascial Trigger Points From Acute or Chronic Muscle Strain

유발점은 근육의 급성 긴장 후 수일 내 급속히 발생할 수 있거나, 만성 긴장 후 점진적으로 발생할 수 있다.

대부분의 근막유발점은 급·만성 근육 손상에 의한 것이다.

대부분의 급성 긴장은 근육이 무리했을 때 발생하는데, 예를 들어 너무 무거운 것을 든다거나 몸이 불안정한 각도의 자세를 취했을 때 등이다. 갑작스럽게 무리했을 때 발생하는 긴장에 취약한 근육 중 하나는 대흉근(pectoralis major)으로(**그림 6-2**), 무거운 물체를 드는 젊은 남성에서 흔하다. 요방형근(quadratus lumborum)은 등의 외측 지지에 필수적인 근육으로(**그림 6-3**), 한 손으로 지나치게 무거운 것을 들 때 쉽게 긴장될 수 있다. 이러한 경우 통증은 대개 급속히 발생한다.

점진적으로 발생되는 근막통증은 만성으로 누적된 긴장에 의해 유발될 가능성이 있다. 예를 들어 불량한 자세로 오래 일할 경우 승모근(trapezius)에 흔히 발생한다. 후만증이나 측만증과 같은 자세 이상은 체간 근육(예: 요방형근)이나 목 근육(예: 승모근)에 부가적인 긴장을 가한다. 지속적인 정신적 긴장 역시 근육 수축을 지속시키는데, 예를 들어 힘이 잔뜩 들어가서 굽은 어깨는 목 근육, 특히 승모근에 근막유발점을 발생시킬 수 있다.

매우 가끔 직접적인 근육 손상이 근막유발점을 유발할 수도 있는데, 예를 들어 오랫동안 압박을 받는 경우 등이다(의자 앞쪽 모서리가 햄스트링을 압박하는 경우).

근막유발점은 손상에 의해 발생하기 때문에 대개 편측성으로 나타난다.

원발성 근막유발점은 대개 편측성이다.

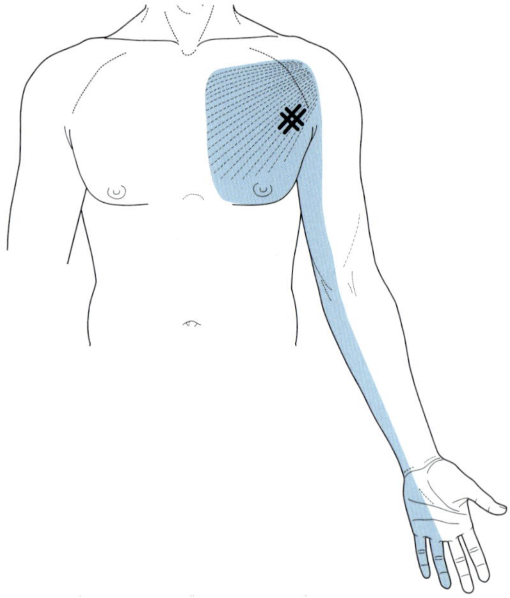

그림 6-2 흉부와 팔에 연관통을 유발하는 대흉근에 위치한 근막유발점.

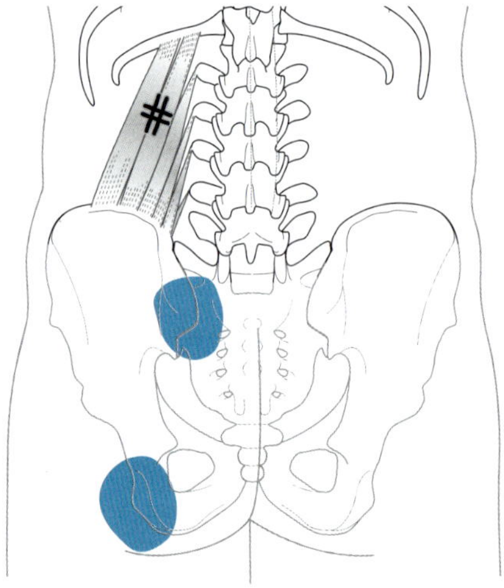

그림 6-3 천골과 둔부에 연관통을 유발하는 요방형근에 위치한 근막유발점.

근막유발점의 다른 원인들 Other Causes of Myofascial Trigger Points

근막유발점은 통증 질환 중에 발생할 수 있으며 이후 환자들에게 부가적인 문제를 일으키는데, 이를 이차성 근막통증이라고 한다. 예를 들어 고관절의 관절염은 둔근의 근막유발점과 연관이 있으며, 근막유발점은 심근경색 후 대흉근에 생길 수 있다. 같은 증상에 대해 두 가지 다른 진단이 내려질 수도 있기 때문에 이는 임상 양상을 혼란스럽게 할 수 있다. 원인이 되는 질환을 진단하여 정확한 치료를 하는 것이 중요하지만, 근막유발점을 치료하는 것 역시 도움이 될 수 있다.

복부 장기와 복벽의 근육은 신경계를 통해 강한 연관성이 있다(8장 참조). 근막유발점은 장염 등의 급성 질환 이후 복벽의 근육에 발생할 수 있다.

> 근막유발점의 진단은 (손상 또는 다른 질환에 의한 것인지) 기저 원인이 확인되기 전까지는 확정할 수 없다.

암과 같은 중증 질환을 포함하여 통증이 일어날 때마다 근막유발점이 함께 형성될 수 있으며, 진단을 혼란스럽게 할 수 있다. 따라서 기존 의학 진단의 중요성은 아무리 강조해도 지나치지 않는다.

기전 Mechanisms

근막유발점은 순전히 하나의 병리적 부조화라기보다는 병태생리학적 부조화로 간주되는 것이 가장 적절하므로 '병리(pathology)' 보다는 '기전(mechanisms)' 이라는 용어가 더욱 적합하다. 근막유발점은 뚜렷하고 단단하게 느껴지지만, 놀랍게도 생검 표본을 현미경으로 관찰하면 그에 상응하는 주요 병리 상태가 관찰되지 않는다. 근막유발점의 기전에 대한 대부분의 연구는 근막보다는 근섬유에 집중되어 왔으며, 이는 이 책에서 다루고 있는 접근법이기도 하다.

근막유발점의 1mm 이내로 삽입된 근전도검사 바늘에서 전기 활성이 탐지되었다(Hubbard and Berkoff, 1993). 이러한 전기 활성은 근육종말판(muscle end plates)에서 생성되며, '미세종말판전위(miniature end plate potentials, MEPPs)' 라고 불린다. 이는 과도한 아세틸콜린 방출 효과를 보인다. 근막유발점의 기본적 표지자는 바로 이와 같은 아세틸콜린의 지속적인 방출이다. Mense와 Simons(Mense and Simons 1999)는 종말판의 심한 손상이 다음과 같은 순서로 진행된다는 가설을 제시하였다(**그림 6-4**).

- 지속적인 아세틸콜린의 방출로 인한 탈분극(depolarization)의 연장
- 칼슘 고갈
- 막기능 장애가 근육 세포 벽의 탈분극파를 방해
- 종말판과 가장 인접한 근섬유분절의 국소적인 구축(contracture)
- 긴장된 띠를 형성하는 근육 단축[이는 전체 근복(muscle belly)의 조직화된 수축을 수반하는 근육연축과 구별되어야 함]

비록 아직 가설에 불과하며 기전으로 정립된 것은 아니지만, 이 가설에서 유래한 예측 중 '근막유발점 주변에는 통각수용성 신경전달물질이 누적되어 있다' 는 사실은 이후 실험으로 증명되었다(Shah et al., 2005).

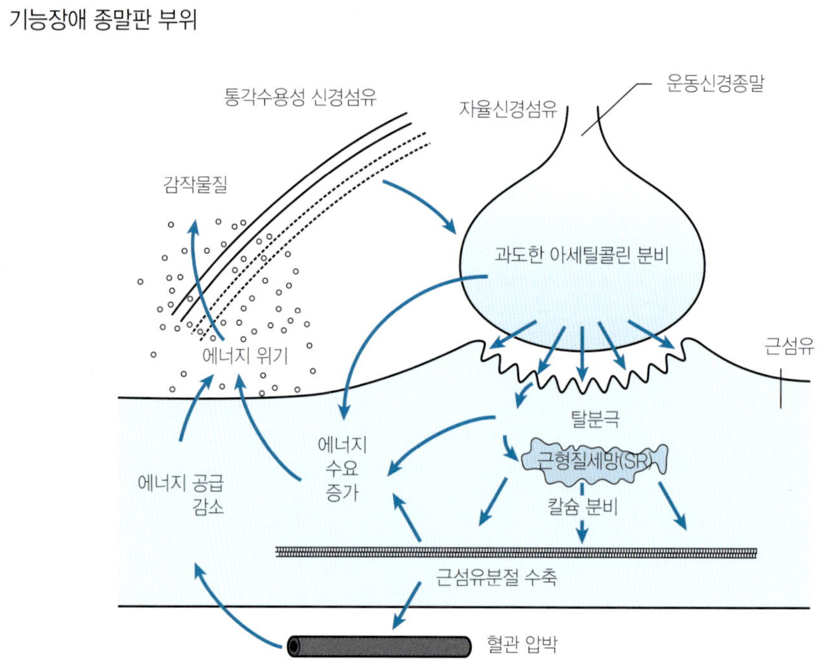

그림 6-4 근막유발점의 기전에 관한 통합 가설. 이 가설에서 가정된 일차 기능장애는 휴지기의 운동신경종말로부터 아세틸콜린 다발의 생성과 방출이 (여러 차수에 걸쳐) 비정상적으로 증가하는 것이다. 미세종말판전위(miniature end plate potentials, MEPPs)의 수가 크게 증가하여 종말판잡음이 발생하고 근섬유의 연접후막(postjunctional membrane)의 탈분극이 지속된다. 이와 같은 지속적 탈분극화로 국소 근형질세망(sarcoplasmic reticulum)에서 칼슘 이온이 지속적으로 방출되고 부적절하게 흡수되어서 근섬유분절(sarcomere)을 지속적으로 단축(수축)할 수 있다. 이들 네 가지 주요 변화는 각각 에너지 수요를 증가시킨다. 지속적인 근섬유 단축은 국소 혈관을 압박하여 이 부위의 에너지 수요를 정상적으로 충족시키는 영양과 산소의 공급을 감소시킨다. 불충분한 에너지 공급 상황에서 에너지 수요가 증가하면, 국소 에너지 위기(energy crisis)를 초래해 그곳을 가로지르는 자율신경 및 감각신경(일부 통각수용성)과 상호작용할 수 있는 감작물질의 방출로 이어진다. 이후 신경활성물질들이 방출되면서, 결국 신경종말에서 아세틸콜린이 과도하게 분비되어 스스로 지속되는 악순환의 고리가 형성될 수 있다.
(출처: Reproduced with permission from Simons, D.G., Travell, J.G., Simons, L.S., 1999. Travell and Simons' Myofascial Pain and Dysfunction: The Trigger Point Manual, vol. 1. Upper Half of Body, second ed. Williams & Wilkins, Baltimore.)

임상 양상 Clinical features

발현 증상 Presenting Symptoms

활동성 근막유발점이 있는 환자들은 주로 심부의 쑤심이나 통증을 호소하며, 이보다 드물게 쑤심이나 통증과 연관된 뻣뻣함과 운동 제한이 동반된다. 증상의 중증도는 매우 다양하여 환자마다 다르고 같은 환자라도 시간을 두고 나타나는데, 명확한 원인이 없는 경우가 대부분이다. 일상 활동에서는 근막유발점 내 신경말단이 감작될 때까지 정상 근육 긴장을 인식하지 못하며, 이후에 특히 자세 근육에서 긴장을 인식하게 되는데, 이는 활동과 관련이 없어 보인다.

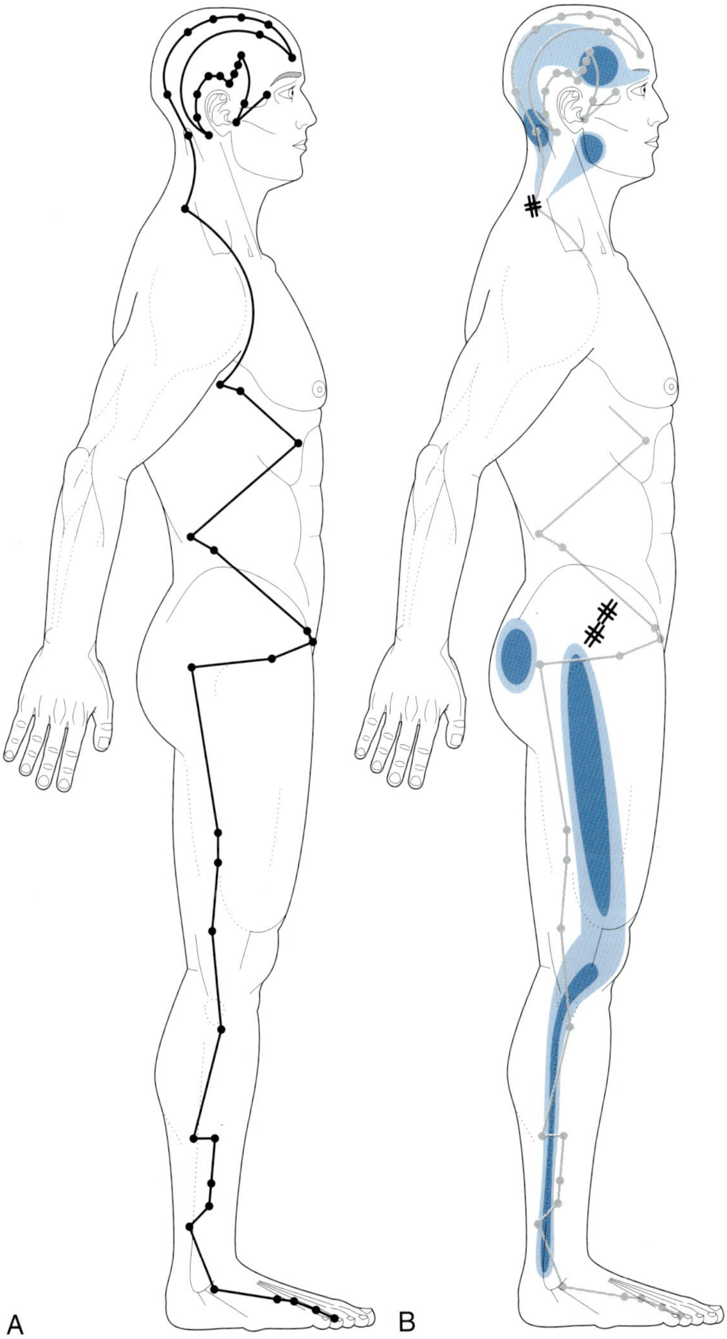

그림 6-5 유발점과 경혈 간의 상관성. (**A**) 승모근 상부 섬유의 유발점은 견정(GB21)과 동일하며, 족소양담경의 유주선상과 매우 유사하게 목과 머리 주변에 통증을 유발한다. (**B**) 소둔근의 유발점은 거료(GB29), 환도(GB30)와 가까운 데(환자 체위에 따른 변동을 허용함), 족소양담경의 전통적 유주와 매우 흡사한 방식으로 하지와 발목까지 연관통을 유발한다.

근막유발점의 통증은 주로 깊은 부위에서 쑤시며, 특별한 이유 없이 변동한다.

통증은 보통 근막유발점에서 떨어진 곳에 연관통 양상으로 나타나는데, 통증이 나타나는 범위에 근막유발점 자체가 포함되지 않을 수도 있다. 예를 들어 승모근의 연관통은 목과 머리에서 나타나며, 근막유발점 부위는 통증이 거의 없을 수도 있다. 각 근육에서 연관통이 나타나는 패턴은 일관적이어서 이를 정확하게 서술하는 것이 근막유발점을 파악하는 데 중요하다.

연관통의 패턴은 전통동아시아의학 관점 침 치료의 통로인 경락을 떠올리게 하며, 어쩌면 이는 같은 현상일 수도 있다(Hong, 2000). 예를 들어 승모근에 있는 근막유발점은 견정(GB21) 위치에 있으며, 연관통 영역은 **그림 6-5**에서 볼 수 있듯이 확연하게 족소양담경과 유사하다.

연관통의 패턴은 근막유발점의 위치를 드러낼 수도 있다.

매우 활성화된 근막유발점이 있는 환자들은 특징적인 임상 양상을 보인다. 즉, 통증이 깊고 쥐어짜는 듯하며 지속되어 환자들은 쉴새 없이 통증 부위를 깊이 세게 누르거나 아픈 쪽을 스트레칭하며 통증을 줄이려 한다. 움직이면 통증이 경감될 수 있어서 환자들은 통증에서 벗어나기 위해 심지어 밤에 거리를 거닐기도 한다. 환자가 잠자리에 들 수 있지만 만약 근육이 단축된 상태로 있을 경우에는 통증이 재발되기도 한다. 예를 들어 왼쪽 대흉근에 근막유발점이 있으며 왼쪽 팔을 접어 가슴에 대고 왼쪽으로 누워 자는 환자의 경우 단축된 근육에서 생긴 통증으로 자다 말고 깰 수도 있다. 환자들은 근육이 신장된 자세를 유지하기 위해 부자연스러운 자세로 앉거나 누워야 할 수도 있는데, 이를 '통증을 경감시키는 자세'라 한다. 환자들은 주로 뜨거운 물로 샤워나 목욕을 하여 통증을 줄이려 한다.

급성 근막유발점으로 인한 통증은 의학적 또는 외과적 응급상황과 비슷할 수도 있다.

활성화가 덜 된 근막유발점은 특징적인 임상 양상을 적게 보인다. 즉, 통증과 뻣뻣함은 여러 면에서 골관절염과 유사한데, 이 두 가지는 함께 자주 나타난다. 통증은 본래 깊은 부위에서 쑤시며, 뻣뻣함은 움직이지 않으면 최대로 악화되고, 운동을 하면 호전된다.

과거력: 직접 질문 History: Direct Questioning

급작스런 발병의 경우 과거의 손상 병력을 자세히 확인하는 것이 중요하며, 점진적인 발병의 경우 직장 내 신체활동에 대해 상세히 살펴봐야 한다. 악화와 호전 요인은 어떤 근육에 근막유발점이 있는지 확인하는 데 도움이 될 수 있다. 근막유발점으로 인한 통증은 추운 날씨, 스트레스와 불안을 느낄 때, 월경 중이나 직전에 더욱 심해진다. 몇몇 근막유발점들은 특징적인 증상이 나타나는데, 예를 들어 광경근(platysma)의 근막유발점으로 인해 뺨과 얼굴 부위의 천층에서 따끔한 감각을 느낄 수 있다. 이에 흥미를 느끼는 침 치료 의사들은 이상한 증상의 원인을 열린 마음으로 받아들이고, 〈Travell and Simons' manual〉과 같이 상세한 참고서적을 늘 곁에 두고 이용하면서 경험을 통해 이러한 점들을 발견할 수 있을 것이다.

과거력: 다른 증상들 History: Other Symptoms

때때로 자율신경계 증상들이 주요 임상 양상일 수 있다. 예를 들어 흉쇄유돌근에 있는 근막유발점 하나가 통증뿐만 아니라 어지러움과 지남력 장애를 일으킨다.

일부 근육의 단축 및 종창은 인접한 신경을 압박하여 신경포착증후군을 일으킨다. 예를 들어 좌골신경이 대좌골공(greater sciatic foramen)을 통과하기 때문에 이상근(piriformis)에 있는 근막유발점은 좌골신경을 압박할 수 있다. 그림 6-6에서 볼 수 있듯이, 환자는 전형적인 연관통 양상의 통증뿐만 아니라 하지의 감각이상과 저림을 호소할 수도 있다. 이러한 증상들의 조합은 신경근 압박으로 발생하는 좌골신경통과 쉽게 혼동된다.

유발점과 척추 통증 Trigger Points and Spinal Pain

근막유발점은 흔히 척추 통증의 원인이 되거나, 적어도 그 척추 통증에 영향을 미친다. 요통은 척추 주변의 여러 근육[다열근(multifidi), 세로 근육군(longitudinal group), 요방형근(quadratus lumborum) 등의 부차적 근육] 또는 이상근(piriformis) 등의 고관절 이음구조(hip girdle) 내 근막유발점에 의해 생길 수 있다. 목 통증은 목 근육의 근막유발점이나 승모근과 같이 견갑대 근육의 근막유발점이 원인일 수 있다. X-ray검사에서 '퇴행성 변화' 라는 말을 들은 환자는 실제로 근막유발점으로 인한 통증을 가지고 있을 수 있다.

> 근막유발점은 다른 질환들과 혼동될 수 있다.

진단 Diagnosis

근막유발점에 대한 설득력 있는 진단은 과거력 문진과 검사를 통해 아래의 특징들이 확인되었을 때 가능하다.

- 특별한 이유 없이 변화가 심한 통증이 있던 과거력
- 근육 내 긴장된 띠
- 긴장된 띠 내의 압통 영역
- 압통 영역을 눌렀을 때 환자의 통증이 재현됨
- 통증에 의해 해당 근육의 수동적 신장이 제한됨

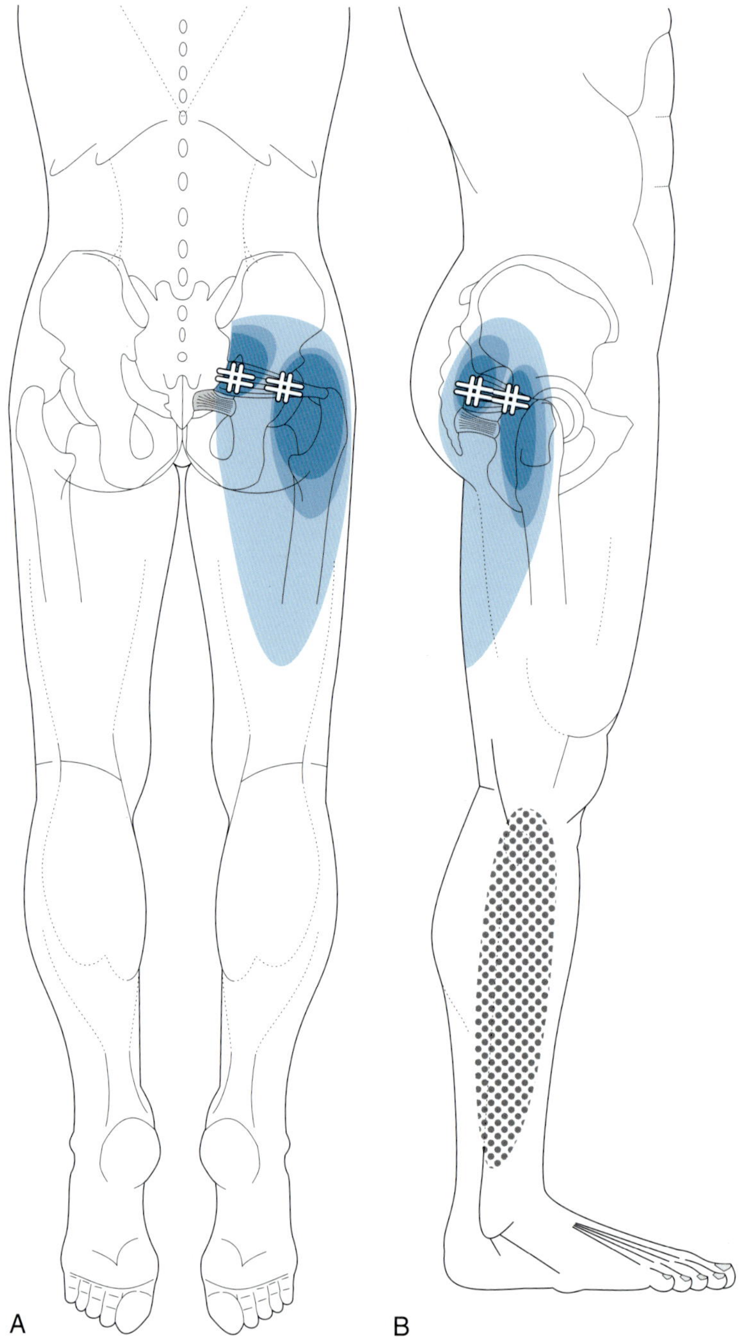

그림 6-6 이 그림은 근육 단축으로 이어질 수 있는 이상근의 내측면(**A**)과 외측면(**B**)의 유발점을 보여준다. 이러한 단축은 좌골신경을 압박하여 하지의 감각이상을 유발할 수 있다. 주목할 만한 점은 하지의 감각이상은 항상 신경근(nerve root) 손상에 의해 유발되는 것이 아니라는 점이다.

근막유발점의 적절한 검사를 위해서는 해부학에 대한 상세한 지식이 필요하므로 많은 침 치료 의사들은 근육의 부착부와 기능을 다시 학습해야 할 필요성을 느끼게 된다.

촉진 Palpation

근막유발점을 진단하고 정확하게 침 치료를 하기 위해서는 촉진으로 확인할 수 있는 능력이 중요하다. 근섬유에 직각으로 근육을 가로질러 손가락을 끌어당기는 것이 매우 중요하다. 많은 임상의들은 근육을 통해 그 아래 조직을 느끼는 데 익숙하지만, 근섬유 자체가 관심의 대상이었던 경우는 드물다.

우선, 근육이 다음과 같은 상태가 되도록 환자를 준비하고 위치를 조정한다.

- 긴장되지 않도록 한다: 환자들은 따뜻한 상태로 이완되고 편안하게 있어야 하며, 환부는 잘 지지되어야 한다. 베개로 받쳐서 환자들이 주로 누워서 치료받게 한다.
- 만질 수 있도록 한다: 환자의 사지는 특별한 위치에 있어야 할 수도 있다. 예를 들어 겨드랑이 전면에 있는 대흉근은 팔이 외전되었을 때에만 완전하게 검사할 수 있다. 요방형근은 환자를 옆으로 눕히고 위쪽 다리를 침대 표면에 닿게 내려서 늑골과 장골능 사이의 각이 벌어지도록 해야 만질 수 있다.
- 적절한 길이가 되도록 한다: 근섬유가 완전히 신장되면 긴장된 띠는 촉진되지 않을 수 있다. 완전히 단축되면 근막유발점이 근육 덩어리 속으로 숨어버린다. 예를 들어 대흉근 검사 시 팔의 외전을 증가시키거나 감소시키는 것처럼 사지를 움직여서 적절한 길이가 되도록 할 수 있다.

근섬유를 가로질러 손가락을 당겨서 근막유발점을 검사한다.

촉진에는 평면식(flat)과 집게식(pincer)의 두 가지 방법이 존재한다(그림 6-7). 두 방법 모두 손가락으로 근섬유를 가로질러 당겨 촉진한다. 평면촉진은 대부분의 근육, 예를 들어 요

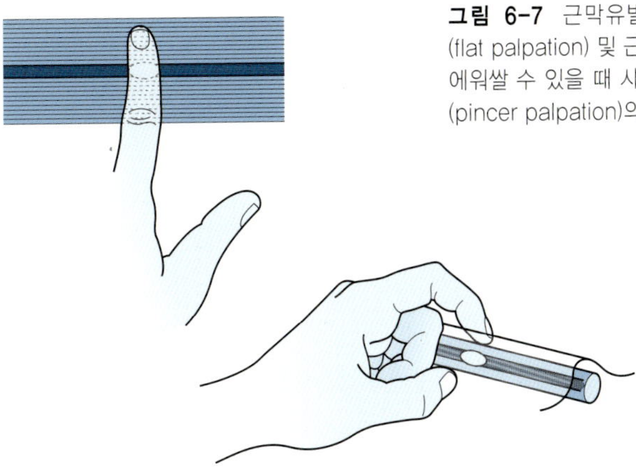

그림 6-7 근막유발점의 평면촉진(flat palpation) 및 근복을 손가락으로 에워쌀 수 있을 때 사용하는 집게촉진(pincer palpation)의 모식도.

방형근이나 대흉근의 내측 부분에 적합하다. 그러나 만약 근육 일부가 그 아래의 구조, 예를 들어 승모근 위쪽, 액와 전면 주름의 대흉근 외측 부분, 대원근(teres major)과 액와 후면 주름의 광배근(latissimus dorsi) 등에서 들어올려질 수 있다면 검사자의 엄지와 나머지 손가락으로 근육을 에워싼 후 부드럽고 정연하게 엄지 끝과 손가락 끝 사이에서 근막유발점을 촉진한다. 정상 근섬유의 밀도를 인식하고 더 굵고 더 단단하여 마치 근육의 결을 따라 밧줄처럼 놓여 있는 '긴장된 띠'를 찾아내는 것은 오래 걸리지 않는다.

띠를 찾아낸 후에는 부드럽게 압통점을 찾아보는데, 이는 근막유발점 그 자체이며 보통 중간점에 위치한다. 마지막으로 약 5초 동안 압통점을 누른 후 환자에게 느낌이 어땠는지 물어본다. "거기가 바로 아픈 곳이에요"와 같이 통증을 인식하는 것이 가장 바람직한 반응이다. 그러나 일부 환자는 치료자를 만족시키거나 대안이 있다는 사실을 알지 못해 거짓 대답을 할 수 있기 때문에, 그러한 통증 인식 반응을 치료자가 원하고 있다는 사실을 환자에게 암시하지 않도록 주의해야 한다(즉, 환자가 통증을 느끼는 위치에서 발생하는 다른 통증이라는 것임). 침을 자입하는 것은 손가락 끝으로 누르는 것보다 근육에 집중적으로 더 큰 압력을 가하는 것이기 때문에 환자의 통증이 재현될 수 있다.

검사 시 과도하게 힘을 주면 근막유발점을 악화시킬 수 있다.

연축 반응 Twitch Response

유발점은 촉진 시 또 다른 임상 징후인 연축 반응을 나타낼 수 있다. 그러나 이는 고통스러울 수 있으며 진단을 위해 필수적인 것이 아니라는 점을 명심해야 한다. 연축 반응은 마치 기타줄을 느린 동작으로 튕기는 것처럼 근섬유를 세게 당기거나 잡아 비트는 촉진에 의해 유발된다. 이 반응은 근막유발점과 연결된 피부 밑에서 짧은 연축으로 나타난다. 이는 건 반사처럼 근육 전체를 수반하지 않으며, 단순히 근육 가장자리를 재빠르게 잡는 효과와는 구별되어야 한다. 연축 반응은 치료가 효과적일 것이라는 신호로 여겨지기 때문에 침 자입 중에 나타나야 한다.

침 자입으로 통증이 느껴지는 연축 반응은 결과가 좋게 나타날 수 있다.

근막유발점 검사의 어려움 Difficulties in Myofascial Trigger Point Examination

촉진이 언제나 쉽게 이루어지는 것은 아니다. 이상근과 같이 깊은 근육에서는 근막유발점을 촉진할 수 없다. 이러한 경우 상세한 과거력 조사와 관절가동범위 제한 및 근력 약화에 대한 검사가 중요하다. 그리고 신체 중심선 양쪽을 비교해 본다. 근막유발점은 일반적으로 최소한 초기 단계에서는 편측성이다. 비만 환자는 정확한 촉진이 어려울 수도 있다는 점을 고려해야 한다.

근막유발점 통증은 보통 신체 중심선의 한쪽으로 제한된다.

환자에게 단 하나의 근막유발점이 나타나는 경우는 드물고, 인접한 다른 근육에도 근막유발점이 형성되기 쉽다. 목표 부위와 유발점 모두 압통에 민감할 수 있다는 점을 알고 있어야 한다. 오직 근막유발점에서만 긴장된 띠, 민감한 결절, 압박에 대한 통증 인식이 가능하다. 치료자들이 최초로 근육을 검사하기 시작할 때, 흔히 압통점(대체로 많음)과 근막유발점(대체로 매우 적음)을 구분하기가 어렵다는 사실을 알게 된다. 따라서 긴장된 띠를 느끼는 감각을 개발하는 것이 중요하다. 임상 경험이 쌓일수록 진단은 더욱 쉬워지나, 때때로 특정 압통점이 통증의 근원임을 확신하는 데는 어려움이 따른다. 이런 경우 추측을 통해 해당 지점을 치료할 수는 있으나, 다만 '치료적 시험'으로서 조심스럽게 행해야 한다.

연관통 부위의 압통은 혼란 요소일 수 있다. 근막유발점 자체를 반드시 확인해야 한다.

감별 진단 Differential Diagnosis

만약 임상 양상이 근골격계 질환(즉, 활동과 관련 있는)이나 다른 임상 진단과 정확히 부합되지 않는다면, 근막유발점을 의심해야 한다. 흔히 '비정형(atypical)', '특발성(idiopathic)' 등으로 명명되는 이례적인 증상들은 근막유발점으로 인한 것일 수 있는데, 예를 들어 비정형 안면통이 이에 해당한다. 표 6-1에 제시된 것처럼, 많은 질환들이 지속적이면서 만성 질환을 진단하는 데 어려움을 줄 수 있는 근막유발점 통증을 야기할 수 있다.

검사 Investigations

근막유발점 진단을 돕는 검사 방법은 없다. 체열측정(thermography)이 제안되기도 했지만, 이후 신뢰성이 낮아 활용되지 않는다. 초음파와 MRI는 현재까지 어떠한 진단적 특징도 보여주지 못했다. 근전도검사는 진단에 유용할 수 있지만, 단지 연구를 위한 도구로서만 의미가 있다. 혈액검사는 갑상선기능저하증이 임상적으로 의심될 경우 이를 배제하는 데 유용하다

표 6-1 ■ 다른 질환에 의해 이차적으로 발생하여 유사한 임상 양상을 보이는 근막유발점

근원 질환	지속적인 기능 진단	전형적으로 관련된 근육	체성내장성 증상
심근경색증	경색 후 통증	대흉근	흉통
식도염	만성 명치부 통증	복직근	명치부 작열통, 구역, 식욕부진, 구토
위장(관)염	과민대장증후군	복직근, 내복사근, 외복사근	통증, 설사, 변비, 팽만감
방광염	만성 방광염	하부 복직근	하복부 통증, 빈뇨
생리통	만성 골반통	하부 복직근	하복부 및 골반부의 경련성 통증

는 점 이외에는 별 가치가 없는데, 이 질환은 치료에 잘 반응하지 않을 수 있기 때문이다.

치료 기술 Treatment techniques

자침이 근막유발점을 치료하는 유일한 방법은 아니지만, 빠르고 효과적이다. 침을 이용한 치료법을 소개하기에 충분한 정보를 제공하는 것이 이 장의 목적은 아니다. 자침 기법에 관한 상세한 정보는 15장에 기술하였다. 여기에서는 근막유발점에 자침하는 네 가지 일반적인 접근법을 소개한다.

1. 직접적인 심자(direct deep needling)는 근막유발점 자체에 직접 자입하는 것을 의미한다. 이는 급성 근막유발점에 신속하고 효과적이다. 치료자는 심각한 부작용을 일으키지 않기 위해 국소해부학을 알고 있어야 한다. 대부분 근막유발점은 침이 처음 자입되는 부위에 없으므로 여러 번 자입을 해야 한다. 피부 자입 지점에서 마치 부채 모양으로 펼쳐지기 때문에 이를 부챗살 제삽법(fanlike lift and thrust)이라 부른다(그림 15-2). 직접 자입법은 국소 효과를 나타내는 것으로 보이지만, 그것이 무엇인지는 정확히 밝혀져 있지 않다. 단순히 물리적으로 기능이상 단위(dysfunctional unit)를 파괴하여(근섬유에 대한 침의 크기를 고려, 그림 6-8) 아마도 국소 혈관확장을 통해 조직의 회복을 돕는 것일 수 있다.
2. 천자(superficial needling)는 근막유발점을 덮고 있는 조직에 정확하게 자입하는 것이다. 이 방법은 통증이 있는 모든 근막유발점을 한 치료 세션 때 함께 치료하는 것이 핵심이며, 근막유발점이 더 이상 아프지 않을 때까지 치료를 반복한다. 근막유발점을 덮고 있는 피부는 대개 근막유발점과 다른 신경지배를 받기 때문에 이 효과의 기전은 알려져 있지 않으며 명확한 해부학적 연결에 따르지 않는다. 천자는 환자에게 매우 적용하기 쉽고, 반응을 거의 유발하지 않는다. 이 방법은 심자가 큰 위험을 초래할 수 있는 해부학적 영역, 가령 목의 전면이나 견갑골의 바로 내측 등에 위치한 근막유발점을 치료하는 데 특히 유용하다.

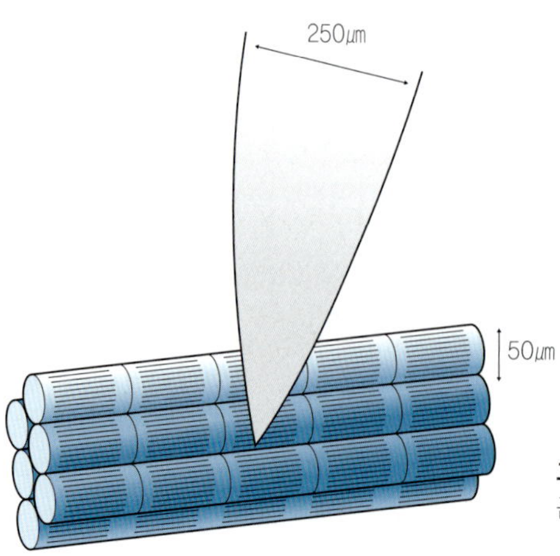

그림 6-8 일정한 비율로 축소하여 그린 골격근 섬유에 대한 침첨(鍼尖).

3. 전통 국소 경혈에 자침하는 것은 근막유발점에 일정한 효과를 나타내는 것으로 보이지만, 근거가 명확하지는 않다.
4. 전침(15장 참조)은 주로 만성 근막유발점을 치료하는 데 사용한다. 침 하나는 근막유발점에 놓고, 다른 하나는 근막유발점의 긴장된 띠를 따라 몇 cm 떨어진 곳에 놓는다.

그러나 상대적으로 민감하지 않고 침 치료에 반응하지 않는 환자의 만성 근막유발점을 치료할 때는 여러 근육을 연축시키는 더 강한 기법이 적절하며 최상의 효과를 낼 것이다.

근막유발점에 자침한 후 환자에게 환부를 완전한 관절가동범위 내에서 천천히 조심스럽게 움직여 부드러운 스트레칭을 하도록 한다. 이는 근막유발점을 비활성화시키고, 근육 단축이 해소되었으며 관절가동범위가 정상이 되었음을 근육과 해당 환자에게 재교육시키는 것을 돕는다. 동시에 환자에게 근육을 무리해서 사용하지 말라고 해야 한다.

자침 후 근육을 천천히 신장시키되, 무리를 해서는 안 된다.

환자들에게는 치료 후 몇 시간 동안 근육에 욱신욱신한 느낌이 올 수도 있음을 알려야 한다. 또한 증상의 완화를 위해 뜨거운 물을 담은 병을 이용하거나, 목욕이나 샤워를 하거나, 일상적 진통제를 복용할 수 있다. 단순 진통제는 비스테로이드소염제(non-steroidal anti-inflammatory drugs)보다 더욱 효과적인 것으로 보인다.

치료 기법에 대한 명확한 연구가 거의 이루어지지 않았기 때문에 침 치료에 대한 이러한 권고는 임상 경험에 근거한다. 일부 치료자들, 특히 미국의 치료자들은 근막유발점에 국소 마취제, 생리식염수, 스테로이드 용액, 보툴리늄 독소를 주사하는데, 체계적 문헌고찰에 의하면 이러한 방법들이 건침(dry needling)에 비해 더 낫다는 근거가 없다고 밝혀졌다(Tough et al., 2009). 보툴리늄 독소는 아세틸콜린의 방출을 막아 근막유발점의 병태생리적 기전을 근본적으로 차단하기 때문에 이론적으로는 장점이 있으나, 초기 연구들은 실망스러웠다. 근막유발점에 효과적일 수 있는 기타 물리치료에는 심부 마사지와 다양한 종류의 스트레칭법이 있다.

예후 Prognosis

최근 발병하였으며 단일 근육에 국한되어 있고 과하게 활성되지 않은 근막유발점은 침 치료에 매우 빠르게 반응할 수도 있는데, 아마도 단 한 번의 치료로도 그런 효과가 나타날 수도 있다. 그러나 근막유발점이 여러 근육에서 집단적으로 발생하여 약 6개월 이상 지속된다면 몇 주 동안 매주 치료를 반복해야 하며, 침 치료의 효과를 높이기 위해 환자는 치료 사이에 스트레칭 운동을 적극적으로 해야 할 필요가 있다. 또한 나쁜 자세 습관은 문제를 지속시키므로 반드시 교정되어야 한다. 만성 근막유발점은 완전히 사라지지 않고 잠복성 근막유발점으로 되돌아 갈 수도 있다.

환자는 매일 스트레칭 운동을 지속하고, 근육을 따뜻한 상태로 유지하며, 인체공학적 또는 자세 상 스트레스를 교정하여 무리를 피하는 방식으로 잠복성 근막유발점이 재활성화될 가능성을 줄일 수 있다.

흥미롭게도 성공적으로 근막유발점을 치료받은 일부 환자들은 전반적인 웰빙이 크게 호전되었다고 느끼게 된다. 근막유발점으로 인한 신체적 제한, 통증 및 수면장애 등은 환자들이 치료받기 전까지는 인식하지 못했던 것으로 환자들의 삶에 부정적인 영향을 끼쳐 왔다. 이러한 사실은 침 치료 이후 전반적으로 좋아졌다는 것으로 자주 보고되는 웰빙의 향상에 기여하는 것일 수도 있다.

요약 Summary

근막유발점은 근육이나 연관된 근막이 손상 후 회복되지 못할 때 형성되며, 다른 압통점과 구별되어야 한다. 근막유발점의 기전은 아마도 근육종말판에서 지속적인 아세틸콜린 방출이 일어나며 인접한 근섬유분절이 만성적으로 수축된다는 것과 관련이 있을 것이다. 근막유발점은 통증과 함께 존재하며, 통증 패턴은 종종 근막유발점이 위치한 지점을 나타낸다. 근막유발점은 손으로 만져지는 긴장된 띠(압통점이 있고 환자가 통증을 느끼는)에 의해 진단된다. 근막유발점에 정확하게 자침 후 근육을 전체 관절가동범위로 스트레칭하면 근막유발점을 비활성화할 수 있다. 조기에 치료하면 예후가 좋으며, 지속적인 요인을 제거할 수 있다.

추가 참고문헌 Further reading

Baldry, P.E., 2005. Acupuncture, Trigger Points and Musculoskeletal Pain, third ed. Elsevier, Edinburgh.

이 책은 임상 진료 시 경험할 수 있는 가장 흔한 근막유발점에 대해 상세하게 설명한다. 저자는 천자의 사용을 권고한다.

Simons, D.G., Travell, J.G., Simons, L.S., 1999. The Trigger Point Manual, second ed. Williams & Wilkins, Baltimore.

이 두 권은 고가이지만, 근막유발점 통증에 관한 정통 서적으로 여겨진다. 자세한 설명과 해부학적 도표들이 많아 평생 동안 임상 진료에 활용할 수 있는 참고서적으로 사용하기에 손색이 없다.

CHAPTER 7

분절 효과 I: 진통

Segmental effects I: analgesia

단원개요	
서론	하행성억제: '긴고리'
기전	**임상 적용**
통증의 관문조절이론	**요약**

서론 Introduction

이 장에서는 5장에서 논의한 침 치료의 국소 효과 외에 통증의 관문조절설(gate control theory)에 따라 침 치료가 어떻게 자침 주위의 통증을 완화하는지를 설명한다.

그리고 분절 치료(segmental treatment)의 주요한 개념을 여기서 소개한다. 분절 치료는 신체의 분절 기관에 그 기원을 두며, 이를 이해하기 위해서 태아의 발달 과정을 간략히 살펴볼 필요가 있다. 피부분절(dermatome)에도 적용되는 분절 신경분포의 개념은 널리 알려져 있으며 감각신경 손상에 대한 검사 등에 사용된다. 이 개념은 골분절(sclerotome, 감각신경), 내장분절(viscerotome, 자율신경), 근육분절(myotome, 감각신경 및 운동신경)까지 적용이 확대된다.

성장의 첫주 동안 태아는 분절 방식으로 명확하게 조직된다. 그러나 태아는 발달하면서 많은 장기와 기타 구조체들이 이동하게 된다. 이러한 장기와 구조체는 항상 원래의 신경분포를 유지하면서 신경을 끌어들인다. 피부, 근육, 내장과 같은 서로 다른 층의 조직은 다른 방향으로 이동할 수 있다. 따라서 성인의 경우 해부학적으로 멀리 떨어져 있는 조직은 동일한 척수분절로 신경이 분포될 수 있다.

피부분절이 단일 척수분절에 의해 공급되는 피부 영역을 구성하듯이 근육과 내장기관, 골막도 동일한 척수분절에 따라 구성될 수 있다(표 7-1 및 그림 7-1 참조).

각 분절 단위에서 해당 피부분절, 근육분절, 골분절, 내장분절에서 나온 감각 정보는 척수후각(dorsal horn)에서 합쳐진다. 이 정보는 통각수용성(nociceptive) 정보가 처리되는 방식을 변화시킬 수 있다(예를 들어 통증의 관문을 닫는 것). 관문은 들어오는 신경섬유에 의해 직접적으로 제어되며[물론 우리는 근육수용기(ergoreceptor)의 type III 신경섬유에 관심이 있다], 중뇌 중추에서부터 하행성 조절에 의해서도 간접적으로 제어된다.

또한 구심성(afferent) 정보는 분절 내에서 작동하는 자율신경반사(autonomic reflex)의 활성을 변화시키는데, 이는 다음 장에서 논의될 것이다. 그래서 통증 부위 가까이에 침을 자입하면, 척수후각의 '관문을 닫아' 통증을 완화시킬 수 있다.

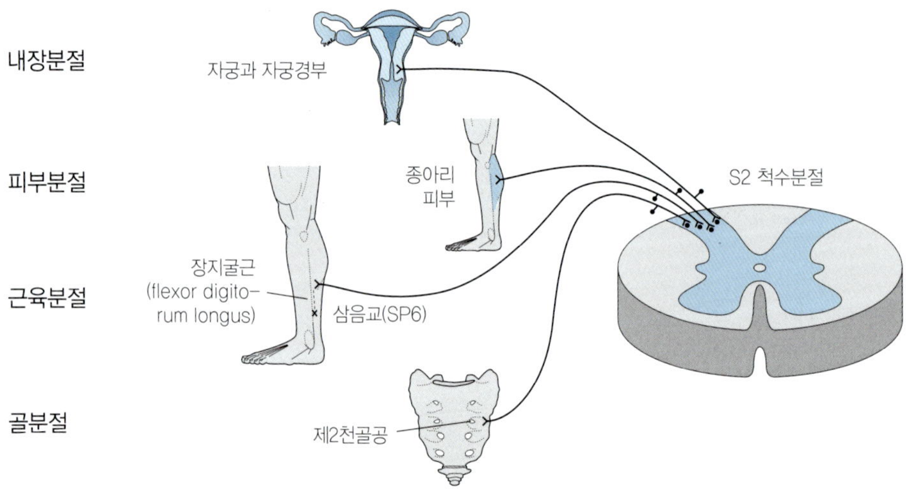

그림 7-1 분절 치료 접근법의 예: 자궁(내장분절), 종아리 피부(피부분절), 장지굴근[근육분절, 삼음교(SP6)에 자침], 제2천골공에 가까운 골막(골분절, 임상에서 거의 사용하지 않음)과 연결된 S2에서 구심성 정보가 합쳐짐.

■ **증례**

한 물리치료사가 중등도의 만성 무릎 골관절염이 있는 82세 할머니를 도와 달라는 요청을 받는다. 통증 정도와 무릎 영상으로는 인공관절치환술을 시행하기에는 적절치 않아 보이며, 게다가 과체중과 경도의 심부전도 앓고 있어서 보존적 접근이 적절하다.

물리치료사는 환자가 더 많이 걷고 무릎 운동을 하는 것이 장기적인 효과 측면에서 중요하다는 것을 알고 있지만, 환자는 통증 때문에 이를 꺼린다.

그래서 물리치료사는 환자에게 침 치료를 몇 차례 시행한다. 처음에는 단순히 무릎 위아래 근육에 위치한 경혈에 4개의 침을 자입한다. 한 주 후 재방문했을 때 환자는 효과가 거의 없다고 해서 이번에는 동일한 침 치료를 시행하되 20분간 전기 자극을 추가한다. 일주일에 2회 더 치료를 받은 후 환자는 통증이 경감되었다고 하며 다시 움직이기 시작하고 외출할 수 있게 된다.

표 7-1 ■ 분절(tome) 관련 용어들과 침 치료와의 관련성

조직	분절 이름	관련성
피부	피부분절	피부분절 도표는 잘 알려져 있음
근육	근육분절	특정 척수분절을 조절하기 위해 침 치료에서 일반적으로 사용됨(19장에서 많은 예시 제공)
장기	내장분절	자율신경조절에 대해 다음 장에서 논의함
골막, 뼈	골분절	골막 작탁법에서 활용됨(19장에서 예시 제공)

이 장 전체에서 우리는 '분절(segment)'을 마치 수용영역(receptive field)에 위치한 수용기로부터 모든 신호를 받고 인접한 부위와 분리되어 작용하는 것처럼 설명한다. 그러나 이러한 설명은 모두 엄밀히 말하면 사실이 아니다. 감각신경은 보통 척수로 들어갈 때 한두 개의 분절을 상행하고, 인접한 여러 분절로 들어간다. 마찬가지로 인접한 분절들은 서로 신호를 주고 받는 것으로 알려져 있으며, 신호를 내보낼 때도 유사한 경향이 있다.

또다른 주목할 점은 피부와 그 아래 있는 근육이 서로 다른 분절에 의해 신경연접되기 때문에 하나의 침으로 둘 이상의 분절을 자극할 수 있다는 것이다.

이와 같이 신경들이 서로 신호를 주고 받고 중첩되는 현상으로 인해 침 치료를 할 때 다음과 같은 이점이 있다. 즉, 침을 정확하게 적절한 분절에 자입하는 것이 가장 좋겠지만(Lundeberg et al., 1989), 인접한 분절에 자침해도 어느 정도 효과를 보일 수 있을 것이다.

또한 분절 간의 중첩은 임상시험에 불리하게 작용하여 플라세보 혈위를 찾는 것이 어렵거나 불가능하게 한다. 플라세보 혈위는 환자에게 현실적이어야 하기 때문에 통증 호소 부위와 가까워야 하지만 통증 부위에 영향을 미쳐서는 안 된다. 이러한 어려움은 많은 임상시험에서 '위음성' 결과를 초래하게 할 수 있다(12장 참조).

기전 Mechanisms

이번에는 통각수용성 경로가 직접적으로 구심성 신경과 간접적으로 하행성억제를 통해 관문조절에 의해 어떻게 억제되는지를 논의한다.

통증의 관문조절이론 Gate Control Theory of Pain

그림 7-2에서 도해로 묘사한 Melzack과 Wall의 관문조절이론(Melzack & Wall, 1965)은 침 치료의 분절 진통 효과를 일찍이 포괄적으로 설명하였다.

앞서 증례에 등장한 골관절염으로 만성 무릎 통증을 겪고 있는 환자를 생각해 보자. 환자의 통증을 유발하는 유해자극은 통증에 민감한 무릎관절 부위인 윤활막, 관절낭의 부착부, 골막 등에서 발생하고, 더러는 연골하골(subchondral bone)에서도 발생한다. 통각수용성 신호는 작은 직경의 무수(unmyelinated) C신경섬유를 따라 주로 L3/L4, L4/5, L5/S2 레

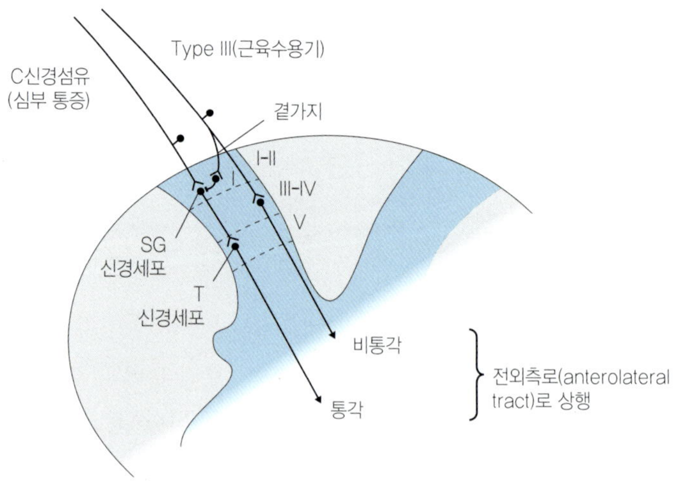

그림 7-2 척추후각 내에서 관문조절 이론의 원리를 보여주는 도해.

벨의 척수후각으로 전달된다. C신경섬유는 교양질(substantia gelatinosa, 제II층)에서 종결되어 일반적으로 제V층의 (전달)신경세포를 자극하는 짧은 경로를 활성화한다. 통각수용성 신호는 전외측로(ascending anterolateral tract)를 따라 상행한다. 이러한 신호는 주로 시상과 대뇌피질의 통증에 대한 의식적 인식(conscious awareness) 영역에 투사되지만, 상행성 섬유의 일부는 뇌간(brain stem)에 종결되어 변연계(limbic system)로 투사되는 망상계(reticular system)나 하행성억제가 시작되는 수도관주위회색질(periaqueductal grey, PAG)을 활성화한다.

통증을 치료하기 위해 무릎에 신경이 분포된 L3에서 S1까지의 피부분절이나 근육분절(더욱 드물게는 골분절)에서 경혈을 선택한다.

피부나 결합조직에 자입된 침은 Aβ신경섬유를 자극하고, 근육에 자입된 침은 근육수용기를 활성화하여 type III 신경섬유에서 신호를 생성한다. 두 가지 유형의 신경섬유에 있는 주요 축삭은 제III/IV층에서 종결되고 전로를 따라 상행한다. 그러나 이들 섬유에는 측부섬유(collateral fiber)가 있어서 전달세포(transmission cell)를 직접적으로 억제하는 엔케팔린(enkephalin)을 방출해서 관문을 닫거나, 전달세포를 간접적으로 억제하는 억제성 사이신경세포(interneuron)을 자극해서 관문을 닫는다(또는 통각수용성 경로를 억제한다). 이러한 방식으로 통각수용성 경로가 척수에서 차단된다.

하행성억제: '긴고리' Descending Inhibition: The 'Long Loop'

관문은 수도관주위회색질(PAG)에서 하행하는 하행성억제에 의해서도 닫힐 수 있다. 하행성억제 효과의 예로 사람의 주의가 분산되어 있는 동안 부상을 느끼지 못하는 경우를 들 수 있다. 이 장에서는 주의 분산에 의한 하생성억제의 활성화가 아니라 type III 신경섬유와 전외측로에 의한 활성화를 논의한다. 이런 경우 중뇌(midbrain)에서 베타엔도르핀(β-endorphin)을 방출하여 하행성억제를 활성화한다.

PAG는 몸형태배열(somatotopic) 방식으로 구성된다. 따라서 각 분절의 신경섬유는 하행성 정보를 해당 분절로 직접 다시 내려보내는 하행성억제 시스템의 일부를 활성화하는데, 이것이 '긴고리(long loop)'라고 불리는 방식이다. 이러한 긴고리반사(long loop reflex)는 동물의 경우 상당한 실험 근거가 존재하며, 인간의 경우에도 어느 정도의 실험 근거가 있으며, 하행성억제를 활성화하려면 적어도 10분 동안 자극이 유지되어야 한다.

하행성억제가 통각수용성 경로에 영향을 미치는 방식에는 척수후각의 (억제)사이신경세포를 활성화하는 세로토닌의 방출이 포함되며, 노르아드레날린의 방출 또한 포함된다.

직접적인 척추기전과 하행성억제가 각각 침 치료의 효과에 얼마나 기여하는지에 대해서는 논란이 있다. 척수후각의 정확한 작동 방식은 아직 명확하게 알려져 있지 않다. Type III 신경섬유 및 이 신경섬유의 중요한 측부섬유를 자극하는 치료는 모두 하행성억제를 자극할 수 있으며, 임상에서는 큰 차이가 없다. 치료사들은 두 가지 기전을 모두 알고 있어야 한다.

임상 적용 Clinical application

분절진통은 통증의 원인이 되는 분절과 동일한 피부분절, 근육분절 및 뼈분절에서 침으로 신경을 자극하여 얻을 수 있다. 위에서 언급했던 증례는 대퇴신경 및 좌골신경에 의해 신경연접되는 무릎과 관련이 있다. 따라서 여기에 연관된 척수분절은 L2~5이고 대개 S1이다. 일반적으로 관절 주위의 경혈을 선택하면 관절의 관련 분절에 필연적으로 영향을 미칠 수 밖에 없다.

L2~5 분절과 연결된 피부분절을 찾으려면 이 책의 19장에 있는 피부분절 도해를 참조한다(**그림 19-14**). 일반적으로 관련 피부분절은 통증이 있는 영역에 위치하지만, 척주(spinal column)와 같이 중요한 예외도 있다. 19장의 **표 19-3**에서 제공된 예를 이용하여 해당 피부분절에서 알려진 경혈을 선택한다.

위에서 언급한 증례에서 물리치료사는 근육분절에 관한 지식을 사용했다. 물리치료사는 무릎 위의 혈해(SP10)인 내측광근(vatus medialis, L2~4로 연결된 신경분포)과 무릎 바로 아래 족삼리(ST36)인 전경골근(tibialis anterior, L4~5으로 연결된 신경분포)에 자침했다.

관절통을 치료할 때, 관절은 그 관절에 작용하는 근육과 동일한 분절에 의해 신경이 분포한다는 단순한 일반적 규칙 때문에 피부분절보다는 근육분절을 확인하는 것이 쉽다. 따라서 어떤 근육이 관절에 작용하는지 알아내어 그 근육에 자침을 하되, 가급적이면 알려진 경혈에 자침한다.

다른 구조의 경우, 때때로 해부학 서적이나 웹사이트에서 신경 분포를 찾아야 할 수도 있다.

관절에 작용하는 근육에 자침을 하여 관절에 미치는 분절 효과를 활성화할 수 있다.

골분절 접근법을 적용하려면, 표 19-3에서 관련 골분절을 찾으면 된다. '골막 작탁법(periosteal pecking)'이라 불리는 골분절에 자침하는 방법은 15장에서 설명된 피부나 근육에 자침하는 방법과 다르다.

필요한 치료 강도를 판단하기 위해 피하조직에 자침하는 것은 근육에 자침하는 것에 비해 상대적으로 약한 효과가 있음을 기억해야 한다(Ceccherelli et al., 2001). (암환자를 포함하여 일부 환자들은 높은 반응을 보이지만) 적어도 전형적인 반응을 보이는 환자의 경우 골관절염과 같은 만성 질환은 유용한 효과를 얻기 위해 여러 번 피하에 자침할 필요가 있다. 근육을 자극하는 것은 더 효과적일 수 있으므로 자침 개수를 줄여도 충분할 수 있다.

위에서 언급한 증례에서는 침 4개를 수기 자침하는 것은 효과가 없어서 강한 후속 치료를 시행했다. 침 치료 개수를 늘리는 것도 하나의 방법이지만, 전침을 사용해서 자극 강도를 높이기로 했다. 임상 경험에 따르면 전침은 만성 무릎 골관절염에 효과가 좋은 통증 완화를 위해 자주 필요하다.

치료를 강화하기 위한 추가적인 방법은 인접 분절에 더 많은 자침을 추가하는 것인데, 이는 분절 간의 중첩으로 인해 효과적일 수 있다. 위에서 언급한 증례에서 환자를 옆으로 눕히고 오금주름(popliteal crease)의 위중(BL40)을 추가할 수 있다. 이는 무릎 통증이 무릎 뒤쪽으로 연관된 경우 특히 적절할 수 있다.

침은 중간세포(intermediate cell)에서 엔케팔린(enkephalin)을 방출할 수 있도록 최소 10분 이상 유지되어야 한다.

침자진통(acupuncture analgesia)은 통증의 완화뿐 아니라 상태의 호전으로 이어질 수 있는 연쇄반응(knock-on effect)을 일으킬 수 있다. 이 경우 진통은 증가된 근긴장도를 전환할 수 있으므로 가동화(mobilization)를 촉진하여 혈류와 치유를 향상시킨다.

진통은 며칠에 걸쳐 서서히 사라지지만, 침 치료를 반복하여 강화할 수 있으며 치료 과정에서 효과가 쌓이게 된다. 이런 식으로 만성 통증도 침 치료에 반응할 수 있다.

분절진통은 증가된 근긴장도를 낮추어 가동성과 통증 완화를 향상시킬 수 있다.

요약 Summary

침은 직접적으로 구심성 신경을 통하거나 뇌간을 포함한 긴고리에 의해 척수분절의 척수후각의 기능에 영향을 미친다. 이 효과는 주로 '관문조절' 이라고 알려진 다양한 신경조절물질의 방출을 통한 억제이다. 이들 신경조절물질은 척추후각을 통한 통각수용성 신호의 통과를 억제할 수 있다. 이 효과는 피부분절, 근육분절, 골분절을 자극하여 얻을 수 있다.

추가 참고문헌 Further reading

Campbell, A., 2001. Beyond Points and Meridians. Butterworth Heinemann, Oxford.

침 치료를 이해하기 쉽게 설명한 획기적인 저서로, 증명가능한 치료 영역을 기반으로 한 치료 접근법을 설명한다.

Hayhoe, S., 2016. Acupuncture for chronic pain. In: Filshie, J., White, A., Cummings, M. (Eds.), Medical Acupuncture: A Western Scientific Approach, second ed. Elsevier, Edinburgh, pp 315–344.

전형적인 통증 클리닉에서 볼 수 있는 침 치료에 대한 근거 요약 및 임상 접근법.

CHAPTER 8

분절 효과 II: 자율신경조절

Segmental effects II: autonomic modulation

단원개요

서론 Introduction

이 장에서는 자율신경의 활성을 조절하기 위한 분절 접근법을 사용하여 특정 질환을 다루는 방법을 설명한다. 따라서 주로 침 치료의 내장 효과(visceral effect)를 설명한다.

자율신경계는 신체 기관의 기능을 제어하여 항상성을 유지하기 위해 다양하지만 연속적인 유출(outflow)이나 근긴장도(tone)를 일으킨다. 근긴장도는 개인의 정서적, 신체적 상태뿐 아니라 내장 자체의 정보에 대한 반사 반응으로 지속적으로 조정된다. 이러한 근긴장도는 위기(fright) 시에 몸이 투쟁(fight)-도피(flight) 반응을 준비하는 교감신경성 유출(sympathetic outflow)과 휴식(rest)과 소화(digest)라고도 하는 일상적이고 규칙적이며 정적인 기능을 지배하는 부교감신경성 유출(parasympathetic outflow) 사이의 균형이다.

교감신경성 유출은 흉추와 요추 부위 척주(spinal column)의 측각(lateral horn)에 있는 신경세포에 의해 유발되며, 부교감신경성 유출은 미주신경핵(vagal nucleus)과 천골 부위 척수의 측각에 있는 신경세포에 의해 유발된다. 이 신경세포들은 국소 및 중추 (하행성) 조절하에 있다. 이 장에서는 주로 척수반사를 설명하고, 중추 조절은 10장에서 다룬다. 어떤 유형의 조절이 지배적인지는 개별 기관마다 다르다. 가령 방광과 장은 대부분 척추반사에 의해 조절되는 반면, 심장과 순환은 척수상위(뇌간)에 의해 조절된다.

침으로 가장 잘 치료되는 내장장애는 위장관과 방광질환이다. 두 경우 모두 자율신경장애는 일반적으로 통증과 기능장애로 나타난다. 과민대장증후군의 병력이 대표적이다(다음 페이지 참조). 유사한 방광장애는 급박, 방광 불편감, 빈뇨, 야뇨, 소량의 소변을 동반하는 '과민방광(irritable bladder)'으로 이어진다.

장 또는 방광의 통각수용성 신경을 자극하면, 기관벽의 평활근 수축을 증가시키고 점막

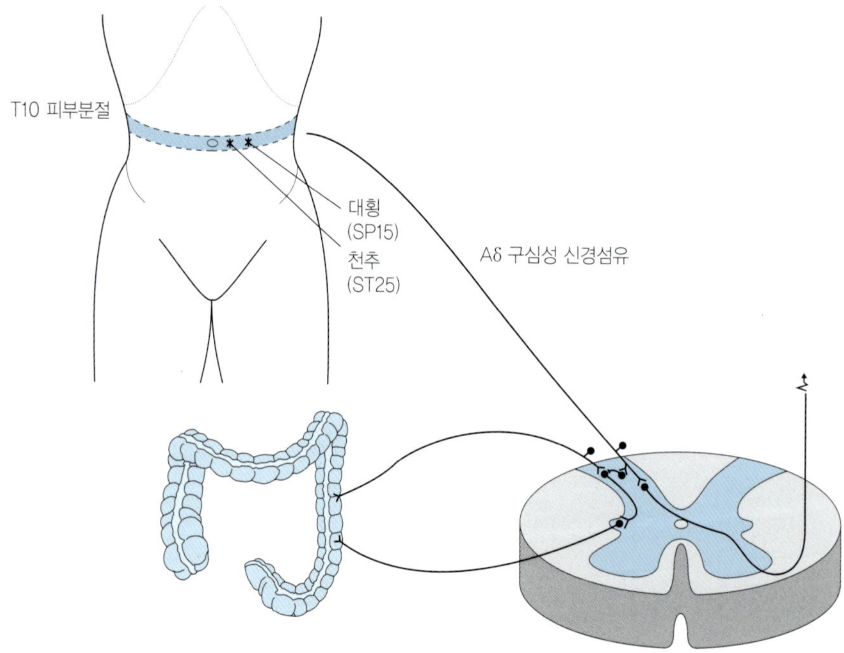

그림 8-1 적절한 피부분절에서 천추(ST25) 및 대횡(SP15)의 피하자침은 T10 분절 단위에서 소장과 관련된 자율신경 반사를 억제한다. Aδ 신경섬유의 곁가지는 제II층에서 GABA와 엔케팔린을 방출하여 자율신경경로를 억제한다. 해당 근육분절에 위치한 복직근 같은 복부 근육에 자침하여 type III 신경섬유를 자극하면 유사한 효과가 나타날 수 있다.

■ **증례**

30세 사무직인 한 여성이 복통이 재발하고 배변이 급박한 증상이 있고, 변비와 설사가 번갈아 나타난다고 호소하였다. 이러한 상태는 수년 동안 지속되었고 변동이 심했는데, 아마도 스트레스를 받는 시기와 연관이 있는 것 같다.

그녀는 복부의 압통점에 침 치료를 6회 받았다. 심부피하조직층이나 그 아래 있는 근육의 바깥면에 침을 자입하여 10분간 유침하였다. 치료 과정에서 복부에 사용된 경혈은 4~8개로 증가했으며, 부드러운 수기 자극을 가하였다. 또한 발의 태충(LR3)은 세 번째 치료부터 양측에 시술되었다. 이 경혈은 장과 관련 있는 근육분절에 시술하지는 않지만, 순수 국소 자침의 효과를 강화하기 위해 자주 사용된다.

그녀의 증상은 점차 해소되어 더욱 편안해졌고, 거의 정상적인 장 기능을 유지했다. 그녀는 증상이 재발할 수도 있으며 그럴 경우에 침 치료가 다시 효과적일 수 있다고 들었다.

분비를 자극하는 척수반사가 활성화된다. 침 치료는 체성 통각을 억제하는 것과 같은 방식으로 내장 통각의 경로를 방해하여 척수후각 신경세포의 반응을 감소시킨다. 이러한 방식으로 내장에서 전달된 통각수용성 정보에 대한 측각 신경세포와 관련된 자율신경반사를 억제한다. 따라서 침 치료는 장, 방광, 자궁 등과 같은 내장 기관의 통각수용성 자극을 억제할 수 있다. 그림 8-1에 예가 나와 있다.

또한 침 치료는 척수상위 자율신경중추에 영향을 주어 교감신경성 유출을 조절할 수 있는데, 이는 10장에서 논의한다.

기전 Mechanisms

내장 통각 및 기능장애의 구심성 갈래는 3장에서 소개되었다. 간단히 말해, 장의 팽창은 기계수용기를 활성화하고, 비정상(예: 염증성) 화학물질은 화학수용기를 활성화한다. 구심성 신호는 얇은 직경의 유수(수초화) Aδ 신경섬유와 자율신경계의 원심성 신경과 동일한 경로(비록 반대 방향이긴 하지만)를 따르는 무수(무수초화) C 신경섬유를 따라 이동한다. 이에 교감신경을 따라 이동하는 신경섬유들은 흉추와 요추의 척수로 들어가고, 부교감신경을 따라 이동하는 신경섬유들은 연수의 미주신경핵과 천골의 척수로 들어간다.

일부 자율신경의 구심성 신경섬유는 척수후각의 교양질(substantia gelatinosa)에서 종결된 후 구심성 자율신경의 세포체가 위치한 측각으로 투사된다. 미주신경의 경우, 등가(equivalent) 세포체는 연수의 미주신경핵에 위치한다. 다른 구심성 신경섬유는 후주(등쪽 기둥, dorsal column)를 지나 뇌간에서 종결되어 자율신경중추에 영향을 미치며, (통증을 인지하기 위해) 대뇌피질뿐 아니라(감정적 반응을 위해) 변연계로 투사된다.

침 치료의 역할 Role of Acupuncture

침 치료는 자율신경계에 장단기적으로 두 가지 영향을 미치는데, 자주 반대로 작용한다. 침이 자입되는 순간, 자입된 분절에서 강한 교감신경반사가 유발된다. 이는 임상적으로 활용될 수 있는데, 예를 들어 건초열(hay fever)이 발병할 때 코와 가까운 경혈에 자침하면 코 점막의 혈관을 수축시키고 부종을 줄이며 점액 분비를 억제하여 코의 기도(nasal airway)가 활짝 열린다. 반응은 자극의 강도와 관련 있는 것으로 보이며, 치료 후 일정 시간 동안 지속될 수 있다.

침 자극을 최소 10분 동안 지속하면 교감신경성 유출이 억제될 수 있는데, 이는 유침 시간을 훨씬 넘어서도 지속될 수 있다. 이 효과는 척수반사와 척수상위 중추(supraspinal centres) 모두를 포함하는 것으로 보인다. 방광의 척수반사가 억제된다는 명확한 근거가 존재하며, 임상 실험 근거 또한 이러한 효과를 뒷받침한다.

척수후각에서의 신경자극모음 Convergence in the Dorsal Horn

각 척수후각은 내장(예: 장)과 체세포 구조체(복벽의 피부와 근육)에서 구심성 경로를 받는다. 이 두 가지 구심성 경로는 척추후각에서 단일 경로로 합쳐지고, 시작이 체세포이든 내장이든 뇌는 한 가지 유형의 신호를 수신한다. 따라서 복부 기관의 통증은 동일한 분절의 신경분포를 갖는 복벽 근육에서 발생하는 것으로 인식된다. 이것을 '내장체성반사(viscero-somatic reflex)' 라고 한다. 침 치료 의사들은 분절 접근법을 사용할 때 이 반사를 활용하고 있다.

> 근육과 내장기관의 구심성 신경은 척수후각에서 합쳐진다.

임상 적용 Clinical application

정확한 자극으로 적절한 분절 부위에 침 치료를 하면 자율신경반사를 조절하여 통증과 기능장애를 줄일 수 있다. 분절 접근법은 방광과 장 질환과 관련이 있는 반면, 심장과 순환의 활동성을 조절하려면 중추 조절이 목표가 되어야 한다(10장 참조).

침은 증상을 치료할 수 있지만 근본적인 병리를 바꾸지는 않는다. 따라서 환자의 올바르고 전반적인 관리를 위해 진단을 아는 것이 중요하다.

표적 기관을 치료할 적절한 경혈을 선택할 때, 먼저 표 8-1 (또는 표 19-2)을 활용하여 기관이 어떤 분절 단위(내장분절)에 해당하는지 확인한다. 그러고 나서 표 19-3에서 적절한 피부분절이나 근육분절의 경혈을 선택한다.

피부분절 접근법은 일반적으로 소화기계나 비뇨생식기계 문제에 사용되며, 통증이나 불편함이 있는 부위에 혹은 통증이 없는 방광 문제의 경우 치골위 부위에 천자(superficial needling)할 수 있다. 신체 전면 피부는 후면보다 신경분포의 밀도가 더 높으므로 아마도 더 큰 자율신경효과가 있을 것이다. 그림 19-15는 복직근의 중심과 외부 경계상 경혈의 모든 단

표 8-1 ■ 내장의 자율신경분포의 척수분절 레벨

내장	교감신경계	부교감신경계
심장	T1 ~ T5	미주신경
폐, 기관지	T2 ~ T4	미주신경
식도(꼬리 부분)	T5 ~ T6	미주신경
위	T6 ~ T10	미주신경
소장	T9 ~ T10	미주신경
대장: 비장굴곡까지	T11 ~ L1	미주신경
대장: 비장굴곡에서 직장까지	L1 ~ L2	S2 ~ S4
간, 담낭	T7 ~ T9	미주신경
고환, 난소	T10 ~ T12	없음
방광	T11 ~ T12	S2 ~ S4
자궁	T12 ~ L1	S2 ~ S4

위와 열(row)에 중심선 경혈들이 있음을 보여준다. 첫 번째 치료 시 네 개의 경혈을 사용할 수 있으며, 필요한 경우 추후에 경혈을 늘릴 수 있다. 침은 피하로 자입하고 10~20분간 유침할 수 있다.

근육분절 접근법을 사용하면 다음 세 개 그룹의 근육을 선택할 수 있다.

1. 복벽 근육: 이때 선택은 간단하다. 통증이 느껴지는 부위가 적절한 분절이기 때문에 연관통이 나타나는 부위에 자침한다. 이는 흉부에도 적용된다. 따라서 흉막에 대한 위험을 매우 주의해야 하지만 통증이 느껴지는 근육에 치료한다(16장 참조).
2. 척추주위(paraspinal) 근육: 선택에 약간 신중할 필요가 있다. 관련된 극돌기와 거의 같은 단위의 척추주위 근육을 치료한다. 임상적으로 세로 척추주위 근육은 태아 발생 동안 어느 정도 아래쪽으로 이동한다. 그러나 척추와 가까운 짧은 다열근(multifidi)은 그렇지 않기 때문에 초기 단위에 위치해 있던 곳에 있을 수 있다. 19장에서는 주로 사용할 경혈 아래에 있는 근육들의 신경분포에 관한 정보를 제공한다.
3. 하지 근육: 선택에 정보가 약간 더 필요하다. 말초 경혈의 근육분절은 추측하거나 계산할 수 없다. 말초 경혈의 아래에 있는 근육의 신경 공급에 대해 알아야 한다. 표 8-2는 일반적인 경혈이 위치해 있는 다리 근육에 어떤 신경분포가 관여하는지 보여준다. 만약 이러한 근육들을 아직 모르더라도 걱정할 필요가 없다. 1~2년 동안 침을 시술해 보면 매우 친숙해질 것이다. 이들 근육의 신경분포는 19장의 관련 경혈 설명에서 다시 언급될 것이다.

하지 치료는 일반적으로 양측으로 해야 한다. 사지 근육의 자극이 복벽 근육의 치료보다 뇌간의 자율신경중추에 더 큰 전신 효과를 일으킬 것으로 예상된다. 예를 들어 자궁(S2/S4)을 치료하기 위해 삼음교[SP6(S2)]로 알려진 경혈인 하지의 장지굴근(flexor digitorum longus)에 자침할 수 있다.

교감신경성 유출이 있는 분절은 부교감신경성 유출이 있는 분절보다 쉽게 접근할 수 있다는 점에 주목해야 한다. 미주신경은 침 치료 의사가 접근할 수 없기 때문에(논란의 여지가 있지만, 귀의 경우를 제외하고, 17장 참조) 접근 가능한 유일한 부교감신경은 S2~S4 단위이다. 이 둘은 주로 방광을 비우는 배뇨근의 수축을 조절하는 데 사용된다. 그러나 임상 경험에 따르면 족삼리(ST36)와 같은 근육에 위치한 경혈을 자극하면 미주신경 긴장도에 뚜렷한 영향을 미칠 수 있다.

표 8-2 ■ 다리에서 주로 사용되는 경혈과 신경분포

근육	경혈	근육분절
전경골근(Tibialis anterior)	족삼리(ST36)	L4/5(S1)
제1족배 골간근(dorsal interosseus, 엄지와 둘째 발가락 사이)	태충(LR3)	S2/S3
장지굴근(Flexor digitorum longus)	삼음교(SP6)	S1/S2

자극 Stimulation

우리의 현재 지식 상태에서 침 수기법을 사용하여 척추 단위에서 자율신경반사를 증가 또는 감소시키는 방법을 정확하게 명시하는 것은 실제로 가능하지 않다. 따라서 반응이 증가하든 감소하든 간에 반사 반응이 침 치료 효과로 정상화될 때까지(통증을 치료할 때처럼) 자극의 정도를 높이는 것이 가장 좋을 것이다.

자극의 정도를 높이기 위해 전침을 사용할 수 있으며, 저빈도 및 중간 빈도 출력(예: 2~4Hz, 10~15Hz)의 조합은 아마도 자율신경계를 조절하는 데 가장 좋을 것이다. 삼음교(SP6)의 전기자극은 과민성 방광 치료법으로, 영국 국립보건임상연구소(NICE)에서 권장하는 '후경골신경자극(posterior tibial nerve stimulation, PTNS)'으로 알려진 치료법과 거의 동일하다.

복부 장기는 복부 통증이 있는 부위의 경혈을 치료함으로써 영향을 받을 수 있다.

우리는 근육 내 자침이 자율신경효과를 얻기 위한 표준 접근법이라고 주장하지만, 다른 침 치료 의사들은 천자가 복부 증상을 치료하는 데 더욱 적합하다고 보고 단순히 통증 부위에 침 치료를 한다.

요약 Summary

침 치료는 과민성 방광 및 과민성 대장과 같은 일부 방광 및 장 기능장애의 바탕이 되는 자율신경반사에 유용한 영향을 미칠 수 있다. 장기에서 유입되는 정보는 침 치료(비통각수용성) 자극에 의해 척수후각에서 억제된다. 피부분절 또는 근육분절 접근법을 사용할 수 있다.

CHAPTER 9

전신 효과 I: 하행성 진통

General effects I: descending analgesia

단원개요

서론
- 침자진통에 대한 초기 연구

기전

하행성억제의 활성화
- '긴고리' 활성화
- 고위중추를 통한 전신적 활성화
- 통증성 자극에 의한 활성화

오피오이드펩티드와 침 치료
- 자연 아편유사제 길항제인 콜레시스토키닌: 불안
- 침 치료의 다른 전신적인 진통 기전

임상 적용

수술에 대한 침자진통

요약

서론 Introduction

이 장에서는 신체에 내재되어 있는 통증의 또 다른 자기조절체계와 침 치료 의사가 이것을 어떻게 활성화할 수 있는지를 설명한다. 하행성억제(descending inhibition)는 자극에 의해 생성되는 진통의 한 형태로서 관절 주위에 침을 자입하여 골관절염을 치료하는 것과 같이 일상적인 침 치료에 매우 중요한 역할을 한다.

우리는 이미 하행성억제가 척추후각에서 긴고리반사(long loop reflex, 7장)를 통해 분절 단위에서 통증 기전의 관문조절에 미치는 영향에 관해 알아봤다. 하행성억제는 통각수용성 경로를 억제하는 데 type III 신경섬유 자극의 효과를 보완한다. 이 장에서는 중추 기전과 그 활성화 방법을 설명한다.

우리는 통증의 하행성억제에 집중하지만, 유사한 하행성 체계들 또한 주어진 통각수용성 자극으로부터 통증에 대한 인식을 높일 수 있다. 이들 체계를 통해 뇌는 통증 경험을 제어할

■ 증례

54세 여성이 삼차신경통으로 기존의 여러 치료 요법(conventional therapies)을 받았지만 지속적인 효과를 얻지 못해 일반의에게 침 치료를 요청했다. 이 여성은 현재 심각한 발작 소견을 보였다. 의사는 검사를 위해 여성을 진료대에 눕히고 한쪽 합곡(LI4)에 자침하며 부드럽게 수기법을 시행했다. 여성의 신경통은 몇 분 안에 완전히 사라졌다.

수년 동안 지속되었던 급성 증상이 매번 합곡(LI4) 자침에 반응하였고, 얼마 후 여성은 핸드백에 침을 가지고 다니면서 통증이 시작될 때 스스로 치료하는 법을 배웠다.

수 있는데, 위험을 피하기 위한 조치를 취해야 할 때에는 통증에 대한 인식을 높이고 위험하지 않을 때에는 통증에 대한 인식을 낮춘다. 이러한 체계는 호흡이나 명상 기법을 이용하는 의식적 통제에 영향을 받을 뿐만 아니라 산만함과 같은 심리적인 것에 활성화되는 잠재의식에도 영향을 받는다. 그리고 성격과 상황뿐 아니라 다행스럽게도 침 치료에도 영향을 받는다.

그러므로 침 치료가 긴고리반사 이외의 다른 방법, 즉 10장에서 자세히 설명할 변연계와 내정상태회로(default mode network)에 미치는 영향으로 하행성억제를 강화할 수 있다는 점은 놀라운 일이 아니다. 이들 방법은 몸 전체에 영향을 미친다는 점에서 진정한 전신(general) 효과이며, 이혈(auricular point)이나 손과 발의 잘 알려진 경혈과 같이 통증이 있는 곳에서 어느 정도 떨어진 부위에 침 치료를 하는 것이 어떻게 일정 수준의 진통 효과를 일으키는지를 보여준다. 따라서 섬유근통과 같이 광범위한 통증이 있거나 수술후 환자에게 유용할 수 있다.

이 장에서는 침 치료로 오피오이드펩티드가 방출된다는 사실을 발견한 선구적인 연구를 간략히 소개 한 후 하행성억제의 기전과 오피오이드펩티드의 관련 신경생리학을 설명하고 나서 하행성억제를 활성화하기 위해 제안된 치료 방법을 논의한다.

침자진통에 대한 초기 연구 Early Research Into Acupuncture Analgesia

인간 대상의 침자진통에 대한 적절하고 객관적인 평가결과가 1974년에 60명의 중국 의대생을 대상으로 한 연구에서 처음으로 발표되었다. 이들은 손[합곡(LI4)]과 무릎[족삼리(ST36)]에 50분 동안 침 치료를 받은 후, 머리, 흉부, 등, 복부 등에서 통증을 유발하는 전기 자극에 대한 역치가 증가했다(Research Group of Acupuncture Anaesthesia, 1974). 또 다른 중요한 연구에서는 진통이 '체액성 인자(humoral factor)'와 관련이 있다는 것을 보여주었다(Research Group of Acupuncture Anaesthesia, 1974). 침 치료를 받고 통증 역치가 상승한 토끼에서 뇌척수액이 채취되었다. 그 뇌척수액을 다른 동물의 뇌척수강으로 관류하였더니 처음 토끼와 유사한 수준의 진통 효과를 일으켰다. 뇌척수액에는 침 치료에 의해 방출된 신경조절물질이 포함되어 있었다.

신경전달물질과 신경조절물질을 조사하기 위한 새로운 실험 방법이 개발되었으며, 전세계의 연구자들은 침 치료에 대한 신경화학적 반응의 본질을 탐구해 왔는데, 특히 중국의 Han(Han and Terenius, 1982)과 캐나다의 Pomeranz(Pomeranz, 2001; Pomeranz and Chiu, 1976)가 대표적이다. 최근 들어, 이러한 기전에 대한 지식은 자기공명영상(magnetic resonance imaging, MRI), 특히 기능자기공명영상(functional MRI)(Hui et al., 2005; Wu et al., 2002) 및 양전자방출단층촬영(positron emission tomography, PET) 스캐닝(Harris et al., 2009; Pariente et al., 2005)을 활용하면서 매우 큰 폭으로 확장되어 왔다.

기전 Mechanisms

하행성억제 시스템은 중뇌에 있는 작은 세포 그룹인 수도관주위회색질(periaqueductal gray, PAG)을 기반으로 한다(그림 9-1). 이는 인체에 존재하는 것 중 통증 조절 중추에 가장 가까운 것이다. PAG는 최소 용량의 오피오이드 약물(예: 모르핀 또는 헤로인)이 가장 깊은 진통 효과를 낼 수 있는 부위이다.

PAG의 휴지기에 하행성억제 시스템은 근처의 억제성 신경세포에 의해 차단된다. 이러한 억제성 신경세포는 PAG 억제를 활성화시키기 위해 베타엔도르핀에 의해 '꺼질 수(switched off)' 있다(Zhao, 2008). 일종의 삼중음성(triple negative)인 베타엔도르핀은 하행성억제 시스템을 억제하는 신경세포를 억제한다.

활동성 PAG 신경세포는 대봉선핵[큰솔기핵(nucleus raphe magnus, nRM)]에 투사하며, 대봉선핵의 신경세포는 하행성 경로를 통해 척수에 있는 모든 분절의 척수후각으로 투사한다(그림 9-2). 이들은 세로토닌을 방출하여 제II층의 흑질(substantia nigra)과 제V층에서 억제성 중간세포(intermediate cell)를 활성화한다.

억제성 신경세포는 엔케팔린과 GABA를 방출하여 약간 다른 위치에서 통각의 전달을 억

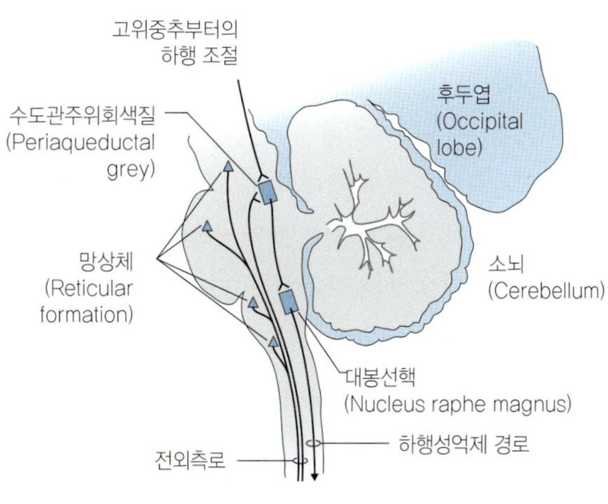

그림 9-1 (1)뇌간 전체에 걸친 망상체 및 (2)수도관주위회색질로 투사되는 전측로를 보여주는 뇌간의 도식. 또한 대봉선핵과 척수로 향하는 하행성억제의 시작이 보인다.

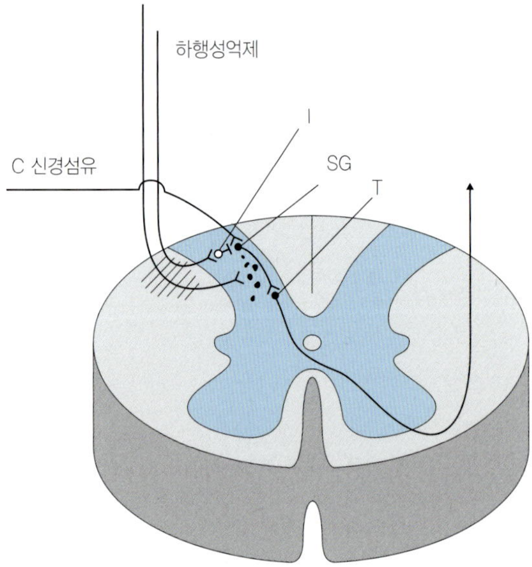

그림 9-2 하행성억제를 보여주는 척수의 도식: 하행성 신경섬유는 세로토닌(억제성 중간세포를 활성화하여 메트엔케팔린을 방출하여 통각수용성 경로를 억제하고 이러한 경로 내에서 민감도를 낮춤)과 노르아드레날린(척수후각을 통해 확산되고 억제성이 있음)을 방출함. 주요 용어: SG = 교양질세포(substantia gelatinosa cell). T = 전달세포(transmission cell). I = 중간세포(intermediate cell: 억제성이 있음).

제한다. GABA는 시냅스이전(presynaptic) 억제를 유발하여 구심성 신경의 말단을 억제하는 반면, 엔케팔린은 시냅스이후(postsynaptic) 억제를 유발하여 2차 신경세포에 영향을 미친다.

이러한 하행성 효과는 type III 신경섬유 및 Aβ 신경세포를 통해 분절 단위에서 이미 활성화된 모든 분절 억제효과에 더해진다.

또한 하행성억제는 적어도 하나의 다른 시스템에 의해 제공되는데, 이 시스템은 청반(locus coeruleus)을 포함하며 노르아드레날린을 전달물질로 사용한다. 노르아드레날린은 척추후각을 통해 확산되며, 제I, II, V층에 있는 신경세포의 시냅스이후 막에 직접적인 억제 효과를 주어서 침 치료의 통각 조절 효과를 더욱 강화한다.

하행성억제 통증 조절은 척수후각에서 통각수용성 경로를 억제한다.

침의 이러한 특정 작용은 약리학적 개입에 의해 영향을 받기 쉽다. 예를 들어 삼환계 항우울제는 중추신경계에서 세로토닌과 노르아드레날린의 방출을 증가시킨다. 삼환계 항우울제가 침과 시너지 효과를 발휘하고 진통 효과를 증가시킬 수 있다는 근거가 일부 있다. 실험 연구에 따르면 전침의 진통 효과에 반응하지 않는 생쥐는 아미트립틸린(amitriptyline)을 투여 받으면 반응이 나타난다(Fais et al., 2012). 선택세로토닌재흡수억제제(selective serotonin reuptake inhibitors, SSRI)는 전침과 시너지 효과가 없지만, 세로토닌-노르아드레날린재흡수억제제(serotonin-noradrenaline reuptake inhibitors, SNRIs)는 쥐에서 전침의 진통 효과를 증가시켰다(Li et al., 2016).

하행성억제의 활성화 Activation of descending inhibition

하행성억제는 자극이 가해진 위치(국소 혹은 전신)와 형태(표준 혹은 강함)에 따라 세 가지 방식으로 활성화될 수 있다.

'긴고리' 활성화 'Long Loop' Activation

침자진통의 중심인 긴고리 기전은 7장에서 설명했다. 간단히 말해서 침 치료는 전외측로(anterolateral tract)를 활성화하고 이러한 신경섬유의 일부가 PAG로 직접 전달된다. PAG는 몸형태배열(somatotopic) 방식으로 구성된다. 즉, 각 척수분절의 신경섬유가 해당 분절만 억제하는 PAG의 관련 영역만을 활성화하므로 '긴고리(long loop)' 라는 명칭을 갖게 되었다.

이 긴고리반사는 상당한 양의 동물실험 근거와 어느 정도의 임상시험 근거에 의해 뒷받침된다. 하행성억제를 활성화하려면 최소 10분 간 자극을 유지해야 한다.

통각수용성 C 섬유는 척수에서 동일한 구심성 경로를 따르므로 이들 중 일부는 신체에 내제된 통증 조절기인 PAG에 다시 투사되어 활성화된다.

고위중추를 통한 전신적 활성화 Generalized Activation Through Higher Centres

PAG는 전외측로에서 입력을 받는 것 외에도 뇌의 고위중추 활성의 통제도 받는다. 피질 및 피질하 영역에 위치한 여러 중추가 PAG에 영향을 미칠 수 있으며, 특히 10장에 설명된 변연계와 내정상태회로(default mode network, DMN)와 같은 기능적 네트워크가 대표적이다. 이것은 예를 들어 주의가 분산되면 일시적으로 손상의 통증을 억제할 수 있는 경로를 제공한다. 만성 통증 환자의 변연계와 DMN은 제 기능을 못하지만, 침 치료가 변연계와 DMN을 조절하여 기능을 정상화시킨다.

통증성 자극에 의한 활성화 Activation by Painful Stimulation

하행성억제의 전체 시스템은 통증성 자극으로도 활성화될 수 있다. 이 과정은 원래 '광범위유해억제조절(diffuse noxious inhibitory control, DNIC)' 로 알려졌지만, 현재 일부에서는 '이소성유해조건화자극(heterotopic noxious conditioning stimulus, HNCS)' 이라는 용어를 선호한다.

전통적으로 침 치료 의사들은 어깨 통증을 치료하기 위해 다리에 위치한 상거허(ST37)의 단일 경혈에 통증성 자극을 가했다. 그리고 관행적으로 급성 두통 치료를 위해 태충(LR3)에 강한 자극을 가한다. 그 효과가 어깨 통증과 두통에만 국한되어야만 할 것이 아니라면 몸 말단 부위에 위치한 경혈을 사용할 필요가 있어 보인다.

통증성 자극의 또 다른 형태는 침을 깊이 자입하여 반복해서 톡톡 두드리며 골막에 밀어

누르는 '골막 작탁법(periosteal pecking)' 이다.

정통 통증 임상의들은 흔히 침 치료를 단순히 '반대자극(counterirritation)' 이나 DNIC의 한 형태일 뿐이라고 일축하지만, 대부분의 침 치료는 편안하고 통증 부위 근처에 시행되기 때문에 DNIC가 대부분의 상황에서 침의 주요 기전이 될 것 같지는 않다.

오피오이드펩티드와 침 치료 Opioid peptides and acupuncture

PAG를 활성화하는 모든 기전은 침 치료에 의해 베타엔도르핀이 방출되는 것을 포함하는데, 이 발견으로 과학계에서 처음으로 침 치료에 대한 신뢰를 갖게 되었다. 현재 네 개의 오피오이드펩티드가 확인되었지만, 통증 인식에 대한 모든 역할은 아직 완전히 알려지지 않았다(표 9-1). 각각의 펩티드는 중추신경계의 각기 다른 영역에서 우세하다. 즉, 베타엔도르핀은 뇌에서, 엔케팔린은 척수에서 발견되며, 둘 다 침 치료로 방출된다. 척수와 뇌간에서 다이놀핀(dynorphin)은 상황에 따라 다양한 효과가 있다. 엔도몰핀(endomorphin) 또는 노시셉틴(nociceptin)이라고도 알려진 올파민(Orphanin)은 전뇌, 중뇌 및 척수에 널리 분포하며, 통각, 기타 감각 기능, 자율신경조절에 관련된 많은 기능에 관여한다(Han, 2004).

이러한 오피오이드펩티드는 지속적인 효과를 가지고 일정 기간 동안 표적 세포의 활동을 변경하기 때문에 신경전달물질이라기보다는 신경조절물질로 불린다.

오피오이드수용체는 'μ'(뮤), 'δ'(델타), 'κ'(카파) 등 세 가지 유형이 확인되었다. 이들은 서로 다른 펩티드와 정확히 일치하지 않으며, 일부 펩티드는 표 9-1과 같이 하나 이상의 수용체를 자극한다.

베타엔도르핀은 침자진통에 중요한 역할을 한다. 획기적인 한 연구에서 침은 통증 환자의 뇌척수액에서 베타엔도르핀 농도를 증가시켰지만, 침 치료를 받지 않은 대조군 환자에서는 변화가 없었다(Clement-Jones et al., 1980). 이후 연구에서 침의 진통 효과는 서서히 나타나며, 약 20분 후에 최고점에 도달한 다음, 발침한 후 서서히 줄어들었다는 것을 보여주었다(그림 9-3). 이와 같은 시간 패턴은 신경조절물질 방출의 작용과 완전히 일치한다.

오피오이드펩티드가 침에 관여한다는 근거는 실험연구(Han and Terenius, 1982; Pomeranz and Chiu, 1976)와 통증 환자 대상 임상시험(Mayer et al., 1977) 모두에서 침의 효과 중 일부가 날록손(naloxone)에 의해 역전될 수 있다는 발견에 의해 확고해졌다. 다른 수용체에 대한 특정 길항제의 발견은 서로 다른 오피오이드펩티드의 역할을 알아내는 데 매우 중요한 역할을 했다.

침은 척수에서 엔케팔린을, 뇌에서 베타엔도르핀을 방출한다.

이전 논의에서 뇌척수액 내의 오피오이드펩티드의 방출을 언급한다는 점에 유의해야 한다. 그러나 베타엔도르핀은 뇌하수체에서 혈류로 직접 방출되기도 한다. 이것은 침뿐만 아

표 9-1 ■ 침 치료와 관련된 주요 오피오이드펩티드의 특징 비교

오피오이드펩티드	주요 부위	수용체	날록손에 의한 억제	관련된 전침 빈도(Hz)
베타엔도르핀(β-endorphin)	중뇌, 수도관주위회색질	μ, δ	저농도	낮음(2~4)
엔케팔린(Enkephalin)	척수후각	μ, δ	저농도	낮음(2~4)
다이놀핀(Dynorphin)	뇌간, 척수	κ	고농도	높음(50~100)
올파민(Orphanin)	광범위	μ, δ	알려지지 않음	낮음(2~4)

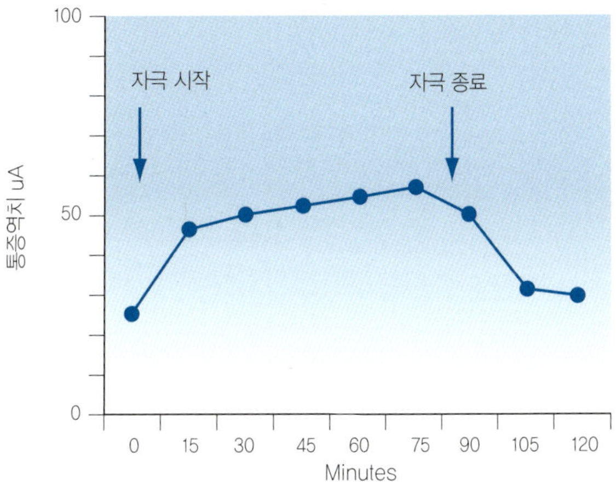

그림 9-3 손과 뺨에 전침 자극을 시행하는 동안 치통의 역치 변화를 나타내는 그래프로, 침 치료 시작과 종료 후 진통의 상승과 하강이 지연되는 것을 보여준다(출처: Anderson SA, Holmgren E, 1975. On acupuncture analgesia and the mechanism of pain. Am. J. Chin. Med. 3(4), 311-334. 허락을 얻어 재구성함).

니라 여러 자극에 반응하여 발생하며, 혈행 베타엔도르핀이 진통에 정확히 어떤 역할을 하는지는 완전히 밝혀지지 않았다.

자연 아편유사제 길항제인 콜레시스토키닌: 불안

Natural Opioid Antagonist Cholecystokinin: Anxiety

콜레시스토키닌(Cholecystokinin, CCK)은 자연적으로 발생하는 오피오이드펩티드의 길항제이다. 담낭의 수축을 일으킨다는 것으로 밝혀진 뒤 이러한 이름이 붙여졌다. 중추신경계에서 증가된 CCK는 통증 인지를 높이는 것과 관련이 있다. 게다가 불안 환자는 CCK가 증가하여 더욱 많은 통증을 경험할 것이다.

아편유사제를 방출하여 최대 효과를 얻기 위해서는 환자에게 가볍게 접촉하면서, 서두르지 않고, 적절한 설명을 하고, 질문과 논의를 위한 기회를 제공하여 불안감을 줄인 상태에서 침 치료에 대비를 하도록 하는 것이 중요하다. 이완된 환자는 CCK 수치가 낮을 것이므로 이론적으로 침 치료의 효과가 더 높을 것이다.

게다가 실험연구에서 약 45분 이상 침 자극을 지속하면 CCK가 방출된다는 점은 기억할 가치가 있다. 수술후 통증 조절이나 분만통에 대한 침자진통은 2시간 이상 지속될 필요가 있다.

비록 이것이 임상적으로 심각한 문제가 아니라고 제시한 몇몇 연구들이 있긴 하지만, 이론적으로 이와 같이 지속된 자극은 역효과를 낳을 수 있다.

침 치료의 다른 전신적인 진통 기전 Other General Analgesia Mechanisms of Acupuncture

자침에 대한 반응이 복잡하고 아편유사제뿐만 아니라 다른 신경전달물질이 관련되어 있다는 사실은 침에 대한 신경생리학적 연구 초창기부터 명백하게 밝혔졌다.

옥시토신은 진통, 항불안, 진정 효과를 포함한 침 치료의 많은 효과에 중요한 역할을 할 수도 있다(Uvnas-Moberg et al., 1993; Yang et al., 2007). 옥시토신은 특히 몸의 복부 표면을 쓰다듬고 부드럽게 마사지하며 신체를 접촉하면 방출되는데, 이런 옥시토신의 역할에 관한 고찰이 있었다(Yang et al., 2013).

진통은 일부 동물에서 충격(shock)에 의해 발생할 수 있다. 침 치료를 연구해야 하는(비통증) 실험에서 통증성 전기 자극이 이러한 충격에 포함될 수 있다. 이 효과의 기전은 뇌하수체에서 순환계로 ACTH와 베타엔도르핀의 분비로 추정된다. 이는 전침에 대한 실험 연구 결과를 해석하는 데 약간의 혼동을 일으킬 수 있다.

임상 적용 Clinical application

하행성억제는 침에 의해 활성화되어 국소 및 분절 진통을 강화할 수 있다. 경혈 선택은 중요하지 않을 것이다. 통증의 하행성억제는 아마도 팔의 합곡(LI4)이나 곡지(LI11), 다리의 족삼리(ST36)나 태충(LR3)과 같이 잘 알려진 주요 경혈에서 가장 효과적으로 발생될 수 있다.

하행성 진통에 필요한 침의 표준 용량은 표 9-2에 나와 있다. 침에 대한 개개인의 민감도를 여전히 고려해야 하지만, 표준 용량은 분절 진통을 위해 사용되는 침 치료에 추가적으로 적용될 수 있다. 전기 자극은 이러한 침의 특정 효과를 활성화하는 데 수기 자극보다 더 효과적일 것이다.

만성 통증 치료에 지속적인 효과를 얻으려면, 효과가 누적되도록 일주일에 1~2회 자극을 반복해야 한다.

통증성 자극의 사용 여부를 결정할 때는 먼저 상당한 경험을 쌓고 나서 이를 고려해야 하

표 9-2 ■ 하행성 진통을 활성화하기 위한 전형적인 치료

혈위 위치	통증 부위나 그 주변에서 잘 알려진 경혈
침 개수	양측으로 2~3개
자입 깊이	근육 내
침 자극	보통 반복적으로 각각의 침을 수기 자극. 혹은 고빈도 및 저빈도 전침
유발된 반응	득기. 전침을 사용하면 근육 수축
유침 시간	20분

고, 환자에게 적용할 때 신중해야 한다. 어깨 통증에 상거허(ST37)를 사용하고, 급성 두통에 태충(LR3)을 사용하여 치료가 시행된다. 이때 침은 실제로 불편할 정도로 손으로 강하게 자극해야 한다. 물론 환자에게 먼저 알리고, 치료가 너무 강해지면 치료를 중단할 수 있는 기회를 제공할 필요가 있다.

수술에 대한 침자진통 Acupuncture analgesia for surgery

분절 및 분절외(extrasegmental) 침 자극의 결합된 효과는 수술 시 침자진통[엄밀히 말하면 통각저하(hypoalgesia)]의 기본 요소로 사용되어 왔다. 특정 환자에게 침으로 통증 역치를 증가시키는 것은 특정 환경과 개인의 감수성 등의 여러 요인에 따라 크게 다르다. 중국에서 침을 주된 진통작용의 수단으로 사용하여 주요 수술을 시행했다는 놀라운 과거의 사례도 있지만, 이후 사례에 따르면 수술을 허용할 만큼 통증 역치가 충분히 증가한 사람은 거의 없었기 때문에 진정제(deep sedation)와 국소 진통제를 병행하여 사용된다. 서양의 임상에서 침자진통은 수술에 단독으로 사용되는 경우 신뢰할 수 없어서 단일 중재로서 가치가 없다고 간주되지만, 기존의 마취와 함께 사용하면 명확한 역할을 수행할 수 있다.

요약 Summary

침은 중뇌의 중추(PAG)가 척수후각에서 통각을 억제하는 인체의 내장된 진통 시스템을 자극할 수 있다. 이와 같은 하행성억제는 단지 자극이 가해지는 부위 주변에서 효과가 있거나, 특정 상황에서 더욱 전신적으로 활성화될 수 있다. 내인성 오피오이드인 베타엔도르핀은 하행성억제 진통의 핵심으로 오랫동안 알려져 왔으며, 척수후각에서 세로토닌과 노르아드레날린은 주요한 신경전달물질이다.

추가 참고문헌 Further reading

Streitberger, K., Usichenko, T., 2016. Acupuncture analgesia for interventions. In: Filshie, J., White, A., Cummings, M. (Eds.), Medical Acupuncture: A Western Scientific Approach, second ed. Elsevier, Edinburgh, pp. 345–367.

수술실 및 유사한 장소에서 사용되는 침자진통의 역사와 기전 및 적용을 근거에 기반하여 상세하게 다룸.

CHAPTER 10

전신 효과 II: 중추 조절

General effects II: central regulation

단원개요

서론 Introduction

이 장에서는 이완, 기분 및 감정, 자율신경계, 다양한 호르몬계, 기타 중추 작용(예: 구역)을 포함한 뇌 기능의 비인지적 측면에 침 치료가 미치는 영향을 설명한다. 우리는 이러한 침 치료의 영향을 '중추 조절(central regulation)'이라는 용어로 줄여서 표현하는데, 간단히 말해 침의 전신 효과(general effect)가 항상성을 회복시킨다는 것을 의미한다. 이러한 효과는 일차대뇌피질(운동, 감각, 시각, 청각피질) 이외에도 다양한 영역의 연합피질(예: 전전두엽피질 및 측두피질), 심부 뇌 구조체(예: 변연계 및 시상하부), 뇌간의 일부 영역(중뇌, 뇌교, 연수) 등 뇌의 여러 영역에서 제어된다.

침 치료가 환자와 의사 모두를 만족시키는 것 중 하나는 예상치 못한 치료 효과이다. 예상대로 통증이 줄어들 뿐 아니라, (때로는 처음으로) 진정되고 편안함을 느끼거나 심지어 피곤

함을 느끼며 치료 후 평소와 다르게 숙면을 취했다고 보고하는 경우가 자주 있다. 이러한 전반적인 웰빙의 개선은 만성 통증 환자의 치유 과정을 시작하는 데 특히 유용할 수 있다.

때때로 침 치료 후 눈물을 흘리거나 킥킥거리거나 심지어 화를 내는 등 매우 강한 감정 반응이 나타나기도 한다. 실신이나 발작 또는 일시적 혼수상태와 같은 매우 드문 반응을 고려할 때, 침 치료가 일부 심부 중추 뇌 기능에 영향을 미칠 수 있다는 것은 의심할 여지가 없다.

이러한 효과의 중요한 측면으로는 정서나 기분, 특히 만성 통증에서 정서 반응의 개선을 들 수 있다. 만성 통증은 단순히 오래 지속되는 급성 통증이 아니다. 매우 심하게 우려할 만한 일이다. 예를 들어 두통은 통증 자체가 미치는 영향 이상으로 환자의 정상적인 생활을 방해할 수도 있다. 정서에 대한 변연계 및 심층 네트워크의 역할과 침에 대한 반응이 점점 명확해지고 있다.

자율신경계는 정서적, 심리적 반응과 밀접한 관련이 있다. 예를 들어 본태성 고혈압은 때때로 만성적으로 상승된 교감신경 긴장도(tone)로 인해 발생하는 경우가 있는데, 침 치료를 받으면 긴장도가 정상으로 회복될 수 있다는 근거가 제기되고 있다. 고대의 세계관에서는 삶을 대립하는 힘 간의 균형이라고 생각했기 때문에 침 치료가 '균형을 회복한다'고 여겼던 것은 어찌 보면 당연하다.

또한 이 장에서 설명된 변화들을 보면 침 치료로 증상이 치료되진 않지만 심리적으로 효과를 본 사람들에게 침이 때때로 어떻게 도움이 될 수 있는지 알 수 있다. 물론 그 효과는 치료적 관계만으로 발생하여 의존적이 될 위험을 초래하거나, 단지 짧은 기간 동안만 지속되어 헛된 희망을 불러일으킬 수 있기 때문에 주의가 필요하다.

심리학, 감정, 침 치료 간의 이러한 상호작용에는 더 많은 분석이 필요하다. 침은 때로 ' 단순한 플라세보'로 치부된다. 침 치료와 플라세보 반응은 일부 회로를 공유하고 둘 다 오피오이드펩티드와 같은 내인성 신경전달 물질의 방출과 관련이 있고 나중에 보겠지만, 다양한 회로가 존재하고 침의 중추 효과가 플라세보보다 크다는 타당한 근거가 있다(Dhond et al ., 2008). 이러한 회로에서 침 치료는 환자 개개인의 심리와 상호작용한다. 즉, 침 치료에 대한 긍정적인 태도를 갖는 것이 (그것만으로는 충분하지 않지만) 반응에 가장 좋다(Napadow et al., 2016). 공감적 상담은 새로운 진단과 같이 도움이 되고, 어쩌면 아무 부담없이 20분 동안 가만히 누워 있을 수 있는 기회일 수도 있다. 그러나 침 자체가 분명히 기여하는 것이 있다. 우리는 학생들이 (치료보다는 훈련의 맥락에서) 서로에게 자침 시술을 연습하는 과정에서 효과를 관찰한다. 어떤 학생들은 연습 후에 깊은 이완이나 피로감을 경험한다.

이러한 효과는 합곡(LI4)이나 태충(LR3)과 같이 잘 알려진 경혈에 침 치료를 한 뒤 더 많이 나타날 수 있지만, 특정 경혈 위치를 사용할 필요는 없어 보인다. 이러한 효과는 침 치료 연습 중에 다시 관찰되는데, 근육의 유발점에 자침한 후보다는 잘 알려진 전통 경혈에 자침한 뒤에 졸음이 더 흔하게 발생하는 것으로 보인다.

독자들은 침 자극이 전측로에서 척수상위 구조로 입력된다는 내용을 기억할 것이다(3장). 우리는 뇌간의 망상체로 투사되는 이 경로의 섬유군에 관심이 있는데, 여기서부터 삼차신경 섬유가 변연계와 같은 심부 뇌중추에 투사된다. 이들 신경섬유가 이번 장의 주제인 다양한 중추성 반응을 유발한다.

내정상태회로 Default mode network

신경학자들은 수년 동안 뇌의 해부학적 중추가 기억, 감정, 기분 등과 같은 기능과 관련되어 있다는 사실을 알고 있었다. 최근 영상의 발전, 특히 기능자기공명영상(fMRI)의 발전으로 기능적 네트워크와 같은 더욱 높은 차원의 뇌 기능 수준이 밝혀졌다.

각각의 뇌 영역에는 fMRI로 식별할 수 있는 고유의 자발적이고 느린 변동의 패턴이 있다. 뇌의 기능이 변화함에 따라 이러한 변동 패턴도 변한다. 발전된 분석 방법을 통해 이러한 변동이 서로 다른 중추 간에 동시에 일어날 수 있다는 것을 보여주었다. 이러한 중추들은 기능적으로 연결되어 기능적 네트워크를 형성하는 것으로 간주할 수 있다.

기능적 네트워크는 청각, 시각, 실행 제어 또는 감각운동(sensorimotor)과 같은 특정 활동에 연결되어 있다. 그러나 가장 중요한 네트워크는 뇌가 외부 작업을 하고 있지 않을 때 활성화될 수도 있어서 이에 따라 '내정상태회로(default mode network, DMN)' 라고 한다(Buckner et al., 2008). 내정상태회로는 공상에 잠기거나, 곰곰이 생각해보거나, 자기자신에 대해 생각할 때 활성화되는 특징을 가지고 있다. 또한 기억을 회상하거나 다른 사람의 관점을 생각해보라는 요청받은 사람들에게도 활성화된다. DMN의 주요 구성요소는 대상회(띠이랑, cingulate gyrus), 전두엽 피질, 두정엽의 일부인 각회(모이랑, angular gyrus)이다.

만성 통증 환자의 경우 DMN의 활성으로 기능장애가 생긴다(그림 10-1). 또한 알츠하이머

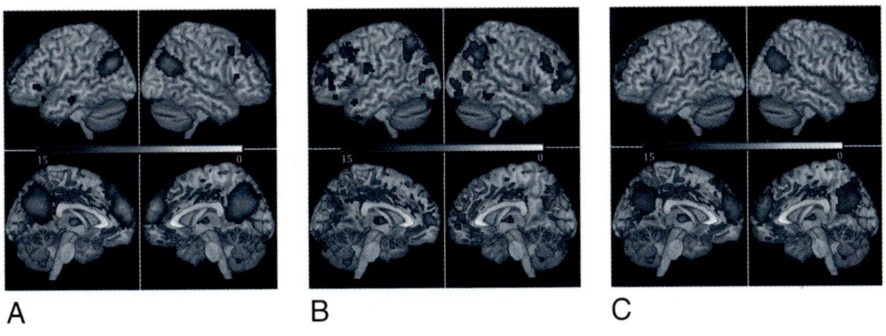

그림 10-1 (**A**) 휴식 중 건강인의 내정상태회로(DMN)는 하두정소엽(inferior parietal lobule), 후대상피질(posterior cingulate cortex), 상·중·하전두회(frontal gyri)의 내측 영역, 쐐기앞소엽(precuneus)으로 구성되어 있다. (**B**) 치료 전 만성 요통 환자의 DMN 연결성은 대조군에 비해 배외측전전두엽피질(dorsolateral prefrontal cortex), 내측전전두엽피질(medial prefrontal cortex), 전대상회(anterior cingulate gyrus), 쐐기앞소엽에서 감소되었다. (**C**) 치료 후 만성 요통 환자의 DMN은 대조군과 거의 동일하였다. (Li, J., et al., 2014. Acupuncture treatment of chronic low back pain reverses an abnormal brain default mode network in correlation with pain relief. Acupuncture in Medicine, 32(2), 102–108.에서 허락을 얻어 전재함).

■ **증례**

41세 여성이 유방암으로 림프절 절제 후 오른쪽 겨드랑이와 전완에 심한 간헐적 통증을 호소하였다. 여성은 오른쪽에 뚜렷한 림프부종이 나타났고, 늑간상완신경(intercostobrachial nerve)의 분포 부위에 압통이 있었다.

여성은 관련 분절(C7~T4)의 척추주위 경혈, 극하근의 압통점, 그리고 (림프부종 팔에 자침을 하지 않기 위해) 왼쪽 합곡(LI4)에만 침을 맞는 치료를 받았다. 치료 6일 후 그녀는 정상적인 왼쪽 유방에서 유루(galactorrhoea)를 발견했다. 두 번째 치료 기간 동안, 왼쪽 유방에서 다시 유루가 나왔다. 이러한 부작용을 고려하여 치료가 중단되었다(Jenner, C., Filshie, J., 2002. AiM 20(2-3), 107-8).

및 자폐증과 같은 다른 질환인 경우에도 문제가 생긴다. 흥미롭게도 침 치료는 플라세보에 비해 DMN의 기능을 향상시키는 것으로 나타났다(Dhond et al., 2008). 그리고 임상시험에서 한 번의 침 치료로 섬유근육통(Napadow et al., 2012)이나 요통(Li et al., 2014)으로 인한 만성 통증 환자에서 DMN 연결성이 정상으로 회복될 수 있다는 것이 확인되었다. DMN의 개선 정도는 개별 환자의 통증 완화 정도와 일치했다.

DMN과 뇌섬엽(insula) 간의 네트워크가 특히 침에 의해 활성화된다는 근거가 일부 있다. 이 네트워크는 통증 조절과 관련이 있는데, 뇌섬엽이 PAG에 투사되고 하행성억제를 활성화하는 데 도움이 되기 때문이다. DMN과 밀접하게 연결된 다른 영역은 변연계의 구성요소들인데, 이들 구성요소는 감정, 정서 및 의사결정과 같은 특정 인지 기능과 관련되어 있다(다음 장 참조).

DMN의 발견, 만성 통증에서 DMN의 역할을 뒷받침하는 근거, 그리고 침 치료에 의한 DMN의 변화는 통증에서 침 치료의 중추 기전에 대한 단일한 통합적 설명을 제공할 수 있다(Long et al., 2016).

변연계 The limbic system

3장에서는 통증의 감각적/식별적(sensory/discriminatory) 요소(위치, 성질, 특색, 지속시간)가 시상과 체성감각피질에 의해 어떻게 처리되는지 설명하였다. 감정적/정서적(emotional/affective) 요소에는 변연계를 구성하는 전전두엽 및 대상피질과 같은 소위 '연합(associative)' 피질 영역과 함께 뇌간 및 피질하 네트워크가 포함된다.

변연계의 정의는 다소 논쟁의 여지가 있다. 여기에서는 통증의 감정적/정서적 요소를 다루는 모든 뇌 중추를 포함하는 용어로 사용한다. 침 치료에 가장 많이 관여하는 구조체는 아마도 기억과 감정을 담당하는 편도체(amygdala), 단기 기억을 담당하는 해마(hippocampus) 및 주변해마(parahippocampus), 의사결정과 자율신경계 조절을 담당하는 전대상피질(anterior cingulate cortex, ACC)일 것이다(그림 10-2 참조). 때로 전전두엽피질, 뇌섬엽, 미상(caudate)도 포함된다. 이 밖에도 많은 구조체들이 표 10-1에 나와 있다.

이 책에서 '변연계'라는 용어는 통증의 감정 및 정서적 측면을 다루는 뇌 영역을 의미하는 것으로 사용된다.

표 10-1 ■ 중추 구조에 미치는 침 치료의 일반적인 효과(Chae et al., 2013)

활성	비활성
뇌섬엽(insula), 시상(thalamus), 전대상피질(anterior cingulate cortex), 체성감각피질(somatosensory cortex), 일차시각피질(primary visual cortex), 하전두피질(inferior frontal cortex), 상측두피질(superior temporal cortex), 상측두회(superior temporal gyrus), 소뇌(cerebellum[a])	내측전전두엽피질(medial prefrontal cortex, mPFC), 슬하전대상피질(subgenual ACC), 미상(caudate), 편도체(amygdala), 후대상피질(posterior cingulate cortex, PCC), 시상(thalamus), 주변해마(parahippocampus), 소뇌(cerebellum[a])

[a] 소뇌는 활성 및 비활성 모두 해당.

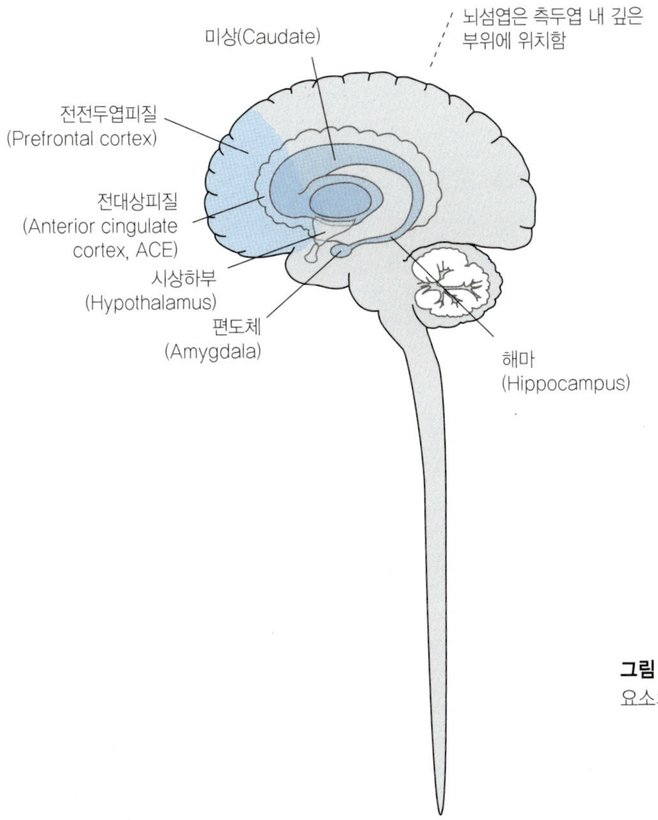

그림 10-2 변연계: 주요 구성 요소의 개략도

일부 저자들은 DMN을 포함하기 위해 변연계를 확대하여 '변연-주변변연-신피질 신경망(limbic-paralimbic-neocortical network, LPNN)'이라는 용어를 사용한다. 그러나 이 용어가 더 널리 받아들여지기 전까지 우리는 변연계라는 용어를 사용할 것이다.

변연계는 뇌의 잠재 의식 활동과 관련된 다른 구조체들과 밀접하게 연결되어 있는데, 보상 중추로 간주되는 측좌핵(nucleus accumbens)은 쾌락 반응에 관여하므로 약물 남용과 같은 의존적 행위와 관련이 있고, 시상하부는 직접적인 호르몬 조절 및 간접적인 자율신경계조절과 관련이 있다.

표 10-1에서 볼 수 있듯이 뇌에는 일관되게 침 치료에 의해 활성화되는 뇌 중추가 있고 비활성화되는 뇌 중추도 있다(Chae et al., 2013). 일반적으로 뇌섬엽과 감각피질을 포함하는 감각 경로가 활성화되는 반면, 변연계는 비활성화된다. 비활성화가 강해질수록 이완이 더 커진다는 근거가 있다.

자율신경효과 Autonomic effects

자율신경반사는 척추(spinal) 또는 척수상위(supraspinal) 두 가지 유형이 있다. 8장에서는 장 및 방광 기능과 관련된 척수자율신경반사에 대해 설명했다. 여기서는 척수상위 자율신경반사에 관여하는 기능에 대해 논의한다. 침은 고혈압, 방광 기능장애, 다낭난소증후군의 일부 사례에서 관찰되는 특징인 만성적으로 높아진 중추 교감신경 출력을 낮추는 역할을 할 수 있다.

초기 연구에서 임의로 선별된 환자의 고혈압 치료에서는 침의 장기 효과가 관찰되지 않았지만, 이제는 자율신경유출이 기능적으로 방해받는 환자에게 영향을 미칠 수 있음이 분명해 보인다(Cheng et al., 2015).

기능성 방광장애와 같은 다른 자율신경장애도 마찬가지이다. 감소된 교감신경 긴장도는 반복 치료를 통해 강화될 수 있다(Dyrehag et al., 1997). 복합부위통증증후군과 레이노병과 같이 교감신경과 관련된 다른 질환에서 침 치료의 역할은 아직 명확하지 않는데, 이는 여러 연구에서 항상 적절한 형태의 자극을 사용하지 않은 것이 원인일 수도 있다.

다낭난소증후군은 많이 연구된 질환이며 불임 및 대사증후군을 수반한다. 다낭난소증후군이 있는 일부 여성은 교감신경 출력이 만성적으로 상승되어 있다. 실험 연구에 따르면 저빈도 전침은 실제로 운동처럼 교감신경 긴장도를 낮출 수 있다. 관련 연구들에서 저빈도 전침은 난소 혈류를 증가시켜 다낭난소증후군 동물 모델에서 난소 기능을 향상시키는 것으로 나타났다(Stener-Victorin et al., 2009). 이러한 변화는 척추가 아닌 척수상위 경로에 의존한다. 이 효과는 아마도 분절에 발생하기 때문에 연관 분절의 경혈에 침 치료를 받아야 한다.

자율신경효과의 기전 MechanismS of Autonomic Effects

뇌간에 위치한 자율신경핵은 시상하부의 통제하에 있으며 그에 따라 변연계에 의해 조절된다.

저빈도 전침은 세로토닌, 옥시토신, 베타엔도르핀과 함께 신경펩티드를 중추에서 분비한다. 자율신경출력의 핵심 조절은 시상하부[궁상핵(arcuate nucleus)]와 뇌간[고립로핵(nucleus tractus solitarius)]에서 분비되는 베타엔도르핀인 것 같다. 궁상핵은 심혈관 중추와 같은 자율신경중추를 포함하여 광범위하게 투사된다(Stener-Victorin, 2016). 베타엔도르핀의 효과는 자율신경중추에서 글루타메이트(glutamate, GLU)의 방출을 억제하는 것인데,

글루타메이트는 교감신경 유출과 혈압 상승에 관여한다. 다른 많은 신경전달물질들도 이 기전에 관여한다.

구심성 경로는 시상하부의 궁상핵을 자극하여 아래로 연수의 자율신경중추에 투사되고, 하행로는 심장의 교감신경 출력을 제어하는 분절로 투사된다(T1-5, 표 4-2 또는 19-2 참조).

자율신경효과에 대한 임상 적용 Clinical Application for Autonomic Effects

Longhurst의 연구 그룹은 이러한 효과에 대한 경혈특이성을 조사했다. 정중신경 및 비골신경[간사(PC5), 내관(PC6), 족삼리(ST36), 상거허(ST37), 합곡(LI4), 수삼리(LI10)]과 같은 심부 체성 구조체의 경혈에 대한 치료는 교감신경 출력을 조절하고, 표재성(피부신경) 경로[예: 편력(LI6), 온류(LI7), 용천(KI1), 지음(BL67)]보다 상승된 혈압을 훨씬 더 많이 줄였다(Li et al., 2015).

여기서 논의하고 있는 중추성 자율신경효과를 보여주기 위해 Longhurst 그룹은 양측 경혈이 사용되어야 하지만 두 쌍의 경혈을 사용하는 것이 한 쌍의 효과보다 더 나을 것이 없다는 것을 보여주었다. 중추성 반응을 이끌어 내려면 자극을 최소 10분 이상 가해야 한다(짧은 자극은 교감신경 출력을 증가시킬 수 있음). 저빈도 전침에서 고빈도 전침에 비해 교감신경 출력이 훨씬 더 많이 감소하였다.

Stener-Victorin의 연구 그룹도 척수상위 자율신경반사를 조절하는데 있어 저빈도 전침의 가치를 보여주었다(Stener-Victorin et al., 2004).

시상하부-뇌하수체-부신 축 Hypothalamo - pituitary - adrenal axis

침 자극은 시상하부를 통해 뇌하수체전엽에 영향을 미칠 수 있다. 침이 단일 전구물질인 전구아편양흑색소부신피질자극호르몬(proopiomelanocortin)에서 유래된 ACTH와 베타엔도르핀의 혈중 분비를 자극한다는 근거가 있다. 그러나 베타엔도르핀이 혈액뇌장벽(blood-brain barrier)을 통과하지 않기 때문에 어떻게 침 치료가 ACTH와 베타엔도르핀의 증가된 순환과 관련이 있는지는 임상적으로 명확하지 않다. 또한 혈중 베타엔도르핀 농도는 음식 섭취나 운동과 같은 다양한 비특이적 자극에 반응한다. 혈액 내에서 순환하는 베타엔도르핀과 수도관주위회색질 부근 중추신경계 내에서 분비되는 베타엔도르핀은 구별될 필요가 있다.

시상하부-뇌하수체-난소 축 Hypothalamo - pituitary - ovarian axis

시상하부의 궁상핵에는 소위 '생식샘자극호르몬분비호르몬(gonadotrophin-releasing hormone, GnRH) 파발생기(pulse generator)' 라고 불리는 것이 있으므로 침 치료가 GnRH 방출에 일정한 효과를 나타낼 수 있다는 추측은 타당하다. 이러한 영향의 임상적 효과로 생리주기 및 흐름의 조절, 생리통의 감소 등이 있다. GnRH에 미치는 이러한 효과는 현재 인정받았지만, 그 임상 효과는 널리 알려졌음에도 불구하고 아직 임상시험을 통해 확고하게 지지를 받지는 못했다.

다른 내분비 효과 Other endocrine effects

폐경후 안면홍조(postmenopausal hot flushes)는 체온조절중추의 기능이상으로 인해 발생하지만, 그 기전이 현재 잘 알려져 있지 않다. 일부 근거에 의하면 시상하부에서 베타엔도르핀의 분비가 잠재적인 혈관확장 물질인 CGRP의 활성을 변화시키거나(Wyon et al., 1995), 체온조절에 영향을 미치는 5-HT를 분비하여 대체로 안면홍조의 빈도를 감소시킨다. 소규모 임상시험에서 침 치료가 폐경후 안면홍조의 발생 및 강도를 줄였으나, 이것이 기대감으로 인한 효과 이상의 것인지는 아직 명확하지 않다.

일부 환자들에게 침 치료 후 며칠 동안 인슐린 용량을 조절할 필요가 있었다는 사례가 있다. 침 치료가 인슐린의존 당뇨병 환자에게 어떤 유용한 임상적 영향을 미쳤는지에 관한 근거는 거의 없지만 침 치료는 포도당수송과 인슐린저항성에 영향을 미칠 수 있다.

면역계 The immune system

침 치료는 일부 연구에서 면역계를 향상시킨다고 밝혀졌다. 침 치료의 잠재적인 면역조절 효과는 오랫동안 논의 대상이었지만, Tracey가 항염증반사를 리뷰하기 전까지는 타당해 보이는 기전이 존재하지 않았다(Tracey, 2002). 주로 미주신경에 의해 매개되는 말초성 아세틸콜린 방출은 α7 니코틴성아세틸콜린수용체(α7nAChR)를 통해 비장대식세포에 의한 TNFα의 생성을 억제할 수 있다. 그 뒤에 비장대식세포로의 사이토카인을 줄이기 위해 α7nAChR가 비장노르아드레날린 섬유를 활성화한다는 것이 발견되었다(Vida et al., 2011). Tracey는 침이 직접적인 미주신경자극(vagal nerve stimulation)과 함께 미주신경 긴장도를 증가시키는 잠재적인 방법이라고 밝혔다.

미국의 한 연구팀이 간접적인 미주신경자극이 새로운 항염증 기전이라는 것을 보여주는 패혈증 생쥐 모델에 대한 실험 결과를 발표했다(Torres-Rosas et al., 2014). 연구팀은 족삼리(ST36)에 10분간 전침을 사용하는 중재를 시행하였고, 이 실험에서 패혈증으로 죽을 수도 있었던 대다수의 생쥐를 살려 냈다. TNF에 미치는 전침의 효과는 ST36에서 단 10분간의 자극 후에 72시간 동안 지속되었다.

미주신경자극기는 심각한 염증성 관절병 환자에게 최근들어 사용되기 시작했기 때문에(Andersson and Tracey, 2012), 주 2회 족삼리(ST36)에 자체 적용한 전침이 동일한 효과를 보여서 염증 발생 빈도가 감소될 수 있을지는 의문이다.

인간의 질환 중에 가장 포괄적으로 이루어진 관련 임상연구로 다소 흔하고 많이 심각하지 않은 질환인 알레르기비염이 있다. 침 치료는 알레르기비염(연중과 계절성 혼합) 환자에게 상당한 도움이 되는 것으로 나타났다(Brinkhaus et al., 2008, 2013).

가능한 기전에는 골수 및 비장의 림프망상계(lymphoreticular system)를 조절하는 전신적 혹은 국소적 자율신경의 변화, 또는 백혈구 수용체를 통해 면역 변화를 유도하는 베타엔도르핀 순환이 있다. 그러나 이러한 침의 효과가 임상적으로 타당한지는 아직 명확하지 않다.

약물의존 Drug dependency

침은 약물 중독자들이 약물을 끊도록 돕는 것으로 명성을 얻었다. 침은 중독의 일반적인 경로인 측좌핵에서 도파민 과잉 생산을 줄일 수 있다(Yoon et al., 2004)(그림 10-3 참조).

금단 증상이 단기적으로 감소되는 것(Han et al., 2011)과 환자의 태도 및 동기가 개선되어 적절한 상담 및 지원 서비스에 참여할 가능성이 높아지는 것(Stuyt , 2014) 등 두 가지의 독립된 임상 효과가 있을 수 있다. 금단에만 미치는 영향을 단순히 테스트한 연구는 부적절한 자극을 가하거나 활성 대조군을 사용하였지만, 연구 결과는 실망스러웠다(White, 2013).

구역과 구토 Nausea and vomiting

구역과 구토는 중추에서 조절되며, 침은 임신, 화학요법 및 수술후에 유발된 구역과 구토에 사용되어 왔다. 각각 다른 연구 그룹에서 수행한 많은 후속 연구들이 이 초기 연구들의 결

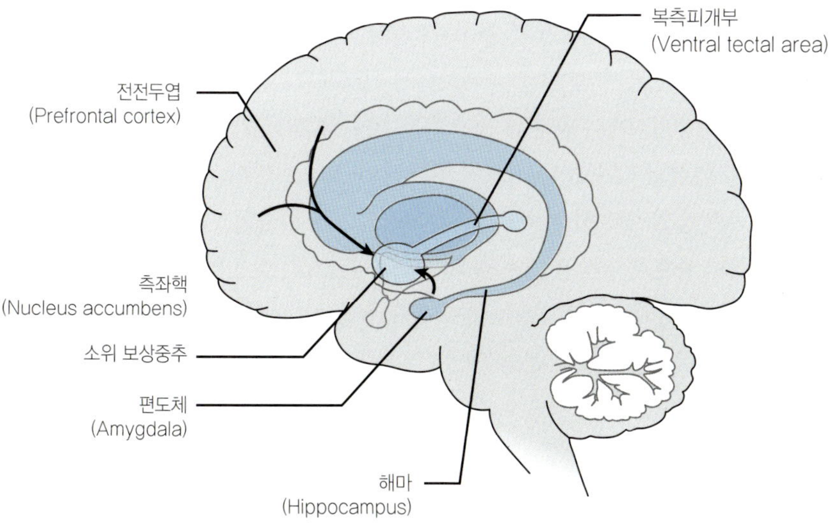

그림 10-3 약물강화의 '보상' 중추 혹은 중뇌변연(mesolimbic) 회로의 관계(2016., in: Ch 26. White A. Acupuncture for drug dependence and obesity. pp. XXX. Filshie, J., White, A., Cummings, M. (Eds.), Medical Acupuncture: A Western Scientific Approach, Elsevier, Edinburgh second ed.에서 허락을 얻어 전재함).

과를 대체적으로 확증하였다(Lee et al., 2015). 구역감은 다양한 자극에 대한 구토중추(emetic centre)와 화학수용체 구역(chemoreceptor zone)의 반응으로 나타난다.

일반적으로 손목(PC6), 상복부(CV12) 또는 무릎 아래(ST36)의 한 경혈에 침 치료를 하면 구토반응이 감소하지만, 정확한 작용 기전은 아직 알려져 있지 않다.

전신적 임상 적용 General clinical application

자극의 성질(침의 용량)은 자극이 가해지는 위치보다 더 의미가 있을 것이다. 이 장에서 논의되는 모든 질환에 대한 전신적 치료의 경우 팔꿈치와 무릎 아래에 위치한 잘 알려진 경혈을 사용하여 양측에 치료하는 것이 가장 좋다. 몸에 위치한 경혈은 전신적으로 중추 조절 효과를 유발하는 데 사용되지만, 17장에서 논의한 바와 같이 이침(auricular acupuncture)도 유용할 수 있다.

침 하나를 사용했을 때 DMN에 미치는 효과는 더 많은 침을 사용하면 증가할 수 있다는 근거가 있다(Lin et al., 2016b). 표 10-2에 제시된 경혈은 근육까지 자입될 수 있다. 이때 양측을 취혈하는 것이 편하다.

이러한 효과를 얻으려면 아픈 자극은 피해야 한다. 득기를 유발하지만 아프지 않는 부드러운 수기 자극은 광범위하게 변연계를 비활성화하는 데 효과적이다(Fang et al., 2009; Lin et al., 2016b). 수기법을 시행한 수기침은 DMN의 기능을 변화시키는 것으로 보이며, 전침이 어느 정도 효과적일지는 아직 명확하지 않다(Huang et al., 2012). 수기 자극에 대한 반응이 없으면 전침을 고려하는 것이 합리적일 것이다. 침을 자입한 뒤 환자가 10~30분 동안 방해 없이 조용히 몸이 이완되도록 해야 한다.

이러한 중추 효과를 극대화하려면, 치료 전에 신경계가 적절하게 준비되어 있는지 확인하는 것이 중요해 보인다. 이는 환자가 편안하고, 치료에 대한 확신이 있으며, 따뜻하고 편안해야 하며, 침을 자입할 때 통증을 피해야 한다는 것을 의미한다.

개별 환자의 반응을 예측하기 어렵기 때문에 의사는 환자의 반응을 주의 깊게 관찰하고 그에 따라 침의 용량을 조절하는 법을 배워야 한다. 환자의 반응은 강력할 수 있으므로 의사는 원치 않는 정서적 영향을 인식해야 한다. 어떤 식으로든 정서적으로 불안정한 모습을 보이는 환자는 특히 주의깊게 치료해야 하며, 이러한 환자의 상태가 치료에 빠르게 반응하지 않으면 치료 과정을 연장해서는 안 된다.

표 10-2 ■ 조절 효과에 적합한 경혈

상지 경혈	하지 경혈
곡지(LI11) 내관(PC6) 합곡(LI4)	족삼리(ST36) 양릉천(GB34) 삼음교(SP6) 태충(LR3)

거짓 침과 통증의 정서적인 요소 Sham Acupuncture and The Affective Component of Pain

흥미롭게도 그럴듯한 형태의 거짓 침(무딘 바늘을 사용하지만 환자에게 이것이 효과가 있는 치료임을 암시함)은 변연계에 뚜렷한 변화를 일으킬 수 있다는 꽤 적절한 근거가 있다. 일반적으로 침에 의해 자극되는 type III 신경섬유는 이러한 효과를 전달하는 데 관여하지 않을 가능성이 매우 높은 것으로 보이며, 변연계에 대한 거짓 침의 효과는 C 촉각 섬유 시스템을 활성화시키는 접촉의 결과일 가능성이 훨씬 더 높다(Lund and Lundeberg, 2006). 치료의 이러한 측면은 침 치료의 쾌적함(pleasantness)으로 설명될 수 있다. 진짜 침을 사용하여 적절한 방법으로 침을 자입하고 자극하면, 매우 특이적으로 뇌섬엽과 관련된 것으로 보이는 부가적인 효과가 있다(Pariente et al., 2005).

영상 연구에서 밝혀진 근거에 대한 하나의 해석으로는 통증의 정서적 구성요소가 변연계를 자극하는 모든 형태의 침 치료에 반응하는 반면, 통증의 감각적 구성 요소는 분절 진통에 더 잘 반응할 가능성이 있다는 것이다. 변연계는 비특이적 침 치료에 의해 자극될 수 있는 반면, 분절 진통은 적절한 분절에 대한 자극에 더 많이 영향을 받는다.

이러한 비특이적 효과는 임상시험에서 '플라세보' 대조군에 큰 문제를 일으킨다. 이러한 차이로 2000년대 초 독일에서 진행된 대규모 임상시험 결과를 설명할 수 있을 것이다. 침과 거짓 침은 편두통, 긴장형두통 및 요통에 유사한 영향을 미치는 반면, 무릎 통증의 경우 해당 분절에 진짜 침으로 치료를 하는 것이 거짓 침보다 유의미하게 효과적이다. 이에 대해 제시된 해석은 편두통, 긴장형두통 및 허리 통증이 비특이적 침 자극에 반응하는 정서적 요소가 높다는 것이다(Lund and Lundeberg, 2006). 이와 반대로 무릎 통증은 주로 감각적이기 때문에 특이적 진통 효과가 필요하다.

통증의 정서적 요소는 임상시험에서 거의 측정되지 않지만, 적어도 한 연구에 따르면 침 치료를 받은 환자들은 감각적 요소보다 정서적 요소가 더 많이 감소한다고 보고하였다(Thomas et al., 1991). 환자들은 여전히 만성 통증을 가지고 있을 수 있지만 괴로움이 감소한다.

요약 Summary

침은 자율신경계와 호르몬계뿐 아니라 이완, 기분, 감정을 포함한 뇌 기능의 비인지적 측면에도 영향을 미칠 수 있다. 이러한 침 치료는 만성 통증을 치료하는데 유용함을 더할 수 있을 것이다. 뇌영상 연구는 침 치료가 변연계를 포함한 특정 위치와 내정상태회로를 포함한 특정 기능에 미치는 반응을 보여주었다. 이러한 영향은 예를 들어 알레르기비염, 구역 및 구토와 같이 알려진 면역체계에 미치는 영향으로 확장된다.

추가참고문헌 Further reading

Stener-Victorin, E., 2016. Acupuncture and the autonomic nervous system. In: Filshie, J., White, A., Cummings, M. (Eds.), Medical Acupuncture: A Western Scientific Approach, second ed. Elsevier, Edinburgh.

내장, 내분비, 대사 기능을 조절하는 침의 기전과 역할에 대한 상세한 설명.

CHAPTER 11

전통동아시아의학 관점 침 치료에 대한 재해석

Traditional Chinese acupuncture reinterpreted

단원개요

서론 Introduction

이전 장에서는 해부학, 생리학, 병리학에 대한 현대적 지식에 근거하여 침 치료에 대한 접근 방법을 기술하였다. 그렇다면 이제 왜 전통적인 관점을 설명해야 하는가? 그것은 전통동아시아의학에서 침 치료가 처음에 어떻게 발전해 왔는지를 논의하기 위해서이기도 하고, 한편으로는 환자들도 전통동아시아의학 관점 의사들에게 치료받는 침 치료의 기초를 알아야 하기 때문이며, 또 한편으로는 전통동아시아의학 관점 침 치료에서 여전히 얻을 수 있는 특별한 무언가가 있다고 생각하기 때문이다.

'Acupuncture' [라틴어 의미 그대로 'acus(바늘)'와 'pungere(자입)'가 합쳐짐]라는 단어는 침과 뜸을 의미하는 중국어 zhen-jiu, 즉 침구(鍼灸)를 표현하려고 만들어진 단어이다(Birch and Kaptchuk, 1999; Lu and Needham, 1980; Schnorrenberger, 2003). 전통동아시아의학 관점 침 치료는 일관되고, 체계적이며, 학문적으로 오랜 역사를 가진 치료법이기 때문에 충분히 존중받을 가치가 있다. 침과 전통 한약 치료는 적어도 일부 환자들이 일부 질환에 여전히 선호하는 치료법으로 이용되고 있다.

그러나 존중하는 것과 비판없이 수용하는 것은 다르다. 전통동아시아의학은 과학적인 발견에 기초하여 히포크라테스 의학이 발전해 온 방식이 적용되지 않은 모델과 방법에 기초하여 여전히 교육되고 임상에서 쓰이고 있다. 우리는 이러한 점이 문제이고 약점이라고 생각한다. 앞으로 살펴보겠지만, 침에 대한 접근 방식은 인체의 구조와 기능에 대한 새로운 지식에 기반하여 수세기 동안 지속적으로 업데이트되어 왔다. 이러한 과정은 앞으로도 지속되어야 한다. 우리는 서양의학 관점으로 침을 설명하는 것이 침이 발전하는 과정에서 가장 최신의 단계라고 믿는다.

침에 대한 전통동아시아의학 이론들은 매력적이며 분명 실질적으로 증상을 설명하지만, 자주 시대에 뒤쳐져 있어서 과학시대의 의료체계 안에서 숙련된 다른 사람들에게 심지어 옳지 않은 것으로 보인다. 전통동아시아의학 관점 침 치료를 배울 때 개인의 자연스러운 비판적 평가가 허용되지 않을 수 있는데 이는 의료체계에서 교육받은 사람들이 원하지 않는 일이다. 이 장에서는 지면 사정상 깊이 다루지는 못하지만, 전통동아시아의학의 일부 개념들을 설명하여 이에 관한 불완전성을 지적하고자 한다. 단, 이것은 지극히 개인적인 견해임을 밝혀 둔다.

중국에서 기원한 침 치료 Chinese origins of acupuncture

침 치료가 대략 2000년 전 중국에서 기원했다는 견해는 널리 받아들여지고 있다. 그러나 이는 우리가 이 장에서 언급한 것처럼 일부만 사실일 수 있다.

침 치료에 관한 최초의 문헌은 〈황제내경〉으로 (Veith, 1949), BC 200~100년 사이에 편찬된 것으로 알려져 있다. 이 책에서는 진단의 체계와 한약과 침을 이용한 치료를 자세히 다루고 있지만, 경혈의 명칭은 언급되지 않았다. 이 책은 이전 세기 동안 발전해 온 전통을 모아둔 것으로 보인다(Kaplan, 1997). 이렇게 모은 정보는 황제가 제기한 질문에 재상인 기백이 답하는 형태로 되어 있다. 각종 질환이 당시에 지배적인 도교의 세계관에 따라 기술되어 있다. 히포크라테스의 저작들이 서양의학의 토대이듯이 〈황제내경〉은 중국의학의 '경전'으로 알려져 있다(Kaptchuk, 1983). 그러나 히포크라테스의 저작과는 다르게, 이 책은 여전히 치료 지침으로 사용되고 있다.

현대의 독자들은 이 책의 의미를 전부 수용하기가 어렵다는 사실을 알게 되는데, 그 이유는 문화와 개념이 현재와는 동떨어져 있기 때문이다. 따라서 종종 직관적으로 해석하면 매우 잘못될 수 있다. 예를 들어 경혈을 연결하는 선을 경락이라고 생각할 수 있다. 하지만 BC 168년의 무덤에서 발견된 문헌에서는 경락체계를 언급하였지만 경혈은 언급하지 않았기 때문에 경락이 먼저 나왔다고 본다(Chen, 1997).

유럽에서 기원한 침 치료 European origins of acupuncture

선사시대의 유물을 보면 침 치료가 유럽에서 기원했을지도 모른다는 기대를 모으는 근거가 있다. '티롤의 설인' Ötzi는 BC 3300년 무렵의 사냥꾼이었는데, 그의 시신이 알프스의 빙하에 보존되어 있다가 1991년 해빙된 빙하 면에서 드러나게 되었다(Dorfer et al., 1998). Ötzi의 몸에는 47개의 문신 자국이 15개 그룹으로 나뉘어 형성되어 주로 등과 다리에 있었다(부록 자료사진 6A, 6B). 문신은 피하층에 목탄으로 그려진 점이나 선으로 구성되어 있었다. 문신은 옷으로 덮였을 부위에 있고 모양으로 비춰봤을 때, 당시에 유행하던 대부분의 문신처럼 장식이나 의식을 위한 목적은 아닌 것으로 추정된다. 대신 의학적인 목적을 가진 일종의 뜸 자국일 수 있으며, 민간요법에서 보이는 공통적인 특징이라는 주장이 제기되었다(Nogier, 1981).

Ötzi의 문신에 흥미를 느낀 Dorfer는 이 문신을 몇몇 침 전문가들에게 자문을 의뢰하였다(Dorfer et al., 1999). 자세히 살펴본 결과 15개 그룹 중 9개는 전통 경혈과 수 mm 이내에 위치한다는 사실을 알게 되었다. 더구나 일부 문신의 위치는 전통동아시아의학 관점 침 치료 의사가 있었다면 사망 당시 Ötzi가 앓던 질병(방사선 필름과 기타 검사를 통해 밝혀짐)을 치료하는 데 사용했을 법한 경혈들과 일치했다. 예를 들어 척추 퇴행을 치료하기 위해 사용하는 등과 다리의 족태양방광경 경혈, 기생충이 들끓는 내장의 문제를 치료하기 위해 사용한 곡천(LR8), 삼음교(SP6) 및 족소양담경의 경혈과 일치한다.

따라서 Ötzi의 문신은 침 치료에 관한 중국 최초의 자료가 존재하기 이전에 유럽에서 중국의 침 치료와 매우 유사한 치료체계가 존재했음을 의미한다. 이러한 해석은 추측이긴 하지만, 중국인들이 침 치료를 독점하고 있었다는 인식에 상반되는 증거가 된다.

중국 침 치료의 발전 The evolution of acupuncture in China

침은 〈황제내경〉에 기술된 이후 수세기에 걸쳐 계속 발전해 왔고, 일부 지역에서는 한약, 마사지, 식이요법, 뜸과 더불어 일상적인 치료로 간주되었다. 10세기 말 무렵 왕유일(987–1067)은 침구동인을 만들었는데(부록 자료사진 7), 이때 경혈은 명확하게 점으로 묘사되었다(Ma, 1992). 명나라 시기(1368–1644)에는 〈침구대성〉이 출간되었는데, 361개 경혈을 명확하게 기술하여 현대 침구의 기초를 형성했다.

침은 중국 전역에 걸쳐 임상에서 사용된 것은 아니었으며, 치료에 대한 접근 방식은 전국적으로 통일되지 않았다(Birch and Kaptchuk, 1999). 진단과 치료에 대한 수많은 난해한 이론들이 등장했으며, 때때로 이러한 이론들이 서로 상충되기도 했는데, 이는 각 치료 기관 사이의 거리가 멀었고 상호교류가 없어서 서로 다른 지역적 전통을 형성하였기 때문이다. 경쟁관계에 있던 각 침 학파들은 자신들의 독점력과 영향력을 구축하려고 애를 썼다.

그러나 침 치료에 대한 관심은 서양의학에 비해 미신적이고 비합리적인 것으로 여겨지면서 17세기부터 줄어들었다(Baldry, 1993; Ma, 1992). 결국 1822년 황제의 칙령에 의해 왕립의학학교의 교육에서 제외되었다. 그러나 침 치료에 대한 지식 및 기술은 학자들 사이의 관심과 지방 의사들의 치료를 통해 명맥이 유지되었다. 이후 1929년 다른 형태의 전통동아시아의학과 함께 침 치료가 불법화되면서 최종적으로 수모를 겪었다(Ma, 1992).

1949년 공산정부의 수립과 함께 침을 포함한 전통적 형태의 의학이 부활하였는데, 아마도 국가적 자존심뿐만 아니라 순전히 실용성 때문에, 즉 저렴한 비용의 의학을 통해 수많은 국민들에게 기초적인 의료 서비스를 제공하기 위한 유일한 방법을 강구하는 과정에서 유래한 듯하다. 비록 자신의 질병을 치료할 때 침 대신에 서양의학을 이용했다고 전해지기는 하지만, 마오쩌뚱은 백화제방(百花齊放)이라는 단어를 통해 전통동아시아의학을 부흥하려 했다(Basser, 1999).

이러한 전통 치료의 부흥기 동안에 한약, 침, 뜸 등 다양한 분야에서 공통적인 개념을 형성하려는 시도가 진행되었고, 그 결과 통합된 형태의 전통동아시아의학이 탄생하였다(Birch and Kaptchuk, 1999). 전통동아시아의학은 중국 내 서구식 병원에서도 서양의학 병동과는 별개로 접할 수 있게 되었다. 이와 동시에 침 연구기관들이 설립되어 몇몇 연구자들이 침 치료에 관한 더욱 합리적인 이론을 연구하였는데, 신경전달물질 분비에 관한 획기적인 연구를 수행한 베이징대학의 Ji-Sheng Han과 같은 사람이 대표적인 인물이다(Han and Terenius, 1982).

전 세계로 침 치료의 보급 The worldwide spread of acupuncture

중국이 주변국으로 영향을 확대한 결과, 한국과 일본이 6세기 무렵 침과 한약을 전적으로 수용하여서(Baldry, 1993) 두 나라는 여전히 이들 치료법을 사용하고 있으며 서양의학과 동등한 위치인 경우가 많다. 침 치료는 교역로가 열린 8~10세기 무렵 베트남에 전파되었다. 서양에서는 프랑스가 최초로 침을 받아들인 나라 중 하나였다(Kaplan, 1997). 16세기부터 예수회 선교사들이 침 치료에 관한 다양한 문헌을 전하였다. Willem Ten Rhijne은 1680년 무렵 침 치료를 기술한 최초의 서양의사였다. 동인도회사의 의사였던 그는 일본에서 침을 시술하는 광경을 목격하였다(Bivens, 2000). 일부 프랑스 의사들이 이 치료법을 받아들였다. 관현악의 대가 Berlioz는 침 치료에 관한 임상시험을 진행하였고, 1816년에는 이에 관한 논문을 쓰기도 하였다(Bivens, 2000). 외교관이었던 Soulier de Morant는 프랑스 스타일의 침 치료에 많은 영향을 미쳤다. 그는 중국에서 오랜 시간을 보냈고 1939년부터 지속적으로 침 치료에 관한 수많은 논문을 발표하였다.

19세기 전반에 미국과 영국에서 갑자기 침 치료에 관심이 집중되었는데, 'Acupunctura-tion' 이라는 사설이 의학저널 란셋(Lancet)에 게재된 것을 포함하여 수많은 저작들이 과학 문헌에 실렸다(Anon., 1823). 그러나 19세기 중반부터 침 치료는 더 이상 주목받지 못하였고, 오직 William Osler경의 의학 교본에 간략하게 언급될 뿐이었다(Osler, 1912). 그는 침이 급성 요통에 가장 좋은 치료법이며 여성의 모자를 고정하는 핀을 포함해서 어떤 종류의 바늘도 효과가 있다고 주장하였다.

20세기 The 20Th Century

1971년 〈뉴욕타임스〉의 선임기자인 James Reston은 닉슨 대통령의 방중을 대비하여 중국에 체류하고 있었다. 닉슨은 이때 응급 맹장염 수술을 받았으며 회복 기간에 마비성 장폐색이 발생하였는데, 이를 침으로 치료하였다. 그는 이러한 경험을 자신의 영향력 있는 칼럼에 소개했더니(Reston, 1971), 미국 의사들이 몇 팀을 꾸려서 침 치료를 알기 위해 현지 시찰을 시행하였다. 이들은 결국 침이 단일 진통제로서는 타당하지는 않다고 결론을 내렸지만, 수술 시 진통을 위해 침을 사용하는 것에 특히 관심을 가졌다. 이들의 보고서로 수많은 연구가 시행되었으며, 특히 지원자를 대상으로 한 실험적 통증을 치료하는 연구가 시행되었다. 침 치료는 마침내 미국국립보건원(NIH)의 합의 회의에서 긍정적인 결론이 내려진 후에야 (NIH Consensus Development Panel, 1998) 미국에서 어느 정도 인정을 받았다.

영국의 의사들 또한 침 시술을 참관하기 위해 중국을 방문하였고, 서론에서 언급한 것처럼 과학적인 용어로 침에 관한 전통적인 이론들을 재고하려는 지속적인 노력을 기울였다 (Baldry, 2005a).

이제 간단하게 일부 전통적인 이론을 기술하고, 이러한 이론이 어떻게 발생되었는지를 추론해 볼 것이다.

전통동아시아의학 관점 침 치료의 이론 Traditional Chinese acupuncture theories

전통동아시아의학 관점 침 치료의 배경 The Context of Traditional Chinese Acupuncture

침은 중국에서 한약, 마사지, 식이요법과 더불어 의학의 일부로서 임상에서 활용되고 있었다. 중국 의사들은 결핵, 급성 패혈증, 수막염, 농양과 같은 중요한 감염증, 선천성 장애나 기형, 심부전이나 갑상선기능항진증 또는 저하증과 같은 만성 질환, 외상과 골절, 응급수술 상황 등 인류 역사의 초기 문명에서 빈번히 발생했던 주요 질환들을 치료해야 했을 것이다. 강력하고 침습적인 치료법이 개발되었는데, 이를 사혈이나 사하법과 같은 극단적인 치료법이 사용된 서양의 초기 의학과 비교해 보는 것은 흥미로운 일이다. 세균원인설의 제시와 그에 따른 깨끗한 물과 위생의 제공으로 의학의 새로운 국면이 열렸다.

전통적인 침 치료에 대한 단일 이론은 없으며, 1950년대에 전통동아시아의학의 범주에 통합하려는 시도가 있었지만 만족할 만한 성과를 얻지 못했다. 단지 증상과 징후만을 치료하는 의사들이 있는 반면, 개인의 체질을 전제 조건으로 알고 싶어하는 의사들도 있었다(Kaptchuk, 1983). 후자에 해당되는 의사들은 환자가 어떤 날씨를 좋아하는지, 피부의 색은 어떤지, 선호하는 음식은 무엇인지, 증상이 발생한 시기는 언제인지 등을 고려한다. 질병은 식별가능한 단일 원인에 의해 발생된 것이라기보다는 한 개인이 존재하는 데 필수불가결한 부분으로 여겨졌다.

전통동아시아의학 관점에서 침에 대한 접근은 다음과 같은 기본 개념을 다양하게 조합하여 사용된다.

전통동아시아의 해부학과 생리학 Chinese Anatomy and Physiology

고대 전통동아시아 의사들 덕분에 몇 가지 놀라운 사실이 발견되었다. 몸의 구조와 기능에 대한 이들의 이해는 같은 시기 서양의 해부학과 생리학을 능가하는 인상적인 업적이었다. 고대 동아시아 의사들은 간이 신체 대사에 중추적인 역할을 하는 중요한 장부라는 것과 혈액 순환 개념처럼 몇 가지 중요한 통찰을 제공했다. 그러나 동아시아는 유럽에서의 발생한 과학혁명과는 거리가 멀어서 해부학과 생리학에 관한 과학적 지식이 전통동아시아의학에 미치는 영향은 극히 제한적이었다(Kendall, 2002).

간단히 말해서 동아시아인들은 인체생리가 세 가지 중요한 물질인 기, 혈, 진액의 상호작용으로 구성되어 있다고 생각하였다. 이 중 기는 가장 기초적인 것으로 사람은 기를 타고 나며, 기는 신장에 저장되고 음식과 공기에 의해 유지되며 몸에 영양을 공급하고 몸을 보호하기 위해 순환할 수 있다. 기가 병리적인 상태, 예를 들어 기허(氣虛), 기체(氣滯), 기역(氣逆)의 상태에 이르게 되면 여러 가지 증상이 나타나고 이에 따라 질병이 발생한다. 지나치게 단순화하는 것일 수도 있지만, 기허는 차가움, 활동력의 저하, 쇠약 등을 의미하고, 기체는 근육의 경련과 비슷한 것이며, 기역은 구토를 예로 들 수 있다. 혈은 기가 고도로 응집된 형태이며, 기와 혈은 불가분의 관계이다. 진액은 음식에서 생겨나며, 맑은 것은 몸으로 들어가고 찌꺼기는 요로를 통해 배출된다. 혈과 진액은 자체적으로 장애가 발생할 수 있으며 이를 반드시 진단하고 치료해야 한다.

이러한 설명을 보면 고대 중국인들은 자신들이 관찰한 인간의 건강과 질병에 관하여 이론적으로 설명하려고 지적인 노력을 기울였다는 사실을 이해할 수 있다. 전통동아시아인들이 인체의 구조와 기능에 대한 특수한 설명을 어떻게 도출해 냈는지 설명하기 위해 여기에서 세 가지 예를 들어보고자 한다.

1. 전통동아시아의학에서는 내부 장기를 단단한 것(장, 臟)이나 구멍이 뚫린 것(부, 腑)으로

분류하였다. 특이하게도 폐와 심장은 단단한 것(장)으로 분류하였다. 죽은 환자를 관찰하면 이 두 장기가 단단한 형태가 되기 때문에 당시 의사들이 잘못 판단한 것일까?

2. 전통동아시아의학에서 심장은 정신의 중심(心門)으로 간주되었다. 이는 흥분하거나 두려울 때 심장이 빠르게 뛴다는 것을 관찰하여 반영한 것일까? 맥박이 빠르게 뛰는 것과 흥분하는 것 모두가 심장이 중추적으로 연관된다고 생각한 것일까?
3. 전통동아시아의학에서 비장은 음식의 흡수와 관련이 있다. 음식이 위로 들어가면 어떻게 폐에 있는 공기와 결합하게 되는지에 대한 해답을 찾아야 한다. 가장 분명한 경로인 비장을 통과해서 횡격막을 통과한다고 추측했던 것일까? 자연적으로 횡격막은 구멍이 뚫려야만 했는데, 이는 정확하게 Harvey의 시대 이전 서양의학에서 인식했던 방식이다.

전통 침 치료 의사들은 여전히 비장이 위와 소화기능과 밀접하게 연관되어 있다고 생각하는데, 이는 우리가 익히 알고 있는 사실과는 거리가 멀다. 만일 이에 대해 질문을 받는다면, 그들은 비장을 신체 기관이라기보다는 '기능'으로 본다고 대답할 것이다. 즉, 비장과 관련된 기능은 음식과 진액의 수송이라는 것이다. 현대의 관점으로는 이상하게 보이는 이러한 개념은 전통동아시아의학에서 말하는 비허(脾虛)로 인해 말초성 부종이 발생하고, 습한 곳에 앉아 있으면 습(濕)이 침범하여 비허가 초래된다는 개념과 혼재되어 더욱 복잡해진다(Maciocia, 1989).

기 Qi

기(Qi , 중국 발음으로 '치')는 침구학에서 다소 다른 두 가지 의미로 사용되는 용어이다.

- 기는 활동에 대한 감각 또는 행동에 대한 힘이라는 의미를 내포한다. 즉, 삶과 죽음, 고여 있는 물과 샘솟는 물 간의 차이이다. 물리학의 운동에너지나 위치에너지, 대사에너지 개념과 비슷하다. 인간은 태어나면서 기를 부여받고, 음식과 공기를 통해서 기를 보충하며, 그 결과 기는 몸에 영양을 주거나 방어하기 위해 전신에 분포한다고 여겨진다. 질병은 기에 장애가 생겼을 때 발생하는데, 기가 과하거나 부족하거나 정체되어 발생한다. 산소나 포도당과 같은 영양물질을 조직에 공급하고, 조직을 재생하며 다양한 면역기능을 담당하는 것으로 기를 설명하는 방식은 합리적으로 보인다.
- 또한 기는 종종 '에너지의학(energetic medicine)'에서 생명력의 관념적인 의미로 사용된다. 그러나 이는 오해인듯 하지만, 여기서는 더 이상 논의하지 않겠다(Kendall, 2002; Schnorrenberger, 2003; Soulié de Morant, 1957).

음양 균형 Yin/Yang 'Balance'

전통동아시아의학의 기본 개념 중 또 하나는 음과 양으로 대표되는 상반되는 것의 균형이다. 음양의 본래 의미는 언덕의 어둡거나 밝은 면을 의미하는데, 음은 어둡고 차갑고 비활동적인 반면, 양은 밝고 뜨겁고 활동적이다. 병이 든 환자들은 음과 양이 불균형을 이루고 있는 것으로 여겨져서 이들의 균형을 다시 맞추기 위해 치료를 계획한다.

이 개념은 Claude Bernard의 내적균형이론(milieu internal) 즉, 우리가 항상성이라고 알고 있는 것과 유사하다. 물론 음양 개념은 훨씬 오래되었다. 서양의학에서도 그 예를 쉽게 찾을 수 있다. 즉, 생리 현상은 균형과 관련이 있고, 병은 균형이 깨지는 것과 관련이 있는데 불균형은 질병의 원인이나 결과가 된다. 체온 조절, 피부 혈류에 대한 자율신경조절, 위장관 운동성, 갑상선기능항진증, 갑상선기능저하증, 코르티코스테로이드 과다분비증 또는 과소분비증 등이 그 예이다. 그러나 모든 의학적인 질환이 균형이 깨져서 생긴다는 것을 의미하지는 않는다. 예를 들어 감염성 질환, 암, 퇴행성 질환, 골절 등은 이런 방식으로 설명되지 않는다.

우리는 독창적이고 매우 심오하게 현상을 관찰하는 하나의 방법인 음양의 균형 개념이 발전을 거듭하여 건강의 중요한 기초가 되어서 모든 상황에 적용되는 일반적인 규칙이 되었다고 생각한다. 동아시아인들은 정확한 관찰을 통해 일반적인 규칙을 만드는 데 뛰어났던 것으로 보이며, 우리는 이러한 경향을 나타내는 다른 예들을 살펴 볼 것이다.

오행 Five Phases (Elements)

오행의 개념은 매우 오래되었다. '행' 이라는 단어를 표현하는 정확한 영어 표현은 없으며, '원소' 로 대개 번역되지만 이는 그리스나 중세 유럽의학의 4원소설(흙, 공기, 불, 물)보다 훨씬 정교하다(Maciocia, 1989). 주기율표의 원소와도 관련이 없다. 오행에 내포되어 있는 개념은 복잡하다. 인간, 동물, 사물 등 모든 만물은 그 존재의 모든 면에서 오행(목, 화, 토, 금, 수)으로 구성되어 있다고 여겨졌다. 각각의 오행에는 감정 성격의 유형, 색, 계절, 방향, 맛 등과 같은 삶의 모든 면에 상응하는 특징이 있다. 그래서 목은 분노, 녹색, 봄, 동쪽, 신맛에 상응한다. 게다가 각각의 오행은 한 쌍의 장부와 연결되어 있다. 예를 들어 목은 간과 담에 연결되어 있다. 그러므로 오행 중 어느 하나라도 문제가 생기면 이러한 특정 장부에 질병을 일으키고, 같은 이름의 경락에 침 치료를 하여 영향을 미칠 수 있다.

각각의 오행은 고정된 주기로 하루의 다른 시간을 주관한다. 서로 영향을 미쳐 하나를 자극하면 즉각적으로 다른 것에 영향을 주며, 하나를 억제하면 다른 것에 영향을 준다(그림 11-1)(Lawson-Wood and Lawson-Wood, 1973).

오행의 개념이 순환적이고 모든 것이 다른 모든 것에 연관되어 있기 때문에 침 치료 의사는 그 체계 내에서 하나의 문제가 생기면 일련의 모든 문제를 야기할 수 있다고 언제나 주장할 수 있다. 모든 질환은 하나의 근본적인 불균형이 연장되는 것으로 설명될 수 있다. 그러나 이러한 설명은 전체론적인 인상을 주지만 설득력이 없다.

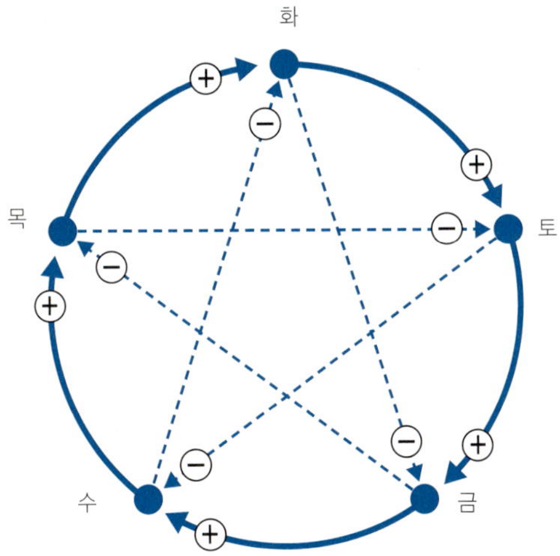

그림 11-1 오행의 순환에 대한 도식으로 상호관계를 표시하고 있다. 오행 각각이 다음 오행을 자극하고(예: 수, 목), 그 다음을 억제하는 것을 보여준다(예: 수, 화).

경락 Meridians

동아시아인들은 혈관이나 통로 다발을 묘사하기 위해 경락이라는 용어를 사용하였다. 어떤 학자들은 경락이 만질 수 있는 물리적 구조체라고 주장하지만, 혈관, 신경, 힘줄과 같이 우리가 이미 알고 있는 것을 의미하는 것이 거의 확실하다(Schnorrenberger, 2003).

고정적인 경혈 개념이 정립되었을 때, 경락은 경혈을 찾기 위한 보조적인 기록으로서 상당히 다른 개념으로 사용되었던 것 같다. 이는 마치 현대 천문학에서 별자리가 별들의 위치를 기억하기 위해 사용된 것과 같다. 설령 그 자체는 서로 연관되어 있지 않더라도, 별의 위치는 다른 별들과 연관되어 보이는 곳에서 그 위치를 기억할 수 있다.

다음과 같은 경락의 개념이 임상에서 다양한 용도로 사용되고 있다.

- 경락을 통해 질병이 침입한다는 개념. 침으로 표증을 치료하지 않는다면 연관된 장부의 손상으로 이어질 수도 있다는 의미를 내포
- 경락에 자침하면 연관된 장부의 증상을 호전시킨다는 개념
- 오행론적인 접근을 통해 각각의 경락이 직접적으로 다른 오행의 경락에 영향을 미치는'조절 경혈' 을 가지고 있는 것으로 인식되는 개념
- 경락의 끝에 위치한 경혈은 경락의 어느 위치라도 무관하게 통증이 있는 질병을 치료하기 위해 사용된다는 개념

경혈 Acupuncture Points

우리는 경혈의 개념과 기원에 관한 가능한 설명을 4장에서 언급하였다.

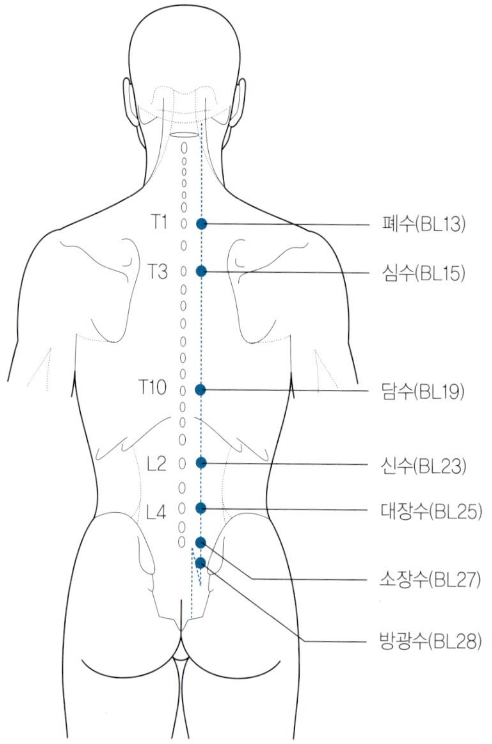

그림 11-2 전통동아시아의학 관점 침 치료의 '연관된 반응점'. 내장의 분절적 신경 지배에 대한 생의학적 이해를 보여준다.

연관된 반응점 Associated Effect Points

족태양방광경(몸의 양쪽에 위치함)은 척추를 따라 이어지며 하지의 후면까지 내려간다. 족태양방광경은 몸의 중심에서 4cm가량 떨어져 기립근 위에서 이어지기 때문에 전통 경혈들은 거의 모든 척수분절 단위에 위치한다. 이러한 경혈들 중 일부는 한두 개 이상의 장부에 영향을 미치는 것과 관련이 있다. 흥미롭게도, 연관된 장부는 4장과 그림 11-2에서 보듯이 내장분절의 영향으로 해당 분절 단위에서 신경지배를 받는다. 이것은 침 치료에 대한 동아시아의학적인 접근이 실제로 생의학의 개념을 반영하고 있음을 시사하는 것이다.

전통동아시아의학의 진단 Diagnosis in traditional Chinese medicine

설진 Tongue Diagnosis

전통동아시아의학 의사들은 혀의 색과 표면의 형태, 혀 가장자리와 중심부를 주의 깊게 살핀다. 그들은 진단을 내릴 때 혀에서 얻은 정보를 이용한다. 심한 철결핍성빈혈이나 급성 연쇄구균감염증 또는 국소 칸디다감염증 같은 질환이 발생하면 혀의 모양에 뚜렷하고 울긋불긋한 변화가 나타난다. 이러한 알려진 특정한 질환과의 관련성을 바탕으로 '혀는 항상 진단을 위한 정보를 제공한다'는 일반적인 규칙을 만들기 위해 개념이 확장되었을 가능성이 있다.

맥진 Pulse Diagnosis

전통동아시아의학 의사들은 맥을 상당히 자세하게 공부하여서 서양의사들이 생각하는 것보다 맥에서 훨씬 더 많은 정보를 얻는다고 주장한다. 맥으로 경락의 상태(예: 간허)에 관한 정보를 얻을 수 있다고 말하는 의사도 있고, 일반적인 설명(예: 활맥)을 사용하는 의사도 있다. 특정 질환에서 맥의 강도, 리듬, 성질에 매우 전형적인 변화가 나타난다는 것은 잘 알려진 사실이다. 예를 들어 물망치맥박(water-hammer pulse)은 대동맥판폐쇄부전에서, 희미한 맥박은 쇼크 상태에서 관찰된다. 맥진은 모든 질병을 진단하는 데 중추적인 지위에 있었던 것으로 보인다.

전통동아시아의학 진단의 본질 The Nature of Traditional Chinese Medicine Diagnosis

전통동아시아의학에는 명백히 모순되는 개념들을 서로 공존하게 하는 놀라운 능력이 있다. 어떤 저자들은 질병이라는 것이 유발되는 것이 아니라 개인의 생활 패턴 내에서 피할 수 없는 요소라고 설명하지만, 또 어떤 저자들은 서양의학에서와 같이 질병의 원인에 대해 토의하기도 한다. 침 치료 의사들은 외부 병인이나 과도한 근심과 같은 내적 감정의 영향 또는 균형 잡히지 않은 식사나 과도한 성생활 같은 행동을 질병의 원인으로 기술한다. 어떤 의사들은 오행의 개념으로 환자를 치료할 것이고, 또 어떤 의사들은 현대적인 전통동아시아의학의 개념인 '증(證: 상대적으로 일정한 증상들의 패턴과 그것을 치료하기 위한 처방)'을 활용하여 치료할 것이다. 예를 들어 뒷목이 갑자기 뻣뻣해지고 아프며 그 증상이 자주 변한다면 '풍(風)'에 의해 발생한 것으로 추정할 수 있다(Maciocia, 1989). 이것은 표본(標本) 치료의 개념으로 요약할 수 있다. 본치(本治)는 환자의 근본적인 불균형을 다루는 것이고, 표치(標治)는 증상만을 다룬다.

표 11-1은 특정 환자에게 나타나는 증상을 설명하기 위해 개별적으로 또는 함께 사용할 수 있는 진단 접근법의 목록을 제시하였다.

이러한 전통동아시아의학의 진단법은 특정 환자들에게 적용하기 위해 서로 다른 의사들

표 11-1 ■ 전통적인 진단법의 예

진단법	설명 혹은 예시
오행	한두 개가 넘는 요소의 불균형(예: 간허로 인한 현훈 및 두통)
내장 증상	비허에 기인한 노곤함 및 무른 변과 같이 내장의 기능 장애로 인한 증상
기, 혈, 진액 장애	내과 영역이라고 할 수 있는 증상(예: 기역으로 인한 구역 및 구토)
팔강	내외, 한열, 허실, 음양과 같은 질병의 속성으로 진단(예: 기허로 인한 창백한 얼굴, 피로감, 식욕부진)
경맥과 낙맥	경맥의 경로에 따라 설명되는 증상(예: 대하, 경락 주행 부위 냉감, 하지통은 족태음비경의 장애를 의미함)
기후에서 유래하는 병인	풍사의 침범으로 인해 한기를 느끼고, 코를 훌쩍이며, 콧물이 흐르는 증상

이 그 진단에 동의하는 방식으로 신뢰도 검증을 거쳐야 한다. 결국 의학적 증상과 징후를 체계적으로 분류하기 위한 방법이므로, 어느 정도 합의가 이루어진다는 것을 예상할 수 있다. 예를 들어 특발성 불임(즉, 서양의학적으로 원인이 밝혀지지 않음) 여성에게 내려지는 전통동아시아의학 진단은 다른 원인을 가진 여성과 구별하는 데 어느 정도 신뢰도를 보인다(Coyle and Smith, 2005). 그렇다고 대하가 있는 경우 비허(脾虛)가 의미 있는 진단으로 확인된다고 해서 전통동아시아의학 진단이 신뢰할 수 있다는 것은 아니다.

우리는 전통동아시아의학 진단이 서양의학의 진단 방법보다 환자 유형의 미묘한 차이를 더욱 잘 구분할 수 있다는 사실을 인정한다. 예를 들어 서양의 의사들는 환자의 유형이 서로 다르다고 이야기할 수 있지만, 그 차이를 분류하는 용어나 체계를 가지고 있지 않다. 이런 점에서 전통동아시아의학은 좀 더 자세히 살펴볼 가치가 충분히 있다.

전통동아시아의학 치료법 Traditional Chinese treatment

경혈 선정 Point Selection

전통동아시아의학에서 침 치료 의사는 개별 환자의 진단과 정확히 일치하는 경혈을 선택한다. 다음은 표준 교본에서 발췌한 세 가지 예이다(Maciocia, 1989).

- 신맥(BL62, 바깥 발목 바로 아래 위치)은 눈을 이롭게 하고, 힘줄을 이완시키며, 정신을 맑하게 하고, 내풍(內風)을 제거한다.
- 혈해(SP10, 무릎 바로 위)는 혈을 차갑게 하고, 생리를 조절한다.
- 곡지(LI11, 팔꿈치 외측연)는 외풍(外風)을 제거하고, 열을 식히며, 습을 제거하고, 힘줄과 관절을 이롭게 한다.

이러한 특정 작용이 각 경혈에 어떻게 붙여지게 되었는지에 대해 오직 추측만 할 수 있을 뿐이다. 아마도 5장에서 논의하였던 전신 효과를 관찰한 결과이거나 약간의 창의적인 해석에서 비롯되었을 것으로 추정된다.

이와 같은 경혈 선택의 근거를 사용하는 것은 전통동아시아의학을 활용하는 데 있어 핵심적이고 중요한 문제로 여겨진다. 이는 전통동아시아의학의 근본적이고 중요한 원리로서 이에 대한 정당성을 지지할 수 있는 근거가 속히 나오기를 기대한다.

수기법 Needle Manipulation

경락 내 기의 흐름에 영향을 준다는 생각에 따라 어떤 침 치료 의사들은 시계방향이나 반시계방향으로 염전하며 강자극을 주는 특정한 수기법을 사용하는데, 이는 기를 증가시키거나(補) 감소시키는 것(瀉)으로 추정된다. 염전의 속도가 신경종말을 차등적으로 자극할 수 있지만, 염전의 방향이 바뀐다고 효과가 다르다고 생각하기는 어렵다. 발침 후에 어떤 침 치료

의사들은 경혈을 손가락으로 막아서 '기가 빠져나가는 것을 막는다' 고 한다.

전체론에 관한 주장 Claims of Holism

전통적인 침 치료 의사들은 대개 자신들이 전체론적 관점에서 치료하고 있다고 주장하는데, 이는 자신들의 진단이 환자의 다양한 요인들, 예컨대 음식의 기호, 성관계 횟수, 증상에 대한 날씨의 효과 등을 고려하기 때문이라고 한다. 그러나 전체의학(holistic medicine)은 실제 의사들이 환자를 전반적으로 접근하는 방식이지, 의학의 어떤 체계에 관련된 개념이 아니다. 통합적인 서양의학의 진단보다 전통동아시의학의 진단이 태생적으로 전체론적 의학에 더 가깝다고 할 수는 없다. 사실 적절한 서양의학의 진단이 전통동아시아의학에서는 거의 다루지 않는 심리적, 사회적인 요인들을 더 많이 고려한다는 점에서 오히려 더욱 전체론적이라고 여겨질 수 있다. 어떠한 의학 체계에서도 전체론적인 관점에 대해 독점을 주장할 수 없다.

전통동아시아의학과 서양의학 관점의 침 치료

Traditional Chinese and Western medical acupuncture

서양에 소개된 전통적인 침 치료 이론들은 영국(Baldry, 1993; Campbell, 2001; Filshie and White, 1998; Mann, 1992)과 미국(Ulett, 1992)의 여러 학자들에게 도전을 받아왔다 여기에서는 일반적으로 관찰되는 측면과 다소 추정이 가능한 측면으로 한정하여 언급하고자 한다.

신경, 전기 경로, 소리의 전도, 콜라겐기질의 경로 등으로 경락을 설명하려는 상당한 연구가 존재함에도 불구하고, 물리적인 구조로서 경락의 존재에 대해 지지할 만한 근거는 없다. 차라리 척수의 상호연결로 인해 전파되는 것으로 추측되는 침감뿐만 아니라 좌골신경통처럼 신경근 포착으로 인한 통증, 대후두신경과 같은 신경에 대한 압박, 근막유발점에서 비롯된 연관감각, 상행림프관염에서 나타나는 붉은 선 등 일반적으로 임상에서 관찰되는 증상을 이해하는 하나의 방식으로 설명하는 것이 훨씬 더 적절하다. 한 부위에 나타나는 증상의 패턴들을 관찰하여 경락이 전신에 걸쳐 이어져서 완전하고 일관적인 패턴을 형성한다는 생각을 이끌어 냈을 수도 있다.

전통적인 침 치료에는 일상적인 관찰을 다른 용어로 해석하는 방법으로 쉽게 이해할 수 있는 여러 가지 개념들이 있다. 예를 들어 질병은 먼저 인체의 표층에 침범하는데, 이때 손쓰지 않으면 내장에 침범한다고 여겨진다. 이는 단순히 다음과 같은 관찰을 반영한 것이다.

- 한사(寒邪)는 코와 목에서 시작하는데, 폐에서 폐렴을 유발할 수 있다.
- 근골격계 질환은 나이가 들면서 더욱 빈번해지며 나중에는 심근경색, 결핵, 암과 같은 심각한 내장 질환들이 생긴다.

마찬가지로 요통도 일반적으로 신장에서 기의 정체에 의해 유발된다. 기의 정체는 아마도 근육의 연축을 의미하는 것일 수 있으며, 요통 환자들에게 신장이 위치한 부위에 연축이 자주 일어난다. 기체라는 진단은 관찰된 현상을 설명하는 것에 불과하지 신장의 질병을 의미하지는 않는다. 이러한 개념들은 전통동아시아의학의 침 치료 의사들이 가지는 확신을 강화시키기는 하지만, 침을 완벽하게 논리적으로 설명할 때 전통적인 침의 편에 서서 논쟁을 벌이는 데 사용될 수는 없다.

침의 전통동아시아의학 관점의 해석에 관한 몇 가지 일반적인 설명이 여기에 덧붙여질 수 있다. 침 치료에 관한 한 가지 문제는 그 기반이 되는 세계관이 폐기된지 한참이 지난 지금도 여전히 매우 많고 다양한 형태의 진단이 사용되고 있다는 점이다. 전통동아시아의학의 침 치료 학파들의 치료적 접근 방식은 서로 다른 것처럼 보이지만, 아마도 임상에서는 매우 유사한 결과를 보일 것이다. 상당히 넓은 부위 어딘가에 침을 놔서 신체를 자극하여 얻는 효과가 광범위하다는 것을 알고 있다는 점을 감안하여 우리가 내릴 수 있는 유일한 합리적인 결론은 실제로 전통적인 진단이 아마도 그렇게 중요한 것은 아니며, 침으로 환자를 자극한다는 자체가 중요한 것일지도 모른다.

서양의 과학적 관점에서 살펴본다면, 신체의 구조와 기능에 대한 우리의 지식을 고려할 때 침은 상대적으로 간단한 치료법으로 보인다. 정교한 이론들로 침 치료를 복잡하게 만들 필요가 없어 보인다. 침에 대한 서양의 접근은 종종 본래의 치료를 너무 단순화하고 단순히 증상에 대한 치료에 한정된 방법이라고 비판을 받는다. 이와 반대로 전통적인 침 치료는 '근본적인 불균형을 바로 잡는다' 고 주장한다(표 11-2). 그러나 우리는 이러한 '근본적인 불균형의 교정' 이라는 것이 환자의 치료에 대한 기대감과 함께 뇌 중추에서 전신 효과의 조합 이상이라

표 11-2 ■ 서양의학 관점 침 치료와 전통동아시아의학 관점 침 치료의 주요한 차이에 대한 요약

전통동아시아의학 관점 침 치료	서양의학 관점 침 치료
이론	
기에 작용	신경과 근육에 작용
근본적 불균형을 해소	질병의 근본 원인을 치료할 수 없음
경락은 기본적으로 중요하고, 경락의 이름에 의미가 있음	경락의 이름은 단순히 유용한 표지자임
축적된 임상적 전통을 중요하게 여김	현상적인 근거를 중요하게 여김
새로운 발견을 과거의 것과 결합	개념이 쓸모 없게 되면, 스스로 교정하거나 거부함
치료 대상	
어떠한 질환에도 효과적	특정한 형태의 질환에만 효과적
임상	
전통동아시아의학의 진단	기존 서양의학의 진단
정교한 경혈의 위치	경혈은 적절한 자극의 부위에 대한 일반적인 가이드라인
개별화된 치료, 경혈에 자극하는 것을 강조	개별화된 치료, 주로 위치를 강조

는 것을 확신시킬 수 있는 근거를 보지 못했다(6장 참조). 게다가 침 치료에 관한 고대의 다양한 설명들을 살펴보면, 실제로 침은 근본 원인이 아닌 증상을 치료하는 것으로 간주하는 것 같다(Birch and Kaptchuk, 1999). 심지어 〈황제내경〉에서도 침은 표증(表症)에만 적합하며, 장부의 병은 한약이 필요하다고 기술하였다. 우리가 침을 놓는 방식이 실제로는 전통동아시아의학 관점의 접근보다는 고대의 전통에 따르는 것일지도 모른다.

마지막으로 치료에 대한 이해를 시간이 갈수록 더욱 높이는 방법이 있다. 전통적인 침 치료는 전문가들의 의견을 의심없이 받아들이면서 발전해 왔다. 이들 전문가는 자기비판적인 관찰과 실험을 평생 동안 시행해서 정확한 지식과 깊은 이해를 얻은 것으로 짐작된다. 그러나 소위 의학 전문가들의 임상적 진단은 근거중심의학의 관점에서 비교해 볼 때 틀린 경우가 많기 때문에 이러한 추정은 잘못된 것으로 보인다.

우리는 지금 가능한 한 잘 이해하려고 하지만 새로운 근거가 발견된다면 우리의 생각을 바꿀 준비도 되어 있다.

요약 Summary

침 치료는 약 2000년 전에 중국에서 시행되었다고 기록되었지만, 약 5000년 전에 유럽에서도 유사한 행위가 존재했을지도 모른다. 전통동아시아의학 관점 침 치료는 지리와 시간에 따라 다양했으며, 세계관에 많은 변화가 있는 동안 수세기에 걸쳐 각 시대의 개념들을 유지하면서 진화했다. 중국은 17세기부터 서양의학을 받아들이며 침 치료를 점차 멀리하였지만, 1950년대부터 다시 관심을 갖게 되었다.

전통적인 개념으로 기, 음양, 오행, 경락이 있다. 전통동아시아의학 관점에서 이해하는 인체의 구조와 기능은 그 당시에는 인상적이었지만, 과학적 발견에 비추어 볼 때 변화하지 않았으며 시대에 뒤떨어지고 잘못된 것처럼 보인다. 전통동아시아의학 관점 침 치료의 진단은 동시에 여러 패턴을 사용하며, 이때 치료는 경혈에 있을 것으로 예상되는 특이적인 성질을 활성화시키는 것에 근거한다. 이제는 과학적으로 얻은 지식을 바탕으로 한 합리적인 접근 방식을 통해 전통동아시아의학의 많은 개념들을 설명할 수 있다.

추가참고문헌 Further reading

Kendall, D.E., 2002. Dao of Chinese Medicine: Understanding an Ancient Healing Art. Oxford, New York.

이 책은 일련의 생의학적 발견에 따라 중국인들의 설명을 재해석하여 전통동아시아의학에 대한 진실(道)을 보여주고자 한다. 일각에서 이 책이 궁극적으로 설득력이 부족하다고 생각할지 모르나, 이 책은 호기심을 자극하고 많은 지식을 내포하고 있어 해당 분야를 탐구하는 사람이라면 읽어볼 것을 권장한다.

Lu, G.D., Needham, J., 2002. Celestial Lancets: A History and Rationale of Acupuncture and Moxa. Routledge Curzon, London.

이 책은 중국의 '과학과 문명' 이라고 하는 광범위한 주제를 다루는 주요 학문적 프로젝트의 일부로, 저자들은 캠브리지 대학의 Needham Institute에서 이 연구에 일생을 헌신하였다. 전통동아시아의학에 관심있는 사람이라면 누구나 매우 쉽게 읽을 수 있는 책이다. 1980년에 발간된 초판은 Vivienne Lo가 서문을 쓰고 재출간되었으며 1970년대 이후에 발견된 문서를 포함하여 1980년 이후의 연구를 다루고 있으며, 원전에 대한 해석을 필요시 수정하는 방법을 제시하였다. 예를 들어 몸에 자침하는 것은 배농시키는 것과 원래 관련이 있고, 뾰족하게 갈린 돌이 침 치료의 전신이라는 생각은 사실과 거리가 먼 것으로 보이며, 침구의 이론적 기초는 기원전 1세기 이전에는 발생하지 않았다고 언급한다. 그러나 Vivienne Lo가 언급한 것처럼 원전은 대체될 수 없을 것이다.

Schnorrenberger, C., 2003. Chen-Chiu, the Original Acupuncture: A New Healing Paradigm. Wisdom Publications, Somerville, Massachusetts.

저자는 1970년대 이후로 전통동아시아의학을 연구하고 있는 독일 의사로 독일어와 영어로 된 책을 다수 출간했다. 이 책은 전통동아시아의학에 대한 그의 접근 방법을 요약한 것으로, 특히 전통동아시아의학의 본래 개념들이 서양 문화로 전파되면서 상당히 변화했다고 믿는다. 일부 전문가들은 저자의 결론에 대해 반론을 제기하기도 하지만, 이 책은 전통동아시아의학에 대한 유용한 통찰력을 제시하고 있다.

SECTION 3

근거기반

The Evidence Base

SECTION OUTLINE

CHAPTER 12

침의 유효성에 대한 임상 연구

Clinical research into the effectiveness of acupuncture

단원개요

서론 Introduction

침 치료 의사는 침이 국가보건의료서비스의 정책에 공식적으로 통합되기 전에 효과적이고 안전하며 비용효율적이라는 근거를 제공해야 한다. 그러나 근거가 완전하고 확실하지 않다고 침 치료를 금지해야 하는 것은 아니다. 그렇게 되면 환자에게 잠재적으로 매우 유용한 치료법을 제공하지 못할 위험이 있기 때문이다. 개별 의료 종사자들은 침을 사용하거나 환자를 치료하러 의뢰하는 것을 두고 결정을 내릴 때 환자의 바람, 지역 의사의 성공 일화, 지역 병원에서 발표된 사례 연구 및 검증기록, 동료나 권위자들의 견해 등의 근거를 활용한다. 우리는 현재 일종의 중간 상황에 처해 있다. 침 치료가 특정 문제가 있는 환자에게 다른 치료법보다 더 가치가 있다는 근거는 많지만, 정부가 확신을 갖고 침 치료를 국가보건의료서비스에 통합할 만한 근거는 아직 충분하지 않다.

침에 대한 엄밀한 연구는 쉽지 않다. 침은 복잡한 중재이며, 연구 방법을 고려할 때는 약물보다는 수술이나 물리치료에 대한 연구에 사용되는 방법을 더욱 많이 고려해야 하며, 특히 시술자와 환자 눈가림(blinding)의 어려움도 고려해야 한다. 여기서는 다른 질환에 대한 연구 결과를 요약하기 전에 침 연구의 일부 문제점과 다양한 대조군이 포함된 여러 연구의 결과를 해석하는 방법을 간략하게 소개하고자 한다.

침 임상시험에서 연구대상자 눈가림 Blinding participants in acupuncture trials

'플라세보' 침의 문제 Problems With 'Placebo' Acupuncture

치료의 최적표준(gold standard) 시험은 플라세보와 비교하는 것이다. 이렇게 비교하는 이유는 첫째, 해당 치료에 특이적 효과가 있다는 것을 보여주기 위해서(즉, '플라세보 이상의' 효과)이다. 해당 치료가 플라세보보다 효과가 더 우수한 경우에만 이 효과가 단지 기대감에 의한 영향이나 치료적 관계에 기인한 것이 아니라는 것을 설득력 있게 주장할 수 있다. 둘째, 환자를 눈가림하거나 차폐(masking)하여 치료 효과를 평가할 때 환자가 치우침을 갖지 않게 하기 위해서이다. 치우침(bias)을 제거하기 위해 눈가림된 관찰자를 이용하는 것은 허용될 수 있지만, 통증처럼 환자의 구두 보고에 의존하는 질환은 가능하지 않을 수도 있다.

플라세보는 진짜 치료와 구별할 수 없어야 하고 비활성(inert)이어야 한다. 안타깝게도 침에는 어떠한 플라세보도 존재하지 않는다. 침의 느낌이 나는 것은 모두 불가피하게 생리적인 효과가 있다. 수년 동안 연구자들은 비활성 대조군(inactive control)을 찾기 위해 많은 창의력을 보여주었지만, 무딘 침첨으로 압박하거나 문지르는 등 피부에 가해지는 어떤 자극도 실제 치료인 척하며 치료적 맥락에서 사용하면 변연계에 심대한 영향을 미칠 수 있다는 사실이 현재 명백하게 밝혀졌다(Lundeberg et al., 2009; Pariente et al., 2005). 날카로운 침습적인 침이 피부의 무딘 압박보다 가하는 영향이 더욱 크지만, 무딘 압박도 변연계를 광범위하게 활성화하여 그 자체로 치료 효과가 있어서 무딘 침첨조차 플라세보를 활성화시킨다는 점

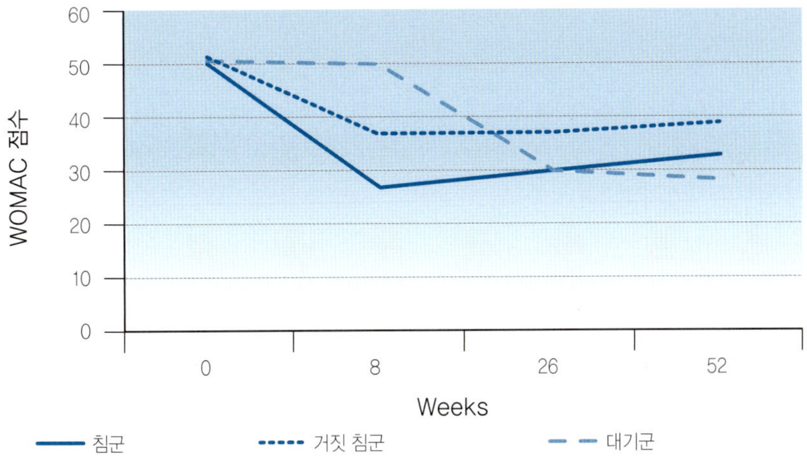

그림 12-1 임상시험을 개시 후 여러 주 동안 평가된 각 군에서 환자의 반응을 보여주는 세 군 대상 연구의 결과. 대기군은 8주 후 침 치료를 받았다. 침 치료의 효과는 플라세보 효과(거짓 침군)보다 약간 더 컸으며, 그 차이는 통계적으로 유의했다. 두 군 모두 대기군보다 훨씬 더 효과적이었다. 무릎 골관절염에 적용한 침 치료에 대한 무작위대조시험에서 제시된 자료.
(출처: Witt, C., Brinkhaus, B., Jena, S., et al., 2005. Acupuncture in patients with osteoarthritis of the knee. Lancet 366, 136–143).

도 사실이다.

> 치료로서 피부를 문지르거나 압박하는 것은 변연계에 영향을 미친다.

이러한 사실은 끝이 무딘 침이 진짜 침의 효과와 거의 비슷하다는 문제를 일으킨다(그림 12-1). 끝이 날카로운(침습) 진짜 침과 무딘(비침습) 거짓 침의 효과 차이는 측정 가능한 차이이긴 하지만 진짜 약물과 가짜 약물(플라세보 약)의 차이보다 훨씬 작다(Vickers, et al., 2012, Vickers et al., 2017). 따라서 너무 소규모이거나 주의 깊게 설계되지 않은 침 연구에서는 이러한 작은 차이가 제대로 밝혀지지 않을 것이다. 이는 부적절한 검정력 때문에 실제로 존재하는 효과를 밝혀내지 못한 2종 오류(type 2 error)로 알려져 있다.

독자들에게 오해의 소지를 피하기 위해 우리는 침이 다른 치료법들이나 무처치(no treatment)에 비해 훨씬 더 효과적이라는 것을 반복적으로 강조한다. 문제가 되는 것은 무딘 침과 비교하는 것이다.

거짓 침 'Sham' Acupuncture

침 치료에 대한 실질적인 비활성 플라세보 대조군이 없기 때문에 환자가 치료를 받았다고 생각하게 하는 통제 절차에 대신 '거짓(sham)'이라는 용어를 사용해야 한다. 이 용어는 수술이나 수기법과 같은 물리적인 중재에 사용하는 용어이다. 따라서 대조군에 속한 대상자들이 일부 신경생리적 효과가 있는 중재를 받고 있다는 것을 알려주는 역할을 할 수 있다.

침 치료의 플라세보-대조군 이중 눈가림 임상시험은 기술적으로 불가능하다.

거짓 침 종류에는 비침습 및 침습적인 거짓 침 두 가지가 있다.

비침습적인 거짓 대조군 Non-penetrating sham controls

피부를 투과하지 않는 대조군을 만들려는 여러 연구자들의 창의성에는 거의 제한이 없다. 어떤 연구자는 침관(guide tube), 칵테일 스틱(cocktail stick), 심지어 날카로운 손톱으로 피부를 두드리는 시도를 했다. 또 어떤 연구자는 침관 끝에 특수한 플라스틱 플러그를 설계하여 침이 플러그에는 들어가지만 피부로 들어가는 것을 막아서 사용했다. 최근에 Streitberger와 동료들(Park et al., 1999; Streitberger and Kleinhenz, 1998)이 무대에서 사용되는 단검처럼 침체 위로 미끄러지듯 움직이는 느슨한 침병이 달린 무딘 침을 고안했다. 이러한 장치들은 때때로 피부를 매우 강하게 자극하고, 확실하게 숨기기 어려우며, 정상 침 치료 과정을 방해할 수 있다는 문제가 있을 수 있다.

침습적인 거짓 대조군 Penetrating sham controls

많은 임상시험에서 진짜 침이 대조군에 잘못된 방식으로 사용되었다고 한다. 침을 잘못 사용하는 방식으로 실질적인 연구의 문제가 정해진다. 침은 다음과 같은 위치에 놓을 수 있다.

- 잘못된 위치: 정확한 위치에 자침하는 것의 효과를 검증한다.
- 올바른 위치이지만 천자만하고 자극을 가하지 않는 이른바 '최소 침(minimal acupuncture)': 심자와 신경 자극의 효과를 검증한다.
- 잘못된 위치에 천자: 위치와 자극 효과를 모두 검증한다.

그러나 분절 진통이나 전신 조절을 통해서 해당 질환에 별다른 영향을 주지 않으면서 환자가 신뢰할 만한 잘못된 위치를 찾는 것은 어렵다. 환자들은 통증 부위 근처 어딘가에 자침하기를 기대하지만, 그 주위에 천자를 해도 어느 정도 분절 효과가 생길 수 있다. 그렇기 때문에 진짜와 거짓 침 치료의 효과 차이는 실제로 매우 작을 수도 있다.

잘못된 위치에 자침을 하더라도 분절 효과 및 전신 효과가 발생할 수 있다.

침 치료 의사들은 침을 배운 이래로 수기로 자극하는 습관이 형성되었기에 거짓 침을 놓는 것은 쉽지 않을 것이다. 많은 침 치료 의사들이 참여하는 다기관 임상시험에서는 거짓 치료가 실제로 꽤 강력하게 활성적이 될 것으로 예상할 수 있다.

기술적으로 효과 있는 진짜 침을 놓는 것은 쉽지만, 효과 없는 거짓 침을 놓는 것은 어렵다.

환자 눈가림 성공에 대한 검증 Testing the Success of Patient Blinding

임상시험 종료 시 대조군에 속한 환자들이 활성화된 치료를 받지 않았다는 사실을 인지하지 못하게 해야 한다(눈가림). 이는 침 연구에서 흔한 비판거리이며 거짓 침으로 무작위대조시험(RCT)을 설계하는 데 발생하는 또 다른 어려움이다.

눈가림을 검증하는 최선의 방법은 환자에게 진짜 또는 거짓 침 치료를 받았는지를 판단해 보라고 하는 것이다. 그러나 이렇게 하면 환자의 관심을 침 치료에 부자연스럽게 집중하게 하여 자신이 거짓 치료를 받았을지도 모른다는 것을 떠올리게 하여 치료의 효과를 방해할 수도 있다. 언제 질문해야 하는지도 어렵다. 너무 일찍 질문하면 치료가 효과를 보일 시간이 없을 것이고, 너무 늦게 질문하면 답변이 치료 반응에 영향을 받을 수도 있다. 그래서 침 치료가 효과를 보이는 연구에서는 환자들이 활성적인 치료를 받았다고 판단할 것이며, 해당 임상시험은 눈가림을 지키지 못하여 비판을 받을 것이다.

치료에 방해 없이 환자의 눈가림을 확인하는 것은 어렵다.

또 다른 해법은 '주위 사람들에게 이 치료를 추천하시겠습니까?' 또는 '당신의 다른 질환에도 이 치료가 효과가 있을 것으로 예상하나요?'와 같은 간접적인 질문을 사용하여 치료의 신뢰도를 평가하는 것이다. 이에 따라 진짜와 거짓 치료의 신뢰도를 비교할 수 있다.

시술자 눈가림 Practitioner Blinding

RCT에서 침 치료 의사는 치료가 진짜인지 거짓인지 모르는 것이 이상적이다. 그러나 이는 불가능하지는 않지만 어려운 일이다. 이를 위해 연구자들이 시도했던 세 가지 방법이 있다.

- 치료 경험이 적은 침 치료 의사에게 어떤 것이 활성화된 치료이고 어떤 것이 거짓 치료인지 알리지 않은 상태에서 두 가지 치료 모두를 특별히 교육했다(Lagrue et al., 1977). 단, 치료 기술과 경험이 부족하면 치료의 질이 떨어질 수 있다.
- 침 치료 의사 한 명이 환자들을 검사한 뒤 각 환자에게 적용할 두 가지 치료법을 고안했는데, 둘 중에 오직 하나만 올바른 치료법이었다(Allen et al., 1998). 또 다른 침 치료 의사가 무작위로 둘 중에 하나의 치료를 시행하였다. 실제로 치료를 시행하는 두 번째 의사는 눈가림이 되지 않았을 수도 있다.
- 침관에 들어 있는 한 쌍의 특수 침이 개발되었는데, 그 중 하나는 피부가 아닌 마개 부분을 관통했다(Takakura et al., 2011). 기술적인 것들이 오히려 정상적인 치료를 방해할 것이다.

이제는 침 치료 의사들에게도 외과의사들처럼 임상시험에서 쉽게 눈가림이 될 수 없다는 사실을 받아들여야 할 것이다. 그러나 시험대상자들에게 가급적 눈가림을 시행해야 하며, 추가적으로 임상시험 평가자들(데이터 입력과 분석을 수행하는 사람들을 포함해야 이상적)에게도 눈가림을 시행해야 한다.

침 연구의 기타 문제점 Other problems in acupuncture research

임상시험에 적합한 질환 Conditions Suitable for Clinical Trials

침 치료는 근골격계 질환을 치료하는 데 가장 흔하게 사용된다. 특히 발병일로부터 약 6~12주 이내의 이런 질환들(즉, 만성화되기 전)에서 특히 효과적으로 보인다. 그러나 이러한 중간 단계의 환자들은 여전히 일차의료기관에서 치료를 받기 때문에 그 수가 적어서 모집하기가 어렵다. 이차의료기관에서는 치료에 대한 반응이 떨어지는 만성 질환자들이 주로 모집될 수 있다는 위험을 감수해야 한다. 이러한 환자를 대상으로 한 임상시험 결과는 '침이 효과가 없다'와 같은 포괄적인 진술에 대한 근거로 사용되어서는 안 된다.

> 침에 가장 잘 반응하는 질환들은 연구하기 어려운 경향이 있다.

침 연구는 근골격계 손상에 집중하는 것이 가장 유리하다. 특히 치유될 것으로 예상되는 시기를 막 지난 단계에서 그렇다. 물리치료 환경이 이상적으로 보인다. 침 연구에 적합한 기타 질환으로 두통, 구역, 구토, 중등도의 골관절염 등이 있다.

연구 자원의 부족: 차선의 침 치료

Lack of research resources: suboptimal acupuncture treatment

신약에 대한 약리학적 연구는 잘 다져진 연구 경로를 따른다. 즉, 최적의 용량만 테스트되고, 이상적인 환자에게만 적용된다.

이와는 대조적으로 많은 침 임상시험은 침 치료에 열성적인 사람들에 의해 일회성으로 연구가 수행되어 왔다. 예컨대 치료는 전문가 의견의 합의에 의해 최적화되는 것이 아니다. 침 연구가 설득력 있는 결과를 얻으려면 다양한 질환에 가장 적합한 침 치료 방법을 훨씬 더 많이 알 필요가 있다. 다양한 유형의 환자들에게 가장 적합한 치료법을 찾기 위해 다른 유형의 침을 비교하는 예비 연구를 수행해야 할 필요가 있다. 이는 약리학 연구에서 제1상 연구에 해당한다.

> 다양한 질환에 알맞는 최적의 침 치료에 관한 지식이 부족하면 임상시험을 심각하게 손상시킨다.

침 연구의 기타 요소들이 연구를 실패하게 했던 원인으로 여겨진다. 우선 표본 크기가 부적절하여 제2종 오류를 야기했다. 또한 치료가 부적절했다. 충분히 신중하게 선택되지 않았기 때문에 미묘한 효과를 보여줄 만큼 적절하지도 민감하지도 않았으며, 통계 분석으로 각 시험군 간의 초기값의 차이(baseline difference)를 적절히 보정할 수 없었기 때문에 데이터를 다루는데 적합하지 않을 수도 있다.

복합적인 중재로서의 침 치료 Acupuncture as a Complex Intervention

침 치료는 다양하고 폭넓은 효과를 내며, 침에 대한 불안과 태도를 포함한 환자의 신경학적 상태에 어느 정도 영향을 받기 때문에 시간이 지나면서 그 효과가 달라질 수 있다. 예를 들어 침 치료는 불안감을 줄임으로써 환자의 상태를 변화시킬 수 있기 때문에 더욱 복잡해진다.

임상 관찰과 상충하는 침 임상시험의 결과

Results of Acupuncture Trials at Odds With Clinical Observation

이 장에서 논의한 많은 연구 설계의 문제들이 모두 결합되어 침 치료의 긍정적인 효과를 찾을 수 있는 가능성을 크게 저해한다. 침 연구 특유의 다양한 어려움과 부족한 연구 자원 때문에 침의 대조군 임상시험 결과가 임상에서 매일 관찰하는 효과를 제대로 반영하지 못한다.

침 치료 의사들은 환자의 반응을 관찰하여 침 치료의 효과를 확신한다. 예를 들어 환자가 득기감을 느끼거나, 근막유발점과 같은 특정 질환의 통증이 신속히 완화되거나, 다른 질환으로 인한 통증이 다음 날 완화되거나, 졸음이나 행복감 같은 부작용을 느끼는 등의 의학적으로 낯선 반응이 지속적으로 관찰된다. 침 치료 의사들은 다소 부실한 임상시험의 근거에도 불구하고 침의 가치를 확신하며, 더욱 잘 설계된 연구가 자신들의 임상 관찰을 뒷받침하는 결과를 만들어 낼 것이라고 확신한다.

> 침은 임상에서는 효과가 높지만, 그 특이적 효과를 증명하기는 어렵다.

사실, 최근 들어 침 연구의 질이 개선되고 있다는 고무적인 조짐이 나타났으며, 더 새롭고, 엄밀하며, 잘 설계된 연구들이 화학요법으로 인한 구역, 목 통증, 만성 무릎 통증과 같은 다양한 질환에서 더욱 설득력 있고 긍정적인 결과를 내고 있다는 점도 고무적이다. 이는 질이 낮은 연구들로 인해 자주 제한적이었던 예전의 문헌고찰에 비해 새로운 체계적 문헌고찰 연구에서 더욱 긍정적인 결과로 나타나고 있다.

대조군의 선택 Choice of control group

대조군은 의도된 연구 문제를 해결하기 위해 선택되어야 한다. 가장 일반적으로 사용되는 대조군은 다음과 같다.

- 대기군(waiting list)에 있는 환자의 경우처럼 추가적인 치료가 없음: 여기서 문제는 약물과 같이 환자가 이미 사용하고 있는 치료보다 침이 더 나은지의 여부이다. 침은 많은 질환에서 일상관리(usual care)에 비해 상당한 차이로 우월함을 보여 왔다. 물론 이는 부분적으로 환자가 가지고 있는 기대감에 의한 것이지만, 그 결과들은 임상에서 관찰되는 침의

효과를 반영한 것이다.

- 다른 치료: 사용 가능한 다른 치료법들과 비교하는 것은 치료에 대한 의사결정을 내리는 것과 관련이 있다. 치료의 특이적 효과, 기대감 이상, 임상 환경, 치료적 상호작용을 보여주는 유일한 방법은 플라세보-대조군 임상시험이다.
- 거짓 침: 앞서 논의한 '플라세보 침'의 실질적인 어려움으로 볼 때, 거짓 침-대조군 임상시험은 신뢰성이 떨어지고, 위음성 결과가 나올 가능성이 높다. 매우 세심하게 설계된 대규모 임상시험이 필요하다.
- 다른 플라세보: 소수의 연구에서 플라세보 약, 플라세보 경피전기신경자극 등 다른 플라세보를 대조군으로 사용하였다. 그러나 이들 플라세보는 침과는 다른 심리적 영향을 미칠 가능성이 있다.

침 치료 임상 연구의 획기적인 사건 Landmarks in acupuncture clinical research

독일 보험사의 연구 The German Insurance Company Studies

몇몇 독일 의료보험 회사들은 침 치료를 보장할지를 결정하기 위해 일련의 엄밀한 침 연구들을 후원했다. 이들 연구는 두통(긴장형두통이나 편두통), 목 통증, 요통, 무릎 및 고관절 골관절염 등이 있는 환자들을 대상으로 시행되었다.

침 치료의 전반적인 안전성과 유효성을 측정하기 위한 대규모 관찰 연구뿐 아니라, 침 치료를 일상관리와 비교한 대규모 RCT, 침 치료를 거짓 침과 대기군 또는 부정확한 위치에 놓는 천자와 비교한 소규모 세 군(three-arm) RCT를 후원하였다(Cummings, 2009; Linde et al., 2006; Witt et al., 2006a).

결과를 요약하면 다음과 같다.

- 전반적인 치료 효과가 크고 안전성의 근거 수준이 높았다.
- 침 치료는 표준관리(standard care)와 비교했을 때 (편두통의 경우) 적어도 동등하거나, (만성 요통, 무릎 골관절염의 경우) 훨씬 더 나았다.
- RCT에서 침 치료의 유효성은 일상 임상에서와 같았다.
- 침 치료는 전반적으로 거짓 침보다 뛰어난 경향을 보였으나, 무릎 통증에 대해서만 통계적인 유의성을 보였다(이러한 연구에서 거짓 침은 활성적인 치료일 가능성이 높다는 사실을 유의해야 한다).

이러한 결과들을 토대로 독일 보험 협회는 두 가지 질환을 침으로 치료하면 보험 급여를 제공하기로 결정했다.

1. 무릎 골관절염: 거짓 침에 비해 효과적이고 효과크기도 유용하다.
2. 요통: 비록 거짓 침에 비해 효과적이라고 입증되지는 않았지만, 요통은 표준 관리가 거의

해줄 것이 없는 경제적인 부담이 매우 큰 질환이므로, 침 치료가 표준 관리보다 더 낫다고 입증된 것만으로도 충분하다.

개별환자자료 메타분석 Ividual Patient Data Meta-Analysis (IPDMA)

가장 신뢰할 수 있는 근거는 질 높은 RCT에서 얻은 개별 환자의 결과를 합성하여 얻는다. Vickers와 동료 연구자들은 허리 및 목 통증, 골관절염, 만성 두통, 어깨 통증 등 네 가지 만성 통증 질환에 관한 29개의 연구들을 합성하여 분석했다(Vickers et al., 2012). 총 17,922명의 환자 자료가 수집되었다. 표 12-1에 나타난 바와 같이, 침은 각각의 통증 질환에 대해 거짓 침과 비침(no-acupuncutre) 대조군에 비해 효과적이었다(모든 비교에서 $P < 0.001$).

결과는 효과크기(effect size)로 제시되었다. 대략적으로 이러한 통증 질환들에서 거짓 침에 대한 진짜 침의 효과크기는 0.2(작은 크기)였으며, 일상관리와 비교하면 0.5(중간 크기)였다. Vickers와 동료 연구자들은 이러한 효과크기가 실제 조건에서 무엇을 의미하는지 예를 제시하였다. 가령 일반적인 RCT에 대한 0~100 척도의 기저 통증 점수는 60이 될 수 있다. 표준편차가 25일 경우, 추적관찰 점수는 비침 대조군에서 43점, 거짓 침군에서 35점, 전통 침 치료를 받은 군에서는 30점일 수 있다.

효과크기를 해석할 때, 0.2는 작은(small) 크기, 0.5는 중간(medium) 크기, 0.8은 큰(large) 크기로 간주된다.

이 연구는 현재까지 침 치료가 단순히 플라세보 이상이라는 가장 분명한 근거를 제공하고 있다. 일상적인 임상 진료에서 환자가 경험하는 침의 전반적인 효과(특이적, 비특이적)는 임상적으로 의의가 있다.

네트워크 메타분석 Network Meta-Analysis

다른 연구들에서 치료A와 치료B를 대조군C와 비교한 경우, 네트워크 메타분석에서는 결과를 합성하여 치료를 서로 비교한다. Corbett와 동료 연구자들은 무릎 골관절염의 통증에 사용되는 모든 물리치료에 관한 연구들을 전부 비교했다(Corbett et al., 2013). 그 결과 침

표 12-1 ■ 29건의 연구에서 밝혀진 효과크기(Vickers et al., 2012)

통증 위치	vs 거짓 침(sham)	vs 비침(no-acupuncture)
척추	8, 0.37(0.27, 0.46)	7, 0.55(0.51, 0.58)
골관절염	5, 0.26(0.17, 0.34)	6, 0.57(0.50, 0.64)
만성 두통	4, 0.15(0.07, 0.24)	5, 0.42(0.37, 0.46)
어깨 통증	3, 0.62(0.46, 0.77)	0

(Filshie, J., White, A., Cummings, M. (Eds) Medical Acupuncture: A Western Scientific Approach. (Second edition) Elsevier, Edinburgh. 2016. p. 308.에서 허락을 얻어 전재함)

표 12-2 ■ 무릎 골관절염 통증에 대한 다양한 물리치료의 효과크기

중재	연구, 효과크기(95% CI)
침(Acupuncture)	24, 0.89(CI 0.59, 1.18)
찜질요법(Balneotherapy)	9, 0.65(CI 0.15, 1.04)
경피전기신경자극(TENS)	12, 0.65(CI 0.25, 1.06)
에어로빅 운동(Aerobic exercise)	11, 0.55(CI 0.21, 0.89)
거짓 침(Sham acupuncture)	14, 0.47(CI 0.09, 0.84)
근육 강화 운동(Muscle-strengthening exercise)	28, 0.40(CI 0.19, 0.61)
체중 감소(Weight loss)	5, 0.26(CI −0.15, 0.67)
무처치(No intervention)	5, −0.44(CI −1.04, 0.15)

(Reproduced with permission from Filshie, J., White, A., Cummings, M. (Eds) Medical Acupuncture: A Western Scientific Approach. (Second edition) Elsevier, Edinburgh. 2016. p. 309.에서 허락을 얻어 전재함)

치료가 가장 효과적인 치료법으로 증명되었으며(표 12-2), 이 결과는 질 높은 42개의 RCT 결과를 토대로 확인되었다.

근거 평가 Assessing the evidence

이제부터는 주로 체계적 문헌고찰을 활용하여 침 치료가 도움이 되는 다양한 질환에 대한 근거를 요약할 것이다. 여기서 근거에 대한 포괄적인 검토를 제시하지는 않을 것이다. 예를 들어 인간을 대상으로 한 실험 연구는 고려하지 않는다. 이 장은 침의 근거 기반에 대한 강점과 약점을 소개하기 위한 것이다. 여기서 제시한 근거는 침이 서양의료에 완전히 통합될 가능성이 가장 높은 주요 분야에 대한 지침이라고 볼 수 있다.

그리고 침의 비용대비 효과에 관한 근거를 이 장의 마지막 부분에서 별도로 다룰 것이다.

근골격계 질환에 시행하는 침 치료 Acupuncture for musculoskeletal conditions

목 통증 Neck Pain

많은 전문의들의 임상 경험에 따르면 목 통증은 거의 모든 치료법보다도 침에 빠르고 만족스럽게 반응하는 질환인 것 같다고 한다.

목 통증에 대한 대규모 독일 RCT(총 코호트 14,161명; 무작위 배정된 대상자 3,766명)는 일상관리와 비교하여 침의 유효성을 명확하게 보여주었다(Witt et al., 2006a). 본 연구의 일부를 토대로 한 경제성 분석에서 만성 목 통증에 대한 침의 추가 질보정수명(Quality Adjusted Life Year, QALY)당 비용은 12,469유로였다.

개별환자자료 메타분석 결과 목 통증에 대한 효과크기(SMD)는 0.8이었다(요통에 대한 SMD 0.2와 대조적). 이러한 결과는 목 통증이 다른 통증보다 더 자주 반응하고, 아마도 목 통증 양상에서 근육통 요소의 비율이 더 높다는 임상 평가 결과와 부합되는 것으로 여겨진

다(Vickers et al., 2012).

일차진료에서 환자들은 대개 급성이나 아급성 목 통증을 호소한다. 특별히 이 환자들을 대상으로 한 RCT는 없지만, 일차진료에서 환자들이 신속하고 만족스럽게 반응한다는 것을 보여주는 근거가 있다(Ross et al., 1999).

상지 통증 Upper Limb Pain

두 개의 대규모 연구에서 어깨 통증을 치료하는 침 치료에 대한 연구를 주도하고 있다.

Molsberger와 동료 연구자들은 만성 어깨 통증을 호소하는 424명의 외래환자들을 대상으로 침이나 거짓 침 또는 일상 물리치료를 시행했다(Molsberger et al., 2010). 침은 다리에 위치한 조구(ST38)와 양릉천(GB34)뿐 아니라 어깨 주변의 압통점과 경혈에 자입되었다. 3개월 후 통증 점수는 침 치료군의 65%, 거짓 침치료군의 24%, 표준 치료군의 37%에서 절반으로 줄어들었다. 이러한 차이는 상당히 컸다($P < 0.01$).

어깨 통증에 대한 두 번째 RCT에서는 편측견봉하증후군(회전근개건염 혹은 견봉하점액낭염, 경우에 따라 유착성관절낭염과 관련됨)과 같은 만성 증상이 있는 425명의 환자가 포함되었다(Vas et al., 2008). 치료가 지속된 3주 동안 15회의 물리치료가 제공되었으며, 추가로 일주일에 한 번 침 또는 거짓 경피전기신경자극(TENS)을 받도록 무작위 배정되었다. 침을 조구(ST38) 단일 혈자리에 깊이 자입하여서 20분간 네 번의 자극을 주었다. 아픈 어깨는 침이나 거짓 TENS를 시행하는 동안 움직이게 했다는 점을 주목할 필요가 있으며, 환자들은 곧바로 한 시간 동안 물리치료를 받았다. 침 치료군은 치료 종료 시점과 12개월에 더 좋은 점수를 받았다. 침 치료군의 34%, 거짓 TENS와 운동군의 71%에서 통증이 있다고 기록되었다.

테니스엘보(외측상과염)는 임상 진료에서 치료에 자주 반응하기 때문에 연구 대상으로 좋은데도 이에 관한 질 높은 연구가 거의 없다는 것이 의외이다(Tang et al., 2015). 두 개의 연구에서 긍정적인 결과가 나왔다. 첫 번째 연구(n=82)에서 Haker와 동료 연구자들은 같은 혈자리라도 심자가 천자보다 효과적이라는 것을 발견했다(Haker and Lundeberg, 1990). 두 번째 연구(n=55)에서 Fink와 동료 연구자들은 치료 종료 2주 후에 환자들을 평가했을 때, 진짜 침을 주 2회 총 10회 치료한 군이 부적절한 위치에 침 치료를 한 군에 비해 효과적이라는 것을 발견했다(Fink et al., 2002).

요통 Low back pain

한 체계적 문헌고찰에서 요통에 대한 31개의 침 연구가 분석되었다(Yuan et al., 2015). 만성 요통에 대한 10개의 거짓 침-대조군 RCT를 합성하면, 치료 후 3개월까지 통증에 유의미한 효과가 있는 것으로 나타났지만 연구 간의 차이로 인해 그 결과는 크게 신뢰할 수는 없었다. 흥미롭게도 기능장애에 대한 효과는 관찰되지 않았으며, 약물과의 비교에서는 추세 정도만 확인되었다. (앞서 논의된) 개별환자자료 메타분석 결과 거짓 침에 비해 효과크기(SMD)가 0.2였으며, 비침 대조군에 비해 효과크기는 0.5이었다(Vickers et al., 2012).

영국의 일차진료에서 시행된 RCT(n=239)는 침 치료와 일상관리만을 비교했다. 침 치료는 통증 지표 중 하나에서 우월하였고, 12개월째가 되었을 때 추세가 나타났으며 24개월이 되었을 때는 유의미한 차이를 보였다(Thomas et al., 2005). 그러나 Oswestry 점수를 사용한 기능장애 평가에서는 군 간 차이가 없었다.

전반적으로 침은 만성 요통 관리에 중요한 역할을 한다. 침의 성공률(success rate)은 매우 인상적이지는 않지만 다른 치료법들과 비교할 때 상당히 훌륭하다. 독일 보험사들은 바로 이런 이유로 요통에 대해 침을 보장하기로 결정한 것이다.

임신 중 요통과 골반통 Low Back and Pelvic Pain in Pregnancy

60명의 여성을 대상으로 시행된 한 연구에서 침은 통증과 장애를 완화하는 데 물리치료보다 우수했다(Wedenberg et al., 2000). 스웨덴 예테보리에서 골반이음구조 통증(pelvic girdle pain)을 호소하는 임신부 386명을 대상으로 연구가 시행되었다. 이들은 모두 표준치료를 받고 있었다(Elden et al., 2005). 추가로 침 치료를 받은 임산부들은 통증이 줄었으며, 침 치료는 특정 안정성 운동보다 우월했다.

물리치료에 관한 8개 연구(1,305명)를 대상으로 한 코크란 리뷰에서 침 치료와 안정성 운동은 일반 산전 관리에 비해 골반이음구조 통증을 더욱 완화하였고, 침 치료는 운동에 비해 저녁 통증을 더욱 완화하였으며(Liddle and Pennick, 2015), 이는 두 번째 연구 고찰의 결과와 유사하다(Ee et al., 2008). 이러한 결과는 희망적이지만 제한적이어서 추가 연구들이 계획되어 있다(Foster et al., 2016).

만성 무릎 통증 Chronic Knee Pain

주로 골관절염으로 인한 만성 무릎 통증의 침 치료에 대한 13개의 RCT(2,362명)를 대상으로 한 체계적 문헌고찰(White et al., 2007)에서 저자들은 충분한 침 치료의 기준을 다음 다섯 가지로 정했다.

- 최소 여섯 번의 치료
- 주 1회 이상
- 네 개 이상의 경혈 자침
- 20분 이상
- 득기를 유발하는 수기 자극 또는 최소한의 감각 이상을 낼 수 있는 충분한 강도의 전기 자극

또한 저자들은 무릎 관절과 동일한 분절을 피해서 자침할 때만 모의 대조군을 '진짜 거짓'

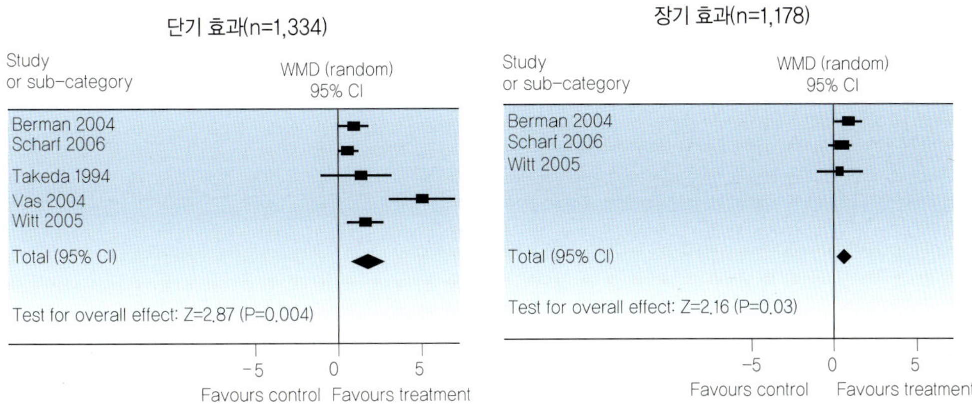

그림 12-2 만성 무릎 통증에 대한 침의 장단기 효과를 메타분석한 결과이다. 후속 연구에서도 이 결과와 큰 차이를 보이지 않았다.
(출처: White, A., Foster, N.E., Cummings, M., et al., 2007. Acupuncture treatment for chronic knee pain: a systematic review. Rheumatology (Oxford) 46 (3), 384-390.)

으로 부를 수 있다고 명시했다. 충분한 침 치료를 시행한 5개의 임상시험을 분석한 메타분석에서 침은 단기뿐 아니라 6~12개월 동안 통증과 기능 모두에서 거짓 침에 비해 명백하게 우수한 효과가 나타났다(그림12-2).

이 결과는 강건하고(robust) 개별환자자료 메타분석(Vickers et al., 2012)에 포함된 5개의 질 높은 연구에 의해 뒷받침된다. 효과크기는 거짓 침군과 비교해서 0.26이었으며, 침 치료를 하지 않은 군과 비교하면 0.57이었다. 10개의 연구에 대한 후속 고찰에서 통증에 대한 단기 효과와 기능에 대한 장단기 효과가 유의미하였음을 발견하였다(Lin et al., 2016a).

네트워크 메타분석에 따르면 침은 무릎 통증에 운동을 포함한 보존적 치료보다 더 효과적이었다(Corbett et al., 2013).

이러한 장점과 침의 높은 수준의 안전성을 고려할 때 침은 이미 알려진 장기 효과를 토대로 만성 무릎 통증에 사용하는 (일상적인) 비스테로이드소염제에 대한 진정한 대안으로 확실히 간주되어야 한다. 그러나 영국 국립보건임상연구소(National Institute for Health and Care Excellence, NICE)를 포함한 일부 공식적인 지침에서는 여전히 침을 권고하지 않고 있다.

근막 통증 Myofascial Pain

임상 진료에서 손상 후에 발생하는 특정 유형의 근막 통증은 침 치료에 가장 빠르게 반응하며 치료하기에 가장 만족스러운 질환 중 하나이다. 따라서 우리는 이에 대한 많은 연구를 발견하길 기대할지도 모른다. 한 고찰에서 진단을 내릴 때마다 일관성이 없다는 점을 지적했다(Tough et al., 2007). 초기 고찰에 따르면 연구 수가 너무 적어 일관된 결과를 도출할 수 없었지만, 16개의 연구가 포함된 최근 한 고찰을 보면(Wang et al., 2017) 8회 치료 혹은 그 이하로 치료 시 유의미한 통증 감소가 일관되게 나타났다고 한다.

섬유근통 Fibromyalgia

섬유근통은 근막유발점 통증과 명확하게 구별되어야 하는데, 가장 분명한 사실은 근막유발점 통증은 일반적으로 편측성이며 상대적으로 심리적 영향을 거의 받지 않는다는 것이다. 섬유근통은 최소 3개월 동안 허리 위아래 및 몸의 양쪽에 통증이 있고, 정해진 18개 지점 중 11개 지점에서 압통점이 있을 때 진단할 수 있다. 섬유근통 환자의 96%가 피로를 느끼고, 86%가 불면을 호소한다(Wolfe et al., 1990).

섬유근통에 시행하는 침 치료에 대한 RCT는 엇갈린 결과를 보였는데, 이는 섬유근통 환자들이 침 치료에 현저하게 반응하거나 쉽게 악화될 수 있기 때문에 최선의 치료 방법에 대한 어느 정도의 의구심이 반영된 것일 수 있다. 16건의 RCT에 대한 고찰에서 침은 통증 점수를 줄이는 데 기존 의학에 비해 효과적이었지만, 거짓 침에 비해서는 그렇지 못했다(Cao et al., 2013). 침은 어떤 섬유근통 환자에게는 도움이 되지만 또 어떤 환자에게는 그렇지 못한 것 같다.

기타 근골격계 질환 Other Musculoskeletal Conditions

고관절 골관절염에 대한 침 임상시험은 거의 없지만, 독일 보험사에 의한 일련의 연구들 중 대규모 실용적 연구(pragmatic study)에서 고관절 통증에 대한 침의 효과가 무릎 통증에 대한 효과와 유사하다는 것을 밝혔다(Witt et al., 2006b). 그러나 강직척추염(ankylosing spondylitis)이나 류마티스관절염과 같은 염증성 관절염을 치료하는 데 침의 역할에 관하여 유용한 결론을 내릴 만한 근거가 RCT에는 충분하지 않다.

두통에 시행하는 침 치료 Acupuncture for headache

편두통 Migraine

편두통에 관한 대부분의 연구들은 침 치료의 예방 역할, 즉 편두통 발작 사이에 시행하는 침 치료의 역할을 다루었다. 한 코크란 리뷰에서는 8주 이상 진행된 22건의 RCT(4,985명)가 포함되었다(Linde et al., 2016a). 침 치료는 두통 발생 빈도를 줄이는 데 침 치료를 하지 않는 것에 비해 효과적이었으며(효과크기 0.56), 편두통 발생 빈도는 침 치료를 받은 환자의 41%와 대조군의 17%에서만 절반으로 줄었다. 침은 거짓 침에 비해 약간이지만 두통 빈도에 상당한 효과가 있었으며, 여러 결과 면에서 최소한 약물만큼이나 효과적이었다.

침 치료가 급성 편두통의 치료에 가치가 있는지에 관한 의문은 침 치료, 수마트립탄(sumatriptan) 주사, 거짓 주사를 비교한 한 임상시험(n=179)에서 연구되었다(Melchart et al.,

2003). 초기 단계에 시행된다면, 침 치료와 수마트립탄 주사 둘 다 환자의 35%에서 편두통의 완전한 발현을 막은 반면, 거짓 주사는 단지 18%의 환자에게서만 같은 효과를 보였다. 그러나 첫번째 치료가 실패하고 편두통이 생기면, 수마트립탄 주사가 침보다 효과적이었다. 침 치료는 수마트립탄 주사보다 유의하게 적은 부작용을 유발했다.

긴장형두통 Tension-Type Headache

만성 긴장형두통은 한 달에 15일 이상 발생하는 두통을 의미하며 거의 난치성 질환이라 침으로도 치료가 쉽지 않다. 한 달에 15일 이내로 발생하는 두통(간헐적 긴장형두통으로 분류)은 침 치료를 포함한 일부 중재에 반응한다. 일부 환자들에서 긴장형두통 증상은 어깨와 목의 근막유발점과 밀접하게 관련될 수 있으며, 이런 환자들이 치료에 가장 잘 반응할 수 있다.

긴장형두통에 대한 12건의 RCT를 분석한 코크란 리뷰에 따르면 침 치료를 받은 환자의 40% 이상에서 두통이 절반으로 줄어드는 반면, 침 치료를 받지 않은 환자의 경우는 20% 미만이었다(Linde et al., 2016b). 편두통과 마찬가지로 침은 거짓 침에 비해 약간이지만 유의하게 효과적이었다(그림 12-3).

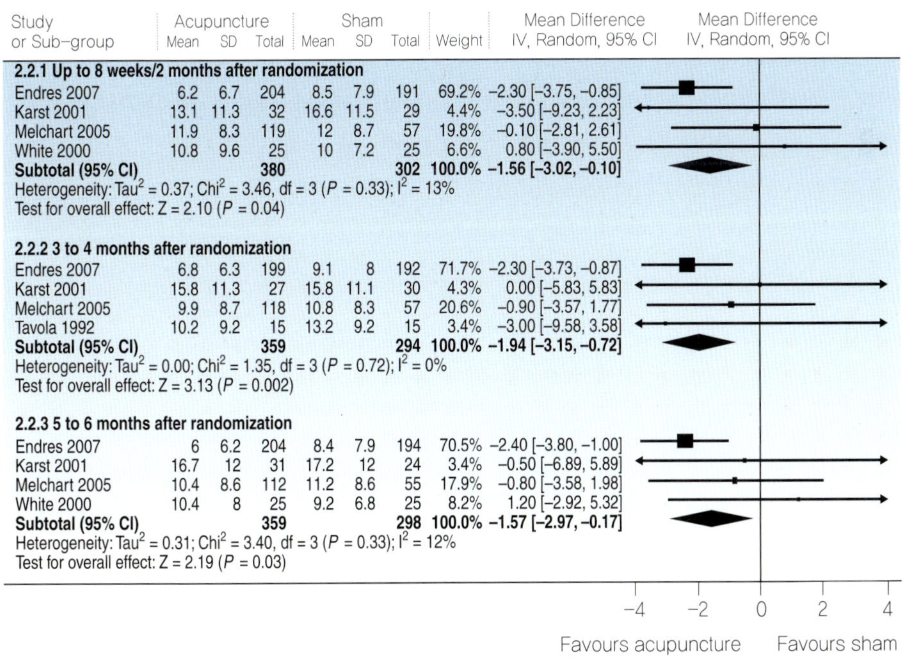

그림 12-3 긴장형두통에 대한 거짓 중재와 비교한 침의 메타분석 결과. 침 치료 후 다양한 시점에서 두통 발생 일수에 미치는 영향을 보여준다.
(Linde, K., Allais, G., Brinkhaus, B., et al., 2016b. Acupuncture for the prevention of tension-type headache, in: Linde, K. (Ed.), Cochrane Database of Systematic Reviews. John Wiley & Sons, Ltd, Chichester, UK CD007587.에서 허락을 얻어 전재함)

호흡기 질환에 시행하는 침 치료 Acupuncture for respiratory conditions

알레르기비염 Allergic Rhinitis

침 치료가 알레르기비염을 예방하고 그 증상을 빠르게 완화시킨다는 RCT의 근거는 상당히 일관적이다. 어떤 대조군이든 상관없이 13건의 연구를 합성한 고찰에 따르면 침 치료는 증상 점수, 약물 사용, 삶의 질 점수에 효과적이라는 사실이 밝혀졌다(Feng et al., 2015). 422명의 환자를 대상으로 시행된 질 높은 한 연구에서, 침 치료는 (계절형) 알레르기비염에 대해 거짓 침 및 완화 약물 단독 치료보다 효과적이었다(Brinkhaus et al., 2013). 그 효과는 다음 해의 알레르기 시즌에도 여전히 뚜렷하게 나타났다. 그러나 이 치료법은 공중보건 체계에서 비용대비 효과가 없을 것이다.

중독에 시행하는 침 치료 Acupuncture for addictions

의존(dependence)의 기전을 조사한 기초 연구가 상당히 많이 존재하며, 침 치료가 이러한 기전에 미칠 수 있는 영향에도 많은 관심이 있다. 다양한 환경, 최적의 치료법에 대한 확신 부족, 환자군의 높은 탈락률 등으로 인해 이러한 질환의 임상 효과를 입증하는 것은 매우 어렵다.

금연에 적용하는 침 치료에 대한 RCT를 대상으로 한 체계적 문헌고찰의 전반적인 결과에 의하면 침 치료가 거짓 침에 비해 (약간) 우수하지만, 몇 가지 특징으로 인해 그 근거의 설득력이 떨어졌다(White et al., 2014). 그러나 피내침(indwelling needle)이나 지압도구를 사용하여 귀를 지속적으로 자극했던 연구들의 하위군에서 적어도 단기적으로 이러한 지속적인 자극이 거짓 중재에 비해 효과적이라는 사실을 확인했다.

알콜의존에 대한 7건의 침 연구를 포함한 체계적 문헌고찰에서 침 치료는 알코올과 관련된 증상과 행동을 감소시키는 데 다양한 중재들에 비해 더 효과적이었다(Shin et al., 2017).

코카인과 오피오이드 의존에서 침 치료의 역할에 대한 근거는 입증되지 않았다. 향후 연구에서는 재발률보다는 재활 환경에서 침의 이완 및 동기 부여 효과에 집중할 수 있을 것이다(Chang et al., 2010).

중추신경계 질환에 시행하는 침 치료 Acupuncture for central nervous system conditions

재관류 개선, 신경가소성 증가, 신경보호 등의 다양한 기전을 제시하는 많은 실험실 연구가 있어서 이를 통해 침 치료, 특히 전침 치료가 뇌졸중 회복에 도움이 될 수 있다. 그러나 현재까지의 임상 연구는 지금까지 사용된 치료법의 어떠한 설득력 있는 임상적 이점을 보여주지 못했다.

침 치료의 가치 입증될 수 있는 한 가지 분야는 척수손상으로, 체계적 문헌고찰을 통해 기능 점수와 방광 기능장애가 개선된 것으로 나타났다(Heo et al., 2013).

구역과 구토에 시행하는 침 치료 Acupuncture for nausea and vomiting

구역과 구토에 적용하는 침 치료는 환자 수가 많고 효과가 단기적이기 때문에 모니터링이 용이해서 상대적으로 연구를 수행하기 쉽다. 일반적으로 적용되는 표준 치료는 양측 내관(PC6)이지만, 임상에서는 족삼리(ST36)와 복부 경혈을 사용할 수 있다. 따라서 많은 연구에서 부적절한 치료를 사용했을 수 있다. 기타 연구들에서는 지압이나 전기자극을 사용했다.

임신 중 구역 Nausea of Pregnancy

약물로 인한 태아의 위험 때문에 침은 일반적으로 임신 중에 고려된다. 초기 연구들에서 강력한 효과가 관찰되었지만, 연구가 제대로 통제되지 않았다는 비판을 받았다.

다양한 치료 기법과 설정을 사용하여 영어나 중국어로 출판된 29건의 연구를 자세히 검토한 결과 침이나 지압은 임상적으로 유용한 효과가 있다는 설득력 있는 근거가 발견되지 않았다(Van den Heuvel et al., 2015).

수술후 구역과 구토 Postoperative Nausea and Vomiting

59건의 RCT를 고찰한 결과(7,667명) 수술후 구역 및 구토에 대해 침은 거짓 침과 비교하여 구역 점수와 약물 사용을 유의미하게 감소시킨 것으로 나타났다(Lee et al., 2015). 전반적으로 근거의 질은 중등도(moderate) 수준이었지만, 매우 엄밀한 2건의 연구에서 긍정적인 결과를 보여주었다. 침 치료는 항구토제만큼 효과적이다.

화학요법에 의한 구역과 구토 Nausea and Vomiting From Chemotherapy

11건의 임상시험에 대한 고찰(1,247명)에서 침 치료는 구역이나 구토 환자의 비율을 감소시키는 것으로 확인되었다(Garcia et al., 2013). 전침 치료가 거짓 침(최소 자극)과 고용량 화학요법의 부작용을 줄여주는 표준 약물보다 효과적임을 밝힌 한 연구를 제외하면 대부분의 연구에서 치우침(bias)의 위험이 있었다(Shen et al., 2000). 구토의 발현은 5일 동안 15회(약물 사용 시)에서 5회(전침 사용 시)로 감소했다. 임상진료지침에서는 특히 지압과 침 치료를 권고했다(Greenlee et al., 2017).

비뇨생식기 의학에 시행하는 침 치료 Acupuncture for genitourinary and reproductive medicine

부인과 질환 Gynaecological Conditions

생리통(dysmenorrhea)의 경우, 한 고찰에서 일관되지 않은 근거가 관찰되었다. 침 치료는 거짓 침에 비해 효과가 더 우수하지는 않았지만, 항염증진통제보다는 효과적이었다(Smith et al., 2016).

침 치료가 폐경후 안면홍조에 유용한 효과가 있다는 연구가 많다. 한 대규모 관찰 연구에서도 자가 침 치료(self-acupuncture)를 포함한 침 치료가 암 환자의 안면홍조에 장기적으로 가치 있는 효과가 있음을 보여주었다(Filshie et al., 2005). 그러나 그 효과는 거짓 침에 비해 더 우수하지는 않았으며(Dodin et al., 2013), 고찰에서는 근거들이 모두 신뢰할 만한 수준이 아니라고 밝혔다.

불임 Infertility

불임 분야에서 지금까지의 연구에 따르면 침 치료의 다양한 치료 방법과 일정 및 환경 때문에 근거가 확실하지는 않지만, 침은 다양하고 유익한 작용을 한다고 알려져 있다(Carr, 2015a). 복부 근육에 대한 저빈도 전침(하지 경혈에 가해지는 자극의 유무와 상관없이)은 자궁 혈류를 증가시키는데(Stener-Victorin and Humaidan, 2006), 이는 체외수정(in vitro fertilization, IVF)에서 배아 착상 전에 자궁 기능을 향상시킬 수 있다. 배아이식(embryo transfer) 전후뿐만 아니라 난포기(follicular phase)에 치료를 하면 단일치료보다 더 성공적인 것으로 보인다(Carr, 2015a).

다낭난소증후군 Polycystic Ovary Syndrome

대조군 시험들에서 침은 무월경을 줄이고 배란을 유도하는 데 효과적인 것으로 나타났으며, 더 강한 치료로 성공률이 증가한다(Stener-Victorin, 2016).

임신 중 침 치료 Acupuncture in pregnancy

임신 중 골반통, 요통, 구역에 미치는 침의 효과는 이 장의 관련 부분에서 고찰되었다.

한 고찰에 따르면 침은 분만통(labor pain)을 줄이고 만족도를 높이는 데 유용한 것으로 보인다(Smith et al., 2011). 약 18,000명의 여성을 대상으로 한 대규모 관찰 연구에 따르면 분만 시 침 치료를 받은 대상자들은 경막외진통이 덜 필요한 것으로 보였다(Nesheim and Kinge, 2006). 침은 만삭에 자궁경부를 원숙하게 하고 분만을 단축시킨다는 일부 근거 또한 존재한다(Smith, 2016).

비뇨기 질환 Urological conditions

기존의 의학적 중재인 후경골신경자극(posterior tibial nerve stimulation, PTNS)은 편측 삼음교(SP6) 전침 치료에서 유래되었으며, 과민방광증상에 사용이 권고된다. 전침 자체도 적절한 치료일 것이다(Pullman, 2016). 39명의 여성을 대상으로 한 RCT에서 침은 표준 항콜린제인 옥시부티닌(oxybutynin) 치료만큼 효과적이고 이상반응이 유의미하게 적었으며, 그 결과 연구에서 탈락률이 유의미하게 적었다(Kelleher et al., 1994).

7건의 RCT를 분석한 고찰에서 침은 만성전립선염 혹은 만성골반통증후군 치료에서 거짓 침과 약물에 비해 효과적인 것으로 나타났다(Qin et al., 2016).

침의 비용효과 The cost-effectiveness of acupuncture

몇몇 보고서에 따르면 침을 임상에 도입한 후 처방이 줄어들고(Myers, 1991) 전원(轉院)도 감소(Lindall, 1999; Ross, 2001)하여 비용이 절감되었다고 한다.

치료의 경제적 측면에 대한 엄밀한 평가는 환자의 건강 개선과 관련된 실제 치료 비용을 신중하게 측정하는 데 달려 있다. 환자의 건강은 0(사망)과 1(완전한 건강) 사이에서 수명 연장 연수(만약 있다면)와 그 기간 동안의 삶의 질을 모두 고려하는 질보정수명(Quality Adjusted Life Year, QALY)이라고 불리는 표준 척도로 평가된다. 이 측정 도구는 모든 질환의 모든 치료에 대해 동일한 방법으로 적용하기 때문에 다른 치료 간의 비용효과를 정확하게 비교할 수 있다. 현재 침은 어떤 상태(이론의 여지가 있지만 금연을 제외하고)에서도 수명을 연장시키는 것이 아니기 때문에 침의 효과는 치료 후 삶의 질 향상에 의해서만 측정된다. 침 치료를 일상관리와 비교할 때, 그 비교는 '점증적 비용효과비(incremental cost effectiveness ratio, ICER)' 라고 알려져 있다. 이는 침 치료로 환자의 건강을 개선하는 비용을 측정한다. 단위는 QULY당 파운드(£)이다.

영국에서 NICE는 새로운 치료법의 위상을 평가하기 위해 ICER을 사용하고, 일반적으로 QALY당 20,000파운드 이하의 비용이 드는 치료를 권장한다.

확정적인 고찰에서 다룬 침 치료의 경제성 분석은 표 12-3에 요약되어 있다(Kim et al., 2012). 알레르기비염 치료를 제외하고 표에 나온 추정치는 현재 사용되고 있는 많은 의학적 중재들과 비교할 때 경쟁력이 있다.

표 12-3 ■ 무작위대조시험에 대한 전체 경제성 평가를 통한 침의 비용대비 효과

질환	대상자수	배경	QALY당 비용
등 통증(Ratcliffe et al., 2006)	241	개원 침 치료 의사	£4241
요통(Witt et al., 2006c)[a]	2388	양방 침 치료 의사	€10,526
두통(Wonderling et al., 2004)	401	개원 물리치료사	£9,180
두통(Witt et al., 2008a)[a]	2682	양방 침 치료 의사	€11,657
목 통증(Willich et al., 2006)[a]	3005	양방 침 치료 의사	€12,469
무릎 또는 고관절 골관절염(Reinhold et al., 2008)[a]	421	양방 침 치료 의사	€17,845
생리통(Witt et al., 2008b)[a]	201	양방 침 치료 의사	€ 3,011
알레르기비염(Witt, 2009)[a]	981	양방 침 치료 의사	€22,798
알레르기비염(Reinhold, 2013)[a]	364	양방 침 치료 의사	€20,807–€74,585

보고된 원래 비용.

[a]독일에서 수행됨. 다른 연구들은 영국에서 수행됨.

(출처: Kim, S. Y. et al., 2012. A systematic review of cost-effectiveness analyses alongside randomised controlled trials of acupuncture. Acupunct Med 30, 273-85.)

침 치료 서비스의 주요 비용은 전문성 개발과 서비스 관리와 같은 간접비를 포함하는 침 치료 의사의 비용이다. 실제로 수완이 있는 침 치료 의사는 환자들에게 가치 있는 서비스를 제공할 수 있도록 이러한 비용을 최소한으로 줄일 방법을 찾을 것이다. 의료 서비스 분야에서 일하고 있는 많은 의사들은 이미 다른 환자의 진료를 줄이지 않고 침 치료를 자신들의 일상 진료에 통합시키고 있다. 동시에 여러 환자들을 그룹 단위로 치료하기도 한다(Berkovitz et al., 2008; White et al., 2012). 이러한 종류의 방식은 침의 비용대비 효과를 유의미하게 향상시키고, 한정된 자원의 의료 서비스에서 침 치료를 효과적으로 제공할 수 있는 수단으로 연구할 만한 가치가 있다.

요약 Summary

침의 유효성에 대한 임상 연구에서는 신뢰할 수 있는 플라세보 형태의 침 치료가 없기 때문에 오류가 많아서 환자 및 시술자 눈가림을 적용하고 효과를 엄밀하게 측정하기가 어렵다. 그 밖에도 침 치료로 가장 효과를 보일 질환을 앓는 환자를 모집하기 어렵고, 많은 질환에 최적의 효과가 있는 침 치료에 관한 정보가 부족하며, 대조군 선정이 어렵다는 문제가 있다.

침 연구의 획기적 사건은 독일 보험사가 지원한 일련의 연구들과 개별환자자료 메타분석(Vickers et al., 2012) 및 네트워크 분석(Corbett et al., 2013)이다.

근골격계 질환에서 침은 만성 무릎 통증에서 거짓 침보다 효과가 우수한 것으로 설득력 있게 판명되었으며, 가장 확실한 근거에 따르면 목 통증, 요통 및 상지 통증을 치료하는 데 긍정적으로 판명되었다. 또한 이러한 질환 중 일부에서 비용대비 효과도 있다. 이제 편두통과 긴장형두통은 침 치료의 효과가 있다는 근거기반 질환으로 분류되며, 수술 및 화학요법 등을 포함한 다양한 원인에 의한 구역과 구토도 마찬가지이다.

전침에서 명확히 파생된 치료의 한 형태인 후경골신경자극은 과민방광 증상에 효과적이다.

CHAPTER 13

침의 안전성에 관한 근거

Evidence on the safety of acupuncture

단원개요

서론: 침 치료는 숙련된 전문가에게 받으면 안전하다

Introduction: acupuncture is safe in skilled hands

침 치료는 안전하다고 잘 알려져 있는데, 이는 여러 국가에서 시행된 많은 대규모 전향적 조사연구에 의해 확인되었다.

1998~2000년 사이에 시행된 조사연구에 따르면, 영국 의사와 물리치료사 78명은 침 치료를 포함한 32,000건의 진료 중이거나 진료 후에 발생한 이상반응(adverse event, AE)을 보고하였다(White et al., 2001). 중증도의 이상반응(serious adverse events, SAE)은 보고되지 않았으며, 출혈과 같은 경미한 이상반응이 평균적으로 치료의 7% 이하에서 발생하였다. 이 수치는 숙련된 침 치료 전문가들의 다른 연구 결과와 유사하며, 영국에서 4주에 걸쳐 비의료 침구사 1,848명이 시행한 34,000건의 치료에 대한 조사연구(MacPherson et al., 2001)와 일본의 침 클리닉에서 시행된 65,000건 이상의 치료에 대한 조사연구[침 치료 종료 후 침이 제거되지 않았던 9건의 사례가 가장 심각했음(Yamashita et al., 1999)], 그리고 독일에서 의사와 보건의료전문가 29명이 시행한 3,535건의 침 치료에 대한 조사연구(Ernst et al., 2003) 등에서 도출된 결과와도 유사하였다.

마지막으로 독일 의사 13,579명이 환자 229,230명의 이상반응을 기록했는데, 환자마다 평균 10회의 침 치료(약 220만 회의 치료)를 받았다(Witt et al., 2009). 전체 이상반응의 비율은 8.6%였으며, 이 중 절반 이상이 출혈이었다. 환자의 2.2%는 의사에게서 어느 정도의 처치가 필요한 부작용을 경험했는데, 대부분 지혈을 위해 출혈 부위를 압박하는 정도였다. 환자 두 명에게 기흉이 발생했으며 그 중 한 명은 입원이 필요했다. 가장 오래 지속된 이상반응은 180일간 다리 신경이 손상된 것이었다. 과실에 의한 이상반응은 전체의 0.1% 정도였다.

침은 영국의 국민보건서비스(NHS)의 다양한 분야에서 사용되며, 다른 모든 치료들과 마찬가지로 이상반응이 국가에 보고 및 등록되어 모니터링된다. 2년간 370만 건의 환자 안전 보고가 있었는데, 침과 관련된 것은 325건이었다(Wheway et al., 2012). 가령 치료 후 침이 제거되지 않았거나(59건), 치료실에 방치되어 계획보다 오래 치료를 받았거나(41건), 의식상실 없이 어지러움이나 현기증을 겪었거나(99건), 일시적인 의식상실을 동반한 어지러움이나 현기증을 겪었다(63건). 환자 8명이 치료 중이나 치료 직후에 진료대에서 떨어졌고, 4명은 치료 후 진료실 밖에서 쓰러졌다. 침 치료 부위에 멍이나 뻐근한 통증은 7건이었고, 작은 물집이 발생한 것은 1건이었다. 기흉 발생 가능성은 5건이었는데, 그 중 2건은 확진 판정을 받았으며, 1건은 중증도의 이상반응이었다. 이 조사를 이끈 저자들은 침 치료가 '위험도가 낮은 치료인 것 같다'고 언급하였다. 그러나 치료 시 관리적인 측면을 개선할 여지는 분명히 있었다.

이러한 다양한 조사연구의 근거를 검토한 British Medical Journal의 한 사설은 "침 치료는… 숙련된 전문가가 시술하면 확실히 안전한 형태의 의료 중재인 것 같다"고 결론을 내렸다(Vincent, 2001).

침 치료의 안전성 결과의 강점 중 하나는 침이 주로 근골격계 통증 치료에 사용되기 때문에 비스테로이드소염제(NSAID)와 같은 약물들을 대체한다는 점이다. 비스테로이드소염제의 주요 부작용은 여러 가지가 있는데, 특히 상부위장관 출혈이나 천공이 그 중 하나이며, 이러한 위험을 약 네 배 정도 증가시킬 뿐만 아니라(Hernandez-Diaz and Rodriguez, 2000), 신장 손상과 고혈압을 야기하거나 뇌졸중과 심근경색의 위험을 증가시킨다(Bally et al., 2017).

그러나 침의 안전성에 대한 근거는 조사연구에서 제시한 전반적인 상황에서 보이는 것처럼 간단하지 않다. 조사연구 결과 다른 침 치료 의사들이 보고한 이상반응의 발생률과 큰 차이가 있었다. 예를 들어 어떤 침 치료 전문가는 치료 후 환자의 53%에서 출혈이 있다고 보고한 반면, 또 어떤 전문가는 출혈이 전혀 없다고 보고했다. 이러한 차이의 일부는 보고 방식의 차이에 기인한 것일 수 있다. 즉, 보고의 목적은 단지 출혈이 많을 경우에만 기록하는 것임에도 불구하고, 매우 신중한 침 치료 전문가라면 작은 출혈의 발생까지도 모두 보고할 가능성이 크기 때문이다. 또한 침 치료 전문가 간의 차이 중 일부는 환자 유형의 차이 때문일 수 있고(예를 들어 노인 환자들의 진료에서는 혈관이 더 약하고 피하조직이 적기 때문에 더 많은 출혈을 예상할 수 있음), 다양한 유형의 침 치료 때문일 수도 있다. 그러나 이상반응은 시술자의 방법과 기술에 따라서도 달라질 수 있다.

> 침 치료 전문가는 침이 안전하다고만 생각해서는 안 되며, 가능한 한 이상반응을 줄이는 데 주의를 기울여야 한다.

안전한 침 치료를 위한 자세한 권고는 16장에 제시하였으며, 이 장에서는 공개적으로 발표된 근거를 논의하는 데만 집중한다. 과거에 일어났던 일을 아는 것은 같은 과오를 반복하지 않도록 해준다.

자침으로 인한 문제와는 별개로 환자가 침 치료로 인하여 오히려 자신의 질환에 더욱 효과적일 수 있는 기존의 치료를 놓칠 위험이 잠재한다. '간접적인' 위험이라고도 하는 이러한 위험은 분명 심각할 수 있다. 예를 들어 환자의 증상이 정확하게 판단되지 못해 암을 조기에 진단 받을 기회를 놓치는 경우이다. 이 책은 침 치료를 고려하는 모든 환자들이 기존 의학적 진단을 받을 것이며, 기존 치료가 침 치료보다 더 나은 회복 가능성을 제공할 때 고지 받을 것이라는 가정하에 쓰였다.

> 현명한 사람은 남의 실수에서 배우며, 우둔한 사람은 자신의 실수에서 배운다. (미상)

침의 잠재적 위험 The potential risks of acupuncture

표 13-1에 제시된 것처럼 세 가지 등급으로 이상반응을 검토하는 것이 유용하다.

보고를 할 때는 필연적으로 치우침(bias)과 부정확성(inaccuracy)이 있기 때문에 침 치료의 위험률에 대한 신뢰할 만한 수치를 얻는 것은 쉽지 않다. 이상반응은 환자들이 의사를 당황하게 하고 싶지 않기 때문에 축소 보고될 수 있고, 침 치료 의사들이 이상반응을 설명해야 하는 윤리적 의무를 인식하지 못하기 때문에 축소 보고될 수 있다. 그러나 반대로 다른 의료 전문가들이 어떤 이유로 침 치료를 평판에 흠집을 내고 싶어하기 때문에 과장 보고될 수도 있다.

게다가 침 치료로 인한 이상반응의 원인은 구별하기가 간단하지 않을 수 있다. 이상반응이 침 치료로 인해 발생했는지 아닌지 알기 어려울 것이다. 발병(onset)과 상쇄(offset)의 시

표 13-1 ■ 이 장에서 사용된 경도, 중등도, 중증도의 이상반응 분류

심각성	정의
경도	가역적이고 금새 사라지고 환자에게 심각한 불편을 끼치지 않음
중등도	의학적 치료가 필요하거나 환자의 일상 활동에 방해가 됨
중증도	입원이나 입원 일수의 연장을 필요로 하거나 지속적인 또는 의미 있는 장애나 무력함 또는 사망을 초래함

간 관계, 생의학적 근거, 재노출에 대한 반복적인 후유증을 포함하여 원인을 귀착시키는 표준 방법이 있다. 그러나 개별 사례, 특히 더 중대하고 복잡한 사례에서는 여러 사건들이 결과에 기여할 수 있어서 서로 다른 원인들의 기여도를 정확하게 추론할 수 없다.

다음에 제시된 이상반응률에 대한 수치는 발표된 근거에 기반하지만, 근사치로만 간주되어야 한다. 여하튼 우리들의 주요 관심사는 실용적이기 때문에 침 치료를 더 안전하게 할 수 있는 방법을 배우는 것이 이 책의 주된 목적이다.

경도의 이상반응 Mild Events

침 치료 중이나 치료 후 가장 흔한 이상반응과 일반적인 발생률(치료에 대한 백분율로 침 치료 의사가 보고)은 다음과 같다(White, 2006).

- 출혈, 작은 피 한 방울 이상: 약 3%
- 증상의 악화: 약 1~2%
- 약간 따끔한 것 이상의 자침 시 통증: 약 1%
- 졸음(drowsiness): 최대 약 1%
- 현기증(faintness): 보통 0.5% 미만

이러한 경미한 이상반응률은 공식적으로 '최소'로 분류될 만큼 충분히 낮다. 이보다 덜 보고되는 기타 이상반응으로 구역과 두통이 있다.

두 가지 경미한 이상반응(증상의 악화 및 졸음)은 추가 설명이 필요하다. 일부 침 치료 의사들은 침이 자연적인 치료법이고, 병이 호전되기 전에 침이 병을 악화시키는 것은 불가피한 것이라서 증상의 악화는 치유 반응(healing response)으로 받아들일 수 있는 부분이라고 주장한다. 이러한 주장은 환자를 안심시킬 수 있겠지만, 사실이라는 근거는 없다. 악화의 발생률이 최종 결과와 함께 기록된 한 연구에서, 악화는 치료에 대한 더 나은 반응으로 이어지지는 않았으며, 환자의 성공률은 악화 여부와 상관없이 약 70%였다. 많은 환자들이 먼저 악화되지 않고 치료에 반응한다. 이러한 모든 사실들은 실제로 침 치료에 대한 반응에 악화가 필수적이지 않다는 것을 시사한다. 따라서 우리는 침 치료 전문가들이 특히 첫 번째 치료를 할 때 너무 강하게 치료하지 않도록 해서 악화를 피하도록 주의해야 한다고 권고한다.

이완(relaxation)은 흔히 치료의 혜택으로 간주되지만, 졸음(drowsiness)은 운전을 하거나 기계를 사용하는 사람들에게 잠재된 위험을 증가시킬 정도로 심각할 수 있다. 한 연구에 따르면, 환자의 약 1/3이 어느 정도 졸음을 경험했으며(Brattberg, 1986), 최근 연구에서도 이보다 살짝 적은 수의 환자가 졸음을 경험했다고 한다(MacPherson and Thomas, 2005).

중등도의 이상반응 Significant Events

치료가 필요한 피부 감염이 많이 보고되었다. 피부 감염에는 일반적으로 전형적인 기회감염 공생 박테리아(opportunistic commensal bacteria)가 포함되지만, 4건의 미코박테륨(mycobacterium) 감염 사례가 보고되었다. 부종 부위에 침을 자입하였을 때 봉와직염이 발생한 사례가 있었다. 때때로 침은 포진 감염을 재활성화하는 것으로 추정되기도 한다.

침 치료로 인한 말초신경의 손상으로 족하수(foot drop)가 발생한 사례가 이따금 보고되었다. 침체가 신경을 꽤 자주 관통하는데도 왜 이런 종류의 신경 손상이 더 자주 보고되지 않는지가 의문이다. 이에 대한 일반적인 설명에 따르면 침첨(鍼尖)이 절단면이 아니기 때문에 자침 시 신경섬유를 밀어내어 분리한다고 한다.

천식의 악화는 치료 중이나 치료 후에 흔하며, 입원이 필요할 만큼 심각할 수 있다.

발작(seizure)은 앉은 채로 치료를 받다가 현기증이 나는 환자에게서 발생할 수 있다(이러한 이유로 권고되지 않음). 발작은 누워서 치료 받는 환자에게도 드물게 발생한다. 이러한 발작은 변연계를 포함하여 자침에 대한 현저한 미주신경반응(vagal response)으로 인해 발생한 반사성 무산소발작(reflex anoxic seizure)으로 진단될 수 있다.

침 치료 중에 발생하는 기타 주요한 허탈(collapse)은 드물긴 하지만 일부 보고되었다. 몇몇 환자들은 침을 자입하거나 자극할 때 단순히 의식을 잃는 것으로 보고되었다. 이들은 관련 심혈관계 허탈이 없으므로 그 기전은 순전히 신경학적이어야 한다. 이러한 환자들은 앙와위(supine) 자세가 아니라면 즉시 앙와위로 눕혀야 한다. 다행히 이런 이상반응은 매우 드물어서 환자들은 완전히 회복된다.

중증도의 이상반응 Serious Events

중증도의 이상반응은 매우 드물고, 외상성(traumatic)이거나 감염성(infectious)이다.

외상은 일반적으로 너무 깊게 또는 잘못된 위치에 자침하여 발생하며, 때로는 환자가 자발적으로 움직이거나 전침에 의해 근육이 자극을 받는 도중에 발생한다.

기흉은 침 치료의 가장 흔한 중증도의 이상반응이며(Xu et al., 2013) 여러 차례 사망을 초래하였다. 이는 전면이나 후면의 흉벽에 자침하다가 발생할 수 있다. 증상은 치료 중에 즉시 나타나거나 48시간에 걸쳐 점차 나타날 수 있다.

마르고 수척한 환자에게는 자침 깊이를 잘못 판단할 여지가 거의 없지만, 과체중이나 비만 환자는 두꺼운 조직층으로 인해 자침의 실제 깊이를 판단하기 어려울 수 있기 때문에 위험할 수 있다.

목의 자침 부위에서 연수의 관통이나 두개내 출혈을 포함하여 중추신경계 손상이 그 다음으로 흔하게 보고된다(Xu et al., 2013). 말초신경계는 비골신경, 정중신경 및 안면신경 등에 손상을 입을 수 있다.

심장눌림증(cardiac tamponade)은 무서운 속도로 발현할 수 있으며, 심장근육과 혈관에 다양한 손상 발생도 보고되었다(Xu et al., 2013).

감염은 국소적이거나 전신적일 수 있다. 가장 심각한 국소 감염은 괴사성 근막염으로 치사율이 20~30%이다. 따라서 많은 사망자가 발생했다고 보고되었다(White, 2004). 감염의 원인은 침 치료 시술자일 수 있다. 한국의 병원에서 다수의 미코박테륨 감염 사례가 보고되었는데, 한 병원에서는 발침 후 자침 부위에 올려 놓은 수건과 팩이 제대로 소독되지 않았고, 또 어떤 병원에서는 피부 소독에 사용된 액체가 잘못 준비된 것으로 확인되었다(Xu et al., 2013).

일회용 침이 도입된 이후 전신 감염 양상이 달라졌다. 오염된 침으로 인한 간염(hepatitis)이 한 때 흔했으며, 여전히 특정 국가에서는 문제가 되고 있다(Nguyen et al., 2007). 포도상구균(*staphylococcal*) 감염이 이제 더 흔해져서 메티실린내성(methicillin-resistant) 변종이 보고되었다(Xu et al., 2013).

중증도의 이상반응은 적절한 시술을 통해 거의 완전히 사라지게 할 수 있다.

침 치료와 관련된 중증도의 이상반응의 전반적인 위험은 400만 건 이상의 치료를 포함하는 13건의 전향적 연구에서 11건의 이상반응을 보고했지만, 치명적인 사례는 없었던 것으로 추정되었다(White, 2006). 따라서 침 치료와 관련된 중증도의 이상반응에 대한 전 세계 누적률은 치료 1만 건당 0.02건으로 추산되는데, 이는 대다수의 의학적 치료에 비해 훨씬 낮은 '무시할 만한(negligible)' 위험을 의미한다.

전반적으로 침 치료로 인한 이상반응은 '무시할 만한' 위험이다.

피할 수 없는 이상반응 Unavoidable events

침 치료에 대한 일부 이상반응은 개별 환자에게 불가피하게 발생하지만 예측할 수 없다는 점에서 피할 수 없다는 것이 자명하다. 이러한 반응은 모든 조사에서 기술되는데, 침을 일반적으로 피하층에만 매우 얕게 자입하는 일본 침 치료의 경우에도 마찬가지이다. 이 중 가장 중대한 것은 심각한 졸음으로 위험한 교통사고를 유발할 수 있다. 확실히 다른 환자들에 비해 이상반응에 더 민감한 환자들이 있다. 이러한 환자들에게 침 치료를 재개할지에 대한 결정은 위험-편익 평가(risk-benefit assessment)에 따라 달라진다. 졸음은 일반적으로 치료가 반복되면 덜 심각해지는 하나의 반응이지만, 추가적인 치료에서 동일한 반응이 재발할 가능성이 있다.

침 치료 후 졸음은 위험한 결과를 초래할 수 있으므로 환자들에게 이에 대한 관리 방법을 알려야 한다.

간접적인 위험 Indirect risk

침 치료로 인한 위험이 시술 자체보다는 시술자에 의해 발생한 경우를 '간접적(indirect)'이라고 한다. 이는 일반적으로 시술자가 잘못된 진단을 내리거나, 침 치료가 다른 치료보다 더 효과적이라고 믿거나, 침 치료가 다른 치료보다 효과가 떨어진다는 근거를 알지 못했기 때문에 환자가 더욱 적절한 치료를 받지 못하는 경우가 그렇다.

요약 Summary

여러 전향적 조사의 근거에서 제시하고 있듯이 침 치료는 일반적으로 숙련된 전문가에 의해 시술되면 안전하다. 침 치료의 강점 중 하나는 다른 치료법에 비해 안전하다는 것이다.

침 치료는 몇 가지 위험을 수반하며 좀 더 효과적인 다른 치료 대신 침을 사용하면 간접적인 위험의 원인이 될 수 있다. 이상반응률은 시술자마다 다르며, 각 시술자는 안전한 진료를 발전시키고 유지할 책임이 있다. 침 치료 후 가장 흔한 경도의 이상반응은 출혈, 자침 부위 통증, 증상 악화, 그리고 현기증 및 졸음(운전에 영향을 줄 수 있음)이다. 중도의 이상반응은 흔하지 않으며 피부 감염, 말초신경 손상, 천식 악화 및 발작 등이 나타난다. 중증도의 이상반응은 매우 드물다. 그래도 일부 이상반응은 피할 수 없다. 전반적으로 침 치료로 인한 이상반응 '무시할 만한' 위험이다.

SECTION 4

임상 양상

Practical Aspects

SECTION OUTLINE

CHAPTER 14

치료 준비

Preparation for treatment

단원개요

서론 Introduction

침 치료는 어떤 의미에서 몇 개의 바늘을 삽입하는 간단한 일이지만, 안전하고 효과적인 치료를 위해서는 몇 가지 준비가 필요하다. 임상을 처음 시작하는 초보자는 연습을 시작할 때부터 좋은 치료 습관과 루틴을 만드는 것이 특히 중요하다. 환자를 치료할 때 유효성 만큼이나 안전성은 중요하게 고려해야 할 사항 중 하나이다.

침 치료 의사는 최상의 훈련과 지속적인 교육을 받아야 할 뿐만 아니라, 모든 의료 전문가들에게 필요한 기준을 적용해야 한다. 그리고 전문 학술 단체나 규제 기관의 감독하에 항상 적절한 방법으로 침 시술을 해야 한다.

양질의 환자 관리에서 중요한 한 가지 측면에는 환자를 치료하는 모든 의사들 간에 적절한 소통이 있다는 것이다. 독립적으로 치료하는 침 치료 의사들은 임상적 이유와 윤리적 이유에서 (환자의 동의를 받고) 환자를 담당하는 일반의에게 자신들이 현재 진료하고 있다는 사실을 알려야 한다.

침 치료 의사는 침 치료가 감당할 수 있는 치료 범위에 대해 현실적이고 솔직하게 접근해야 한다. 침 치료가 무엇이든지 치료할 수 있다는 주장은 잘못된 것이고, 환자를 속이는 행위이며, 침 치료에 대한 평판을 나쁘게 할 수 있다. 침 치료는 대다수의 치료와 같이 성공할 수도 실패할 수도 있는 치료의 한 가지 형태이다.

이 장에서는 안전하고 효과적인 침 치료의 기저가 되는 사고 과정부터 자침을 하는 순간까지를 설명한다. 치료 자체는 15장에 설명되어 있다. 이 장은 의료서비스를 제공할 때 필요한 공식적인 가이드라인을 위한 기반으로 사용되도록 기술된 것이 아니므로 가이드라인을 개발해야 하는 독자들은 완화의료를 위해 기술된 증례를 기반으로 개발할 수 있다(Filshie and Hester, 2006).

침 치료에 적합한 환자 Patients suitable for acupuncture

침 치료의 이상반응이 많이 보고되었기 때문에 최소한 어린이와 침을 다루는 데 상당한 경험을 쌓기 전까지는 미성년자 치료를 권장하지 않는다(Vohra et al., 2011).

침 치료를 고려하는 모든 환자는 가능한 금기증과 특별한 예방 조치가 필요한지를 검사해야 한다.

금기증 Contraindications

환자는 침 치료를 받을 의향이 있어야 한다. 환자가 치료를 원치 않는 주된 이유는 두 가지이다.

1. 바늘공포증(Needle phobia)
2. 개인적인 신념: 때때로 환자들은 침 치료가 에너지와 경락 개념과 관련되어 있어 영적으로 나쁜 영향을 미칠 수 있다고 믿기 때문에 치료를 거부하기도 한다. '건침(dry needling)' 과 같은 단어를 사용하여 이러한 신념을 피하도록 시도해 볼 만하지만 아마도 합리적이지 않을 것이다. 우리는 침(acupuncture)이라는 단어를 있는 그대로 언급하여 환자들이 자발적으로 결정하는 것이 낫다고 본다.

극소수의 사람들이 침습적인 의술에 반응하여 발작을 일으킬 수도 있다. 이러한 기전은 명확히 알려지지 않았으나 아마도 갑작스럽고 강한 미주신경 자극이 심장에 전달되어 발생하는 것으로 보인다. 이러한 반응은 환자를 반듯하게 눕혀서 치료한다고 해서 반드시 피할

박스 14-1 ■ 침 치료의 금기증

침 치료의 절대적 금기증

- 환자가 침 치료를 원하지 않음
- 자발적 출혈이나 멍(확실히 진단되기 전까지)

특정 시술에 대한 절대적 금기증

- 심장 판막증: 피내침을 피해야 함
- 수요박동조율기(Demand-type pacemaker)나 심내 제세동기: 흉부를 가로질러 전침을 사용하는 것을 피해야 함

상대적인 금기증

- 심한 출혈 경향(예: 항응고제 치료를 받거나 혈소판감소증 환자)
- 심리적으로 불안정한 환자(예측할 수 없는 반응이 나타날 수 있음)
- 손상된 면역체계
- 침습적 의료 시술에 인해 발작을 일으켰던 과거 경험
- 침 치료에 대해 이전에 예민한 반응을 나타낸 경우

수 있는 것은 아니다. 이것을 환자가 현기증이 생겨서 즉시 바로 눕지 못했을 때 생기는 일종의 경미한 무산소성발작(anoxic convulsion)과 혼동해서는 안 된다. 침 치료를 받는 환자에게 원인을 알 수 없는 간질 발작의 과거력이 있다면 침 치료를 피하는 것이 좋다. 필연적으로 침 치료로 인해 이러한 반응이 나타날 수도 있는데, 이 경우 이상반응은 불가피한 것으로 간주해야 한다.

자발적으로 멍이 드는 환자는 혈액 응고 기능을 검사하여 정상이라고 확인될 때까지 치료를 해서는 안 된다.

이러한 금기증은 박스 14-1에 열거해 두었다.

특수한 치료에 대한 절대적인 금기증 Absolute Contraindications to Particular Techniques

피내침(indwelling needle)은 균혈증(bacteraemia)의 잠재적 원인으로 손상된 심장을 감염시켜 아급성 세균심내막염을 유발할 수 있다[고위험군: 이전의 심내막염, 인공판막을 포함한 심장 수술 과거력, 마판증후군(Marfan's syndrome)과 같은 선천성 판막 질환. 저위험군: 류마티스성 심장 질환, 석회화된 대동맥판막, 저긴장 승모판(floppy mitral valve)].

전기자극은 박동조율기나 심장 내 제세동기의 감지 기전에 영향을 미칠 수 있다.

상대적 금기증: 위험과 편익에 대한 균형 Relative Contraindications: Balancing Risk and Benefit

환자는 침에 상대적 금기증이 있을 수도 있다. 이 경우 치료의 위험과 편익 사이의 균형을 맞추기 위해 환자와 협력하는 것이 의사의 책임이다. 예를 들어 항응고제로 인한 출혈장애가 있는 환자에게는 강직척추염을 치료하기 위해서 심자(deep needling)를 하지 않도록 해

야 한다. 그 이유는 편익에 대한 기대치는 낮은데, 심자는 출혈을 일으킬 수 있는 상당한 위험이 있기 때문이다. 반면에 긴장형두통을 치료하기 위해 천자(superficial needling)를 할 수 있다. 환자의 입장을 고려하되 금기증이라고 판단되면 환자가 치료를 요구하더라도 치료를 하면 안 된다.

특별한 예방조치 Special Precautions

이 단락에서는 환자의 상태로 예상할 수 있는 예방조치를 다룬다(박스 14-2). 또한 경혈의 국소적인 상태로 인해 필요한 추가적인 예방조치가 있는데, 이는 15장에서 논의할 것이다.

출혈 성향이 있는 환자 Patients With a Bleeding Tendency

혈우병(haemophilia), 혈소판감소증(thrombocytopenia) 등의 질환이나 항응고제 복용으로 인한 출혈은 상대적 금기증이지만, 환자를 치료하기로 결정했으면 특별한 예방조치를 취해야 한다. 예를 들어 혈소판 수치가 극히 낮은 환자에게 침 치료를 하는 것은 좋지 않을 수 있지만, 중등도의 출혈장애 환자에게는 유용한 대안이 될 수 있다(박스 14-3).

출혈 성향이 있는 환자에게는 특별한 주의를 기울여 침 치료를 수행해야 한다.

- 가는 침을 사용하되, 덜 민감한 환자에게는 전기자극을 가할 수 있다.
- 구획증후군의 잠재적 위험이 있으므로 하지와 전완을 둘러싸고 있는 근막의 구획에는 심

박스 14-2 ■ 침 치료를 시행할 때 특별한 예방조치가 필요한 경우

특별한 예방조치

- 출혈 성향(본문 참조)
- 간질: 환자를 혼자 두지 말 것
- 질병이나 약물치료로 인한 면역억제 상태: 위생에 특별한 주의를 기울여야 함
- 임신(본문 참조)
- 분명한 진단이 내려지지 않은 환자: 침 치료가 암과 같은 심각한 질환의 증상을 숨겨서 진단을 지연시킬 수도 있음
- 비정상적인 신체 구조: 특히 저체중의 경우 외상의 위험이 증가됨
- 침 치료 직후 운전할 필요가 있는 환자: 가볍게 치료하고, 치료 후 쉬게 하고 관찰하며, 졸리면 운전을 하지 말라고 권유함
- 침 치료에 강한 반응자(본문 참조)
- 말초신경병증 환자: 신경병증 부위를 피해야 함

박스 14-3 ■ 혈소판감소증 환자에게 침 치료를 적용한 사례

두 번째 임신을 한 39세 여성에게 혈소판감소증이 발병하였다. 여성은 혈소판 수치가 82 × 10^9/1에 이르는 바람에 척주 및 경막외마취를 할 수 없어 전신마취를 하고 제왕절개를 하였다. 수술후에 표준 진통제로는 통증이 충분이 줄어들지 않았으나 침 치료로는 과도한 출혈을 일으키지 않고도 빠르고 유용한 효과가 발휘되었다(Oomman et al., 2005).

자나 강자극을 가하는 것을 피해야 한다.

- 혈관절증(haemarthrosis)의 위험이 증가하기 때문에 관절 근처를 자침할 때는 특히 주의해야 한다.
- 발침한 이후에는 자침한 부위를 힘을 줘서 눌러야 한다.

임신 Pregnancy

많은 침구과 교수들은 학생들에게 침이 자연 유산을 일으킬 수 있다는 이유로 적어도 임신 3개월까지는 침을 조심해서 사용하라고 조언한다. 그러나 임신 말기라하더라도 침이 분만을 유도할 수 있다는 근거는 희박하다. 중국에서 침은 흔히 어떤 특별한 예방 조치를 취하지 않고 임신 초기의 많은 질병을 치료하기 위해 사용되고 있다. 단, 서양에서도 임신 초기에 구역을 치료하기 위해 침을 사용한다.

소송이 두려운 침 치료 의사들은 '설령 침 치료로 당장 유산되지 않더라도 침 치료 후 며칠 이내에 유산이 되면 침 시술자가 비난을 받을 수 있다'고 주장한다. 이는 방어적인 자세로 이러한 태도로 인해 치료 결과가 좋지 않게 된다. 대규모 관찰연구와 15건의 대조임상시험에서 임신 결과(임신 결과와 태아의 건강 모두)가 침 치료에 영향을 받지 않았다는 양질의 근거가 있다(Carr, 2015b). 따라서 다음과 같이 제안한다.

- 임신 기간 동안 침 치료를 사용할 수 있다.
- 치료의 위험과 편익을 통상적인 방법으로 평가한다.
- 임신 3개월까지는 강한 자극을 주는 수기법은 피하는 것이 현명하다.

강한 반응자 Strong Reactors

일부 환자들은 침에 강하게 반응한다. 보통 강도의 치료를 받을 때 이러한 사람들은 일반적으로 경험하는 이상의 다음과 같은 반응을 보인다.

- 증상의 악화
- 치료 직후의 피로감
- 치료 후 불쾌감, 때로는 2~3일 동안 독감과 같은 증상이 지속

일차진료를 받는 환자의 약 5~10%는 나머지 90~95%에서 이상반응을 일으키지 않는 치료 용량에 반응을 보이며, 암 환자에서는 그 비율이 더 높다.

사전에 환자의 민감성을 판단하는 것은 쉬운 일이 아니다. Felix Mann은 예술가적 유형의 사람들과 매우 너그러운 태도를 가진 사람들이 강한 반응자가 되고 쉽다는 것을 관찰했다. 때때로 어떤 환자는 이전 물리적인 치료(예: 마사지나 수기치료)가 환자에게 불쾌한 반응을 일으켰다는 단서를 주기도 한다. 이 경우 침 치료도 동일한 반응을 유발할 것이라고 짐

작하는 것이 좋다.

다행히도 강한 반응자는 또한 대개 좋은 반응을 보인다. 이러한 환자들은 강한 치료 반응을 보이므로 치료를 가볍게 할 수 있다. 가장 민감한 환자들은 30초 정도의 자침만으로도 충분할 것이다.

이와 유사하게 일반적으로 어린이들은 강한 반응자일 가능성이 높으므로 침은 몇 초 내에 발침해야 한다. 그러나 성인과는 달리 모든 어린이들이 좋은 반응을 보이는 것을 의미하지는 않는다.

암 환자 Patients With Cancer

침 치료는 암 환자의 증상을 완화시키는 데 큰 도움이 될 수 있지만, 이러한 환자들은 치료 및 여러 장기에 침범한 질병으로 심각한 부작용이 생길 수 있는 등의 많은 이유 때문에 특별한 예방조치가 필요하다. 증상이 가려질 위험이 있으며, 일반적인 방법의 치료에 반응하지 않는 환자의 경우 종양 부하가 증가할 수도 있다는 점을 인식할 필요가 있다. 이러한 환자를 치료하고자 하는 사람들은 위에서 언급한 문제에 대한 더욱 자세한 논의를 살펴볼 수 있다(Filshie, 2001).

불안한 환자 Anxious Patients

침은 콜레시스토키닌(CCK) 분비의 증가로 인해 치료 중 불안하지 않은 환자에게 더 효과적일 가능성이 높다(9장). 환자는 치료를 준비하는 동안 자신이 가지고 있는 궁금증과 불안을 해결해야 한다.

정보 및 사전 동의 Information and informed consent

환자들은 침 치료의 편익과 위험에 대한 적절한 정보를 제공받아 치료에 대한 충분한 정보를 바탕으로 결정을 내릴 수 있어야 한다. 적절한 정보가 무엇인지 규정하기 어렵지만, 다음과 같은 내용을 포함해야 한다.

- 침 치료의 가능성 있는 기대 편익에 관한 실질적인 정보
- 특정 사례와 관련된 침 치료의 알려진 위험에 관한 정보
- 관련 있는 경우 해당 질환에 사용 가능한 다른 치료들

한편으로는 실제적이고 관련 있는 위험을 감추지 말고, 다른 한편으로는 침 치료와 관련된 모든 부작용을 공식적으로 열거하는 것 사이의 균형을 잡는 것은 매우 중요하다. 이렇게 하면 환자들은 겁을 먹고 자신들에게 도움이 될 수 있는 치료법을 거부할 수 있다.

위험에 대한 모든 정보는 각 환자들에게 적절한 쉬운 언어로 제공되어야 하며, 각 환자들

박스 14-4 ■ 환자 정보지와 동의서 양식

이 내용을 주의 깊게 읽은 후 이해되지 못한 부분이 있으면 침 치료 의사에게 물어보시기 바랍니다.

침 치료란 무엇인가요?

침 치료는 인체의 특정한 경혈에 가는 침을 자입하는 치료 방법입니다.

침 치료는 안전한가요?

침 치료는 일반적으로 매우 안전합니다. 심각한 부작용은 매우 드물며, 그 빈도는 1만 번의 치료당 한 번 이하로 발생합니다.

침 치료는 부작용이 있나요?

환자가 알아야 하는 내용은 다음과 같습니다.

- 소수의 환자에서 침 치료 후 졸린 증상이 나타나며, 이 경우 운전을 피하는 것이 좋습니다.
- 치료 후 경미한 출혈이나 멍이 약 3%에서 발생합니다
- 치료 중 통증이 약 1%에서 발생합니다.
- 약 3% 미만의 환자에서 치료 중 증상이 나빠질 수도 있습니다. 이 경우 침 치료 의사에게 말해야 하며, 이는 일반적으로 좋은 징조입니다.
- 어떤 환자들, 특히 첫 치료를 받은 환자에게서 현기증이 발생할 수도 있습니다.

추가적으로 만일 환자의 경우에 특별한 위험 요소가 있다면 이에 대해 침 치료 의사와 논의하게 될 것입니다.

환자에 대한 침 치료 의사가 알아야 할 항목이 있나요?

일반적인 의학적 세부사항 외에도 환자에 대해 침 치료 의사가 알아야 할 항목은 다음과 같습니다:

- 현기증이 나거나 졸도를 한 경험이 있나요?
- 박동조율기나 다른 전자 기기를 몸속에 삽입하고 있나요?
- 출혈성 질환이 있나요?
- 항응고제나 다른 약물을 복용하고 있나요?
- 심장판막이 손상되었거나 다른 특별한 감염의 위험이 있나요?

저희 병원에서는 일회용 멸균 침을 사용하고 있습니다.

동의서

나는 위의 정보를 읽고 이해했으며, 침 치료를 받는 데 동의했습니다. 나는 언제라도 치료를 거부할 수 있다는 것을 이해했습니다.

서명 ____________________
이름 ____________________
날짜 ____________________

이 필요하고 원하는 정보를 얻었을 때 판단(및 이상적으로 정당화)해야 한다. 환자들은 또한 다른 가능한 치료법의 위험과 편익에 대한 정보를 제공받아야 한다. 어떤 질환에 일부 치료가 효과적이라고 해서 아직 효과적이라는 확실한 근거도 없는 침 치료를 해당 질환에 권고하는 것은 비윤리적일 수 있다. 환자들에게 정보를 제공해야 하며, 그 이후 스스로 치료에 대한 결정을 내리게 해야 한다.

일반적으로 치료에 대한 구두 동의로도 충분하다. 일부 병원 단체나 침 치료 의사를 고용하는 고용주는 서면 정보를 제공하고 때로는 서명된 동의서를 받도록 요구하기도 한다. 여기에 소개된 환자 정보지(박스 14-4)는 영국의 여러 침 전문 기관의 협의에 의해 개발되었다. 이 환자 정보지에는 환자가 동의를 선택하기 위한 공란이 포함되어 있지만, 법적으로 따지자면 서명보다는 환자가 결정을 내리기에 충분한 정보를 얻었다는 사실에 만족하는지가 더욱 중요하다. 자신의 진료에 이 양식을 사용하려는 침 치료 의사는 다음 주소에서 다운로드할 수 있다. http://www.medical-acupuncture.co.uk/journal/2001(2)/page_123.pdf.[1]

실제로 환자들은 충분한 정보를 제공받은 후 옷을 벗거나 진료대에 올라가 스스로 준비함으로써 진찰에 동의한 것으로 간주된다. 이에 대한 동의가 치료를 받는 것에 대한 동의까지 포함한다고 당연히 짐작할 수 있지만, 다음과 같은 이유로 치료에 대한 추가 동의가 필요할 수 있다.

- 환자는 진찰을 받을 의향은 있지만, 진찰 후 치료를 결정할 권리를 가지고 싶어 한다.
- 환자를 진찰하기 전까지는 치료의 가능한 편익을 예측할 수 없기 때문에 이런 경우에는 따로 정보를 제공해야 한다.

또한 수기 침을 사용하고 있는데 전침을 시도해 보고 싶은 경우, 처음 침 치료를 언급할 당시 전침에 관한 설명을 명시적으로 하지 않았다면 이에 대해 환자와 다시 상의할 필요가 있다.

침 치료에 적합한 질환 Conditions suitable for acupuncture

침은 다양한 근골격계 질환에 가장 흔히 사용된다(표 14-1). 근막유발점 통증은 가장 빠르고 잘 반응하는 것으로 보이며, 느리게 치유되는 기타 연부조직 손상과 골관절염 순으로 나타난다. 어떤 질환에 침 치료가 가장 잘 반응하는지에 대해 침 치료 의사 간에 의견이 일치하지 않는데, 그 이유는 이들의 견해가 특정 환자의 경험에 의해 형성되었기 때문이다. 또한 특정 질환에 대한 침 치료 의사의 특별한 관심이 그들의 기술을 향상시키고 접근 방식에 영향을 미치며 기대치를 높일 수 있기 때문이다.

침 치료는 골관절염에서 관절면의 퇴행과 같은 구조적 변화를 회복시킬 수는 없지만, 증상을 완화하고 염증을 줄일 수 있다. 이러한 사실을 침 치료 의사들은 분명하게 알고 있겠지만, 가령 지인들의 권유로 자신의 관절 자체가 치료될 것이라고 오해하고 방문한 환자들에게는 명확하게 전달해야 한다.

환자의 과거력은 현재의 증상이 근본적인 병리적 질환 또는 그러한 질환과 유사한 근막유발점 어느 것에서부터라도 기인할 수 있다는 점을 암시해 줄 수 있다. 근막유발점은 두 가지

[1] 실제로 다음 주소에서 다운로드 가능함. https://www.medical-acupuncture.co.uk/Portals/0/BMAS%20Patient%20Info.pdf

표 14-1 ■ 환자들이 침을 이용하는 몇몇 일반적인 질환들과 임상적으로 유용한 반응을 보일 가능성에 대한 일반적인 적응증

침 치료에 반응을 보일 가능성이 있는 질환	침 치료에 아마도 반응을 보일 수 있는 질환: 중등도 혹은 제한된 경우	침 치료에 반응할 가능성이 적은 질환: 드물거나 특이한 질환
근골격계 질환		
유발점 통증(근막) 골관절염(특히 무릎, 발목, 견쇄관절, 경추) 내외측상과염 목 통증[a] 편측 요통 다른 무릎, 종아리, 발 통증, 모르톤 중족골 통증(Morton's metatarsalgia)	섬유근통 척추후궁절제술후 증후군 어깨 통증	강직척추염을 포함한 염증성 관절병에서 질병이 진행되고 있는 경우
다른 통증성 질환		
긴장형두통 비정형안면통 명백히 치료 가능한 치과적 원인이 없는 치통 비심장성 흉통 대전자점액낭염	만성 미만성 비특이적 요통[a] 통증성 당뇨병성 신경병증 기타 통증성 말초신경병증	이명 뇌졸중 후 근육 강직 간질 다발성경화증 파킨슨 증후군
신경계		
편두통	신경근 포착이나 충돌로 인한 척추 통증 신경병성 통증이나 신경종으로 인한 통증 복합부위통증증후군 허혈성 통증 환상사지통증 레이노병 신경성 통증(예: 삼차신경통) 중추성(시상)통증	
복부 질환		
생리통 통증을 주증상으로 하는 과민대장증후군	궤양대장염이나 크론병의 증상, 대장 기능의 이상을 주증상으로 하는 과민대장증후군 요실금	방광출구폐색 전신적 혹은 계통적 피부 질환(예: 건선)
통증이 없는 질환		
구역 건초열, 알레르기비염 구강건조증, 안구건조증 폐경기 안면홍조 가역적인 국소 피부 질환들		

[a]신경학적으로 관련된 증상과 징후는 반응을 잘 보이지 않는 것으로 추정됨. 이 표는 임상 경험, 증례 연구, 무작위대조시험의 근거에 기반을 두고 있음, 침과 관련된 기대효과의 가능한 편익들을 포함하고 있음.

모두에서 존재할 수 있기 때문에 임상적으로 확실하게 평가하기 어려울 수 있다. 환자들은 증상이 일차적으로 유발점에 의해 발생했을 때 침 치료에 더 잘 반응한다. 예를 들어 자궁내막증으로 인한 생리통은 침 치료가 효과적일 가능성이 적지만, 복벽의 유발점에서 생긴 유사한 증상들에는 반응할 가능성이 더 높다.

통각수용성 통증은 신경병성 통증이나 원인이 알려지지 않은 통증보다 더 확실하게 반응하며, 이러한 질환에 대한 침 치료는 일종의 치료적인 시도로 간주되어야 한다.

다른 많은 치료법들과 마찬가지로, 침 치료는 질병의 형태가 완전히 갖추어지고 심리적인 변화가 동반되기 전, 초기 및 경미한 상황에서 더 큰 효과를 발휘한다.

침 치료에 대한 기대감이 낮아 보이는 환자에게서도 침은 확실히 효과적일 수 있지만, 환자와 의사 모두 기대가 높으면 치료가 성공적일 가능성이 높은 경향이 있다. 침 치료 의사는 현실적인 기대를 가지고, 비현실적인 기대를 가진 환자가 완전히 희망을 버리지 않되 완곡하게 잘못된 인식을 수정하도록 도움을 주는 것이 중요하다.

침 치료용 기기 Acupuncture equipment

표준 침 Standard Needles

침은 침체(shaft)와 침병(handle)으로 구성된다. 침체는 일반적으로 스테인리스 스틸이며 때로는 실리콘으로 코팅되어 있으며, 침병은 부록 자료사진 1처럼 금속이나 플라스틱으로 구성되어 있다. 침의 다양한 특징은 표 14-2에 나열되어 있다.

실리콘 파편이 표면 코팅에서 떨어져 나와 (이론적으로) 이물질 반응을 유발할 수 있다는 보고가 있었지만, 이는 침뿐만 아니라 실리콘으로 코팅된 모든 피하 주사바늘과 수술 도구에 공통적으로 나타나는 위험이다.

침은 품질이 다양하다. 잘못 제조된 침은 금속 조각이 헐거워져 분리되거나 침첨이 구부러져 있을 수 있다(Xie et al., 2014).

침첨은 단순히 연필처럼 끝이 가늘어지는 것이 아니라, 그림 14-1과 같이 둥근 모양(전통적으로 솔방울에 비유됨)을 가지고 있다. 이것은 조직섬유들을 절단한다기보다 벌려서 떨어뜨려 놓는 것이기 때문에 외상을 덜 입히지만, 만일 침이나 환자가 움직이면 여전히 혈관이나 신경 및 다른 구조들을 손상시킬 수 있다. 현대의 침은 높은 수준의 제조 표준으로 만들어지지만, 때때로 끝이 뭉툭하거나 구부러져 있거나 침병이 침체에 단단히 부착되지 않는 경우가 있다. 이러한 침은 문제가 발견되는 즉시 폐기되어야 한다.

표 14-2 ■ 침 제작에 따른 차이

부분	차이	장점/단점
침체(스테인리스 스틸)	연마되지 않음	표준: 득기를 유발하기 위해 조직을 잘 끌어당김
	연마됨	환자는 편안하나 조직을 덜 끌어당기므로 득기를 유발하기 더 어려울 수 있음
침병	감긴 금속(철, 구리)	수기 조작을 하기 쉬움
	단단한 금속	수기 조작을 하기 쉽지 않음
	플라스틱	무게가 가벼우나[a] 비전도체임

[a]어떤 체위에서는 침병이 무거운 철로 된 침을 얕게 놓으면 쓰러지는 경향이 있는데, 이때 가벼운 플라스틱을 쓰는 것이 도움이 될 수 있음.

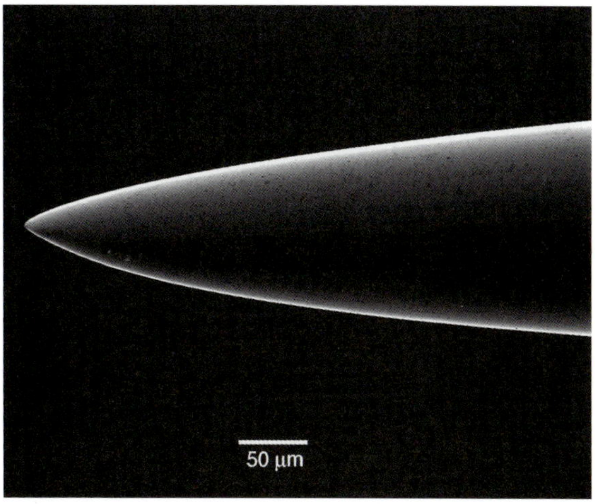

그림 14-1 침첨의 전자현미경 사진. (Electronmicrograph of an acupuncture needle tip. (Plymouth Electron Microscopy Centre, Plymouth University의 Roy Moate박사 제공)

표 14-3 ■ 일반적으로 사용하는 침의 규격에 따른 차이

	범위	표준	특별한 목적
직경	0.12~0.35mm	0.25 또는 0.30mm	길이가 긴 침은 강도 때문에 더 두꺼워야 함. 전형적으로 0.30 또는 0.35mm
길이	7~125mm	25 또는 40mm	75mm까지 긴 침은 깊은 경혈에 사용됨(예: 둔근) 15mm의 짧은 침은 안면부나 귀에 사용됨

통상적으로 사용되는 침의 일반적인 직경과 길이(침병을 제외한 침체의 노출된 표면을 의미)는 표 14-3에 나와 있다.

그리고 일회용 침만 사용해야 한다.

침관 Guide Tubes

전통적으로 침은 빠르게 밀어넣으면서 돌리는 동작으로 직접 자입했지만, 현재 대부분의 침은 플라스틱 침관과 함께 사용할 수 있으며 이는 초심자에게 권장된다. 침은 침관보다 약 2mm 정도 더 길어 침의 끝을 두드려서 피부를 통과해 자입할 수 있다. 낱개로 한 개씩 포장된 침은 일반적으로 쐐기나 마개로 침관에 고정된다. 침을 꺼낸 후, 침관을 살짝 두드려 침병을 보이게 하고 엄지와 검지로 침병을 붙잡아 침이 떨어지지 않도록 한다.

기타 형태의 침 Other Types of Needle

피내침은 간혹 외래 방문 사이에 치료 효과를 지속하기 위해 사용된다. 피내침을 사용하기 위해서는 특별한 금기사항과 주의사항이 있으며, 17장에서 설명하고 있다. 가장 일반적인 형태의 피내침은 2mm의 돌출부가 있는 작은 압정 모양과 같다(부록 자료사진 9). 다양한 직경으로 만들어지며, 때로는 접착성 테이프가 붙어 있다(그림 14-2). 이러한 피내침은 이침

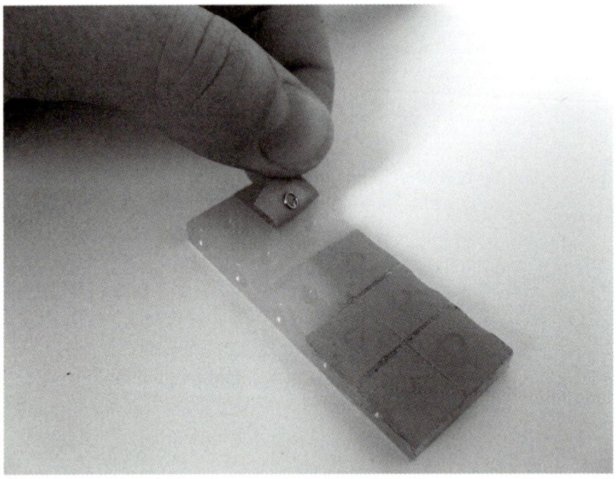

그림 14-2 접착성 테이프가 붙어 있는 피내침 사진.

(auricular acupuncture)으로 사용되는데, 이를 '압박 침주(press studs)'라고 부른다. 17장에서 피내침의 잠재적인 위험성에 대해 논의할 것이다. 피내침은 다른 부위에도 사용할 수 있으며, 접착성 테이프로 단단히 고정되어야 한다(부록 자료사진 10). 이혈 지압(auricular acupressure)은 구슬 형태의 스테인리스 스틸이나 더 전통적인 방법으로는 왕불류행(vaccaria) 씨앗을 사용할 수 있다(부록 자료사진 11).

전침 기기 Electroacupuncture Equipment

일부 침 치료 의사들은 환자를 치료하면서 평생 전침을 한 번도 사용하지 않더라도 환자들은 치료 결과에 만족하지만, 대부분의 침 치료 의사들은 곧 전침을 특히 만성 통증 환자에게 써야 할 수밖에 없다는 사실을 알게 된다.

전침기를 선택하는 것은 간단하지 않다. 때로는 효과적이고 저렴한 전침기를 구입할 수 있지만, 실제로 활용도가 높고 신뢰할 수 있는 기기는 매우 고가이다. 비용이 허락하는 선에서 가장 좋은 전침기를 살 가치는 있다. 품질이 우수한 전침기를 선택하는 중요한 기준 중 일부는 박스 14-5에 제시하였다. 일부 구형 모델들은 여전히 사용되고 있지만 위에서 기술한 대로 작동하지 않을 수 있으며, 최신 품질 표준 기준에 부합하지 않을 수 있다. 유럽에서는

박스 14-5 ■ 최적의 전침기에 권장되는 기능

- 저전압으로 작동되며, 가급적 건전지로 사용되는 것이 좋음
- 주전원 스위치
- 극성이 번갈아 나타나는 구형파(square wave)
- 저, 중, 고빈도 출력(예: 2~4Hz, 10~15Hz, 80~100Hz)이 가능하며 출력이 자동변환
- 저빈도와 고빈도 출력의 강도를 개별적으로 조절
- 최소 3쌍 이상의 출력 전선이 있으며 강도를 개별적으로 조절
- 쉽게 구분하기 위해 각각의 강도 조절은 해당 출력 소켓과 일렬로 배치됨

국제전기기술위원회(CEI)에서 표준이 제정되나, 아직 전침기에 대한 특별한 표준은 없다. 현재 사용 가능한 기기의 예는 **부록 자료사진 2**에 나와 있다. 최대 전류는 약 20mA이며, 이는 미국 식품의약청(FDA)에서 권장하는 흉강을 통과하는 최대 전류의 약 1/6에 해당한다(John Thompson). 일부 의사들은 병원의 물리치료실이나 유사한 실험실에서 새로운 기기를 검증해야 한다고 주장한다.

보조 기기 Ancillary Equipment

환자를 치료할 때 다음과 같은 시설이나 물품을 가까이 두는 것이 필요하다.

- 각각의 환자를 치료하기 전에 손을 씻고 말릴 수 있는 시설(대안으로 알코올 젤이 있음)
- 적절한 자세를 취하도록 환자를 지지할 수 있는 진료대나 베개
- 발침 후 자침 부위를 누르기 위한 솜 소독제
- 사용한 침과 솜 소독제를 버리기 위한 안전한 일회용 폐기물통
- 기록을 보관하는 시설

침 치료를 위해 별도의 치료실을 마련하여 치료 중에 환자가 편하게 치료 받을 수 있게 하는 경우, 침 치료 의사는 인터폰이나 호출 시스템을 갖추어야 하며 진료실에 환자가 있다는 것을 알려주는 방법을 마련해야 한다.

침 재소독 Resterilizing Needles

어떤 이유 때문에 일회용 침을 사용할 수 없는 특정 환경에서 침 치료를 할 수 있는 유일한 방법은 침을 소독한 후에 재사용하는 것이다. 예를 들어 환자 간에 간염 바이러스와 같은 전염성 감염을 피하기 위해서는 완벽한 병원 표준의 소독이 절대적으로 필요하다. 침을 소독하는 과정에서 반복적으로 가열하면 침이 빠르게 무뎌지고 환자에게 통증을 유발한다.

침 치료를 위한 환경 The setting for acupuncture

현재 서양의 의원이나 병원 중 대다수는 높은 시설 기준을 충족하고 있기 때문에 진료 환경이 안전한 진료에 미치는 영향에 대해 간과하기 쉽다. 2건의 증례를 보고한 문헌에 따르면, 만성질환으로 심하게 쇠약해진 환자가 자신의 집에서 침 시술을 받다가 패혈증이 발생하여 결국 사망에 이르렀다. 환자의 상태는 면역체계가 손상되었음을 시사하지만, 비위생적인 상태가 아마도 패혈증의 원인이 되었을 것이다.

침 치료를 위한 환경에는 다음과 같은 설비가 갖춰져야 한다.

- 적절한 검사를 위해: 좋은 조명과 좋은 진단 도구
- 적절한 치료를 위해: 해부학적 지표들을 식별할 수 있어야 함(예: 흉막의 표면해부학을 알

아야 함). 환자가 적절하게 단단한 표면에 의해 지지되어 자입 깊이를 확인할 수 있어야 함(때로는 환자의 자택에서는 확인이 어려울 수 있는데, 이 때문에 실제 위험에 처할 수 있음).

안전과 관련된 기타 환경에는 주의 깊게 시술을 진행하기 위한 적절한 시간과 다른 직원이나 동료들에게서 충분하고 적극적인 지원을 받는 것이 포함된다.

시술자의 준비 Preparation of the practitioner

다음은 침 치료 의사가 치료를 시작하기 전에 살펴보아야 할 항목에 대한 체크리스트이다.

- 환자를 안전하고 적절하게 치료할 수 있는 의학과 침에 대한 지식과 기술을 모두 갖추고 있어야 함.
- 진단 및 치료 계획을 수립해야 함(또는 환자에게 통보함).
- 환자와 협력하여 환자의 상황에서 침을 사용할 때의 잠재적인 편익이 위험보다 크다고 판단해야 함.
- 동반하는 다른 질환에 침 치료가 미칠 수 있는 영향을 고려해야 함.
- 치료 환경과 도구는 완벽한지 확인하여야 함.
- 치료하고자 하는 모든 경혈의 해부학적 관계를 알고 있어야 함.
- 모든 가능한 이상반응에 대처할 수 있어야 함.
- 적절한 피해보상 보험에 가입되어 있어야 함.

마지막으로 침 치료 의사는 자신을 보호할 뿐만 아니라 환자를 보호하기 위해 B형간염 면역 상태에 대한 최신 결과를 가지고 있어야 한다. B형간염 항원 양성 보유자인 침 치료 의사에 의해 B형간염이 전파되는 경우가 일부 있었다. B형간염 바이러스는 적은 양에도 감염력이 매우 높다.

요약 Summary

이 장은 임상 치료에서 침 치료를 하기 전에 반드시 읽어야 할 3개의 장 중 첫 번째 장이다. 침 치료를 시행할지 결정하기 위해 반드시 제공해야 하는 조건들을 설명하고 나열하였다.

환자가 바늘공포증이 있거나, 자발적으로 침을 맞지 않으려고 하거나, 이유없이 멍이 들었는데 혈액응고 기능에 대한 검사를 하지 않았다면 절대적인 금기증에 해당한다. 또한 많은 수의 상대적 금기증이 있다. 특정한 침 치료 기법도 또한 특정 상황에서 금기이다.

출혈성 질환, 간질, 면역억제 등의 질병을 가진 특별한 환자들에게는 세심한 예방조치가 취해져야 한다. 임신부(금기사항은 아님), 명확한 진단을 받지 못한 환자, 해부학적 기형을 가진 환자, 강한 반응자 등에는 특별한 주의를 기울여야 한다. 환자들은 자신의 필요와 이해 능력에 맞추어 제공된 적절한 정보에 의거하여 치료에 동의를 해야 한다. 구두 동의는 일반적으로 환자가 치료 받을 준비가 되어 있다는 사실을 암시하지만, 특수한 경우에는 서명 동의가 필요할 수도 있다.

침은 적절한 질환에 시술되야 하며, 일반적으로 통각수용성 통증이 신경병성 통증보다 더 잘 반응한다.

침 치료 의사는 양질의 기초 침 치료 기술과 더불어 기타 기기 및 시설과 적절한 환경을 갖추어야 한다.

CHAPTER 15

효과적인 자침 기술

Effective needling techniques

단원개요

서론	천자
침의 용량	골막 작탁법과 강한 자극
침 치료: 기초 기법	**전침**
자입	기원
침의 진입	기전
수기	적용 및 안전성
유침	뜸
발침	**개별 환자의 민감성**
침 치료: 기초 기법의 변형	**치료 과정의 관리**
근막유발점의 자침	**요약**

서론 Introduction

이 장에서는 효과적인 임상을 위한 기본적인 자침 기법을 설명한다. 14장을 먼저 읽고 이 장을 봐야 한다. 14장에서 침 치료를 위한 예비사항을 다루었고, 침에 대한 서양의학 관점 접근방식을 이해했다는 가정하에 기술하고 있기 때문이다. 또한 안전성은 유효성과 동등하게 중요하기 때문에 임상을 시작하기 전에 안전성에 관해 기술한 16장을 필히 읽어야 한다.

독자들은 이제 서로 다른 기전을 활성화시키기 위한 치료의 표준 용량에 대해 저자들이 제안한 내용에 익숙해졌을 것이다. 이 장에서는 표준 기법을 기술할 것이며, 개별 환자에 맞춰 용량을 조절할 수 있는 방법도 자세히 설명할 것이다. 이러한 조절은 증상과 전반적인 웰빙을 위해 침 치료를 사용할 때 그 자극에 대한 즉각적인 반응과 몇 시간 또는 며칠에 걸쳐 경험하는 반응 모두에 따라 환자 개개인에게 맞춰 판단되어야 한다. 임상에서 얻은 경험이 가장 중요하긴 하지만, 이 장에서는 적절한 침의 용량을 이해하기 위한 기초적인 내용을 제공할 것이다.

침의 용량(치료 강도)은 체계적인 연구보다는 주로 임상 경험에 기반하여 조절한다. 독자들이 예상하듯이 전통동아시아의학 서적에 설명된 치료의 모든 세세한 변수를 고려하지 않고, 현대적 이해에 기초하여 합리적으로 받아들일 만한 것을 다룬다. 예를 들어 침을 시계 방향으로 돌릴지 반대 방향으로 돌릴지와 같은 세부적인 정보보다는 자극의 강도에 관한 논의를 다룰 것이다.

침의 용량 Dose of acupuncture

효과적인 침 치료는 환자의 상태에 따라 하나 또는 여러 개의 경혈을 선택하고, 부작용을 일으키지 않으면서 적합한 반응을 얻을 수 있는 용량으로 자침하는 것을 의미한다. 이 책에서는 더 많은 침으로 더 많이 자극하고 더 오랫동안 유침하고자 하더라도, 환자가 민감한 경우 표준 치료로 시작하는 것을 권고한다. 일단 환자가 어떻게 반응하는지 확인될 때까지 점차적으로 침 용량을 늘려가는 것이 좋다. 치료 변수는 표 15-1에 기술하였다.

치료 용량을 줄이는 간단한 방법은 다음과 같다.

- 더 가는 침을 사용
- 더 적은 수의 침을 사용
- 침을 얕게 자침
- 침 자극의 양을 줄임

표 15-1 ■ 침 치료 용량에 영향을 미칠 수 있는 감각 자극의 강도와 관련된 인자들

치료 변수	범위
경혈 유형	근막유발점은 매우 활동적(통증성)이고 현재 증상과 관련이 있을 때 매우 효과적임. 다른 경혈의 경우 합곡(LI4)과 같은 전통적인 주요 경혈들의 자극이 가장 강하며, 그 다음으로는 전통 경혈, 국소 비전통 혈위 순으로 자극이 약함
경혈 개수	최소 치료는 단 한 개의 경혈만 치료하고, 일반적인 치료의 경우 4~10개의 경혈을 치료함
침의 형태	직경이 굵은 침은 더 큰 효과를 나타낼 수 있음. 침의 표면이 너무 연마되면 효과가 감소됨
자입하는 침의 개수	각각의 자입은 따로 계산함
자침 깊이	천층에서 근육 그리고 골막 순으로 자극이 강함
침 자극	수기 자극은 적용하지 않는 것부터 한 번 혹은 여러 번으로 증가시키고, 마지막에는 전기자극을 가함
야기된 반응	득기의 양, 근육의 연축반응(twitch response), 또는 전침에 의한 근육 수축(contraction)
유침 시간	오래 유침하는 것이 일반적으로 더 강한 것으로 인식되며, 최대 30분까지 유침할 수 있음
치료 횟수	일반적으로 주 1회나 주 2회, 그러나 주 5회까지 치료 가능
총 치료 횟수	일반적인 경우 약 6회 치료를 하지만, 간혹 완화된 상태를 유지하기 위해 장기간 간헐적인 추가 치료(top-up treatment)가 필요함

■ 유침 시간을 줄임

침 치료: 기초 기법 Acupuncture: basic technique

표준 수기침, 즉 일반적인 형태의 자극으로 조직에 침을 자입하는 것은 전 세계적으로 가장 흔히 사용되는 침의 형태이다. 그 목적은 가장 안전하면서도 아프지 않은 방법으로 적절한 자극을 만들어 내는 것이다. 이 과정은 5단계로 설명된다.

1. 피부를 관통하여 침을 자입함
2. 일반적으로 수직 방향으로 필요한 깊이까지 침을 진전시킴
3. 필요한 경우 침에 적절한 수기법을 시행(환자 및 질환 고려)
4. 필요한 경우 침을 그 자리에 유침함
5. 발침함

적절한 준비(14장)와 환자의 자세와 시술자의 해부학적 지식을 포함하는 안전성에 대한 고려(16장)없이 침을 자입해서는 안 된다.

자입 Insertion

자입은 빠르고 통증이 생기지 않게 진행해야 한다. 침과 함께 제공되는 침관을 사용하여 자신 있게 침병을 두드려야 한다(그림 15-1). 두드리는 느낌은 있지만 따끔하지는 않을 것이라는 사실을 환자들에게 미리 설명한다. 단, 특히 피부가 뜨겁거나 땀이 나 있으면 가끔 따끔할 수도 있다. 만약 따끔한 통증이 있다면 침이 신경을 건드렸거나 신경이 풍부한 혈관벽 또는 근막층을 자극했다는 의미이다. 이때는 먼저 침을 더 깊게 넣거나 조금 얕게 빼면서 조정해야 한다. 그러나 통증이 사라지지 않는다면 침을 뺀다. 만약 침을 뺀 뒤에도 통증이 계속된다면, 통증을 그치게 하는 가장 좋은 방법은 그 주변에 빠르게 침을 재자입하는 것이다. 이렇게 하면 대개 통증이 그치지만, 대신 동작에 자신감이 있어야 한다.

자입된 침(및 침관)의 개수를 두 차례 정도 세는 습관을 들이고, 순서대로 개수를 기록하여 나중에 모두 발침되었는지 확인할 수 있도록 해야 한다. 재차 두 차례 반복해서 개수를 세면 실수를 방지하는 데 도움이 된다.

침의 진입 Advance

일단 침이 자입되면 침은 피하조직층에 위치하게 된다. 만일 침이 지지되지 않으면 옆으로 드러눕게 되며, 천자시술을 위해 그대로 둘 수 있다. 그러나 득기를 유발하거나 유발점을 비활성화시키기 위해서는 더 깊이 자입해야 한다. 대부분의 경혈은 근육 위에 위치하며 몇몇 경혈은 느슨한 결합조직 위에 위치한다. 예를 들어 곤륜(BL60)과 태계(KI3)는 아킬레스

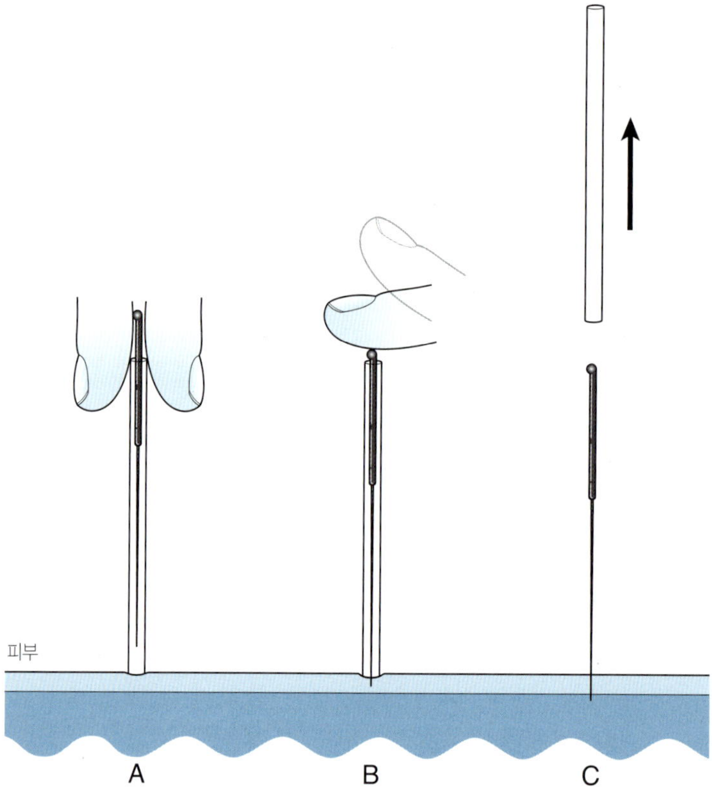

그림 15-1 침이 침관 안에 어느 정도 들어가면 단단히 고정될 수 있으며, 손가락 끝으로 침병을 두드리면 침이 피하에 자입되고, 이후 조심스럽게 침관을 빼내는 것을 설명하는 그림.

건 바로 앞에 위치한다. 따라서 침은 대개 근육층으로 들어가고, 근막을 통과할 때 약간의 저항감이 느껴질 수 있다.

침의 진행 방향은 보통 피부에 수직 방향이다. 중요한 예외로는 흉곽과 흉골 위에 침을 놓을 때이다(16장 참조).

수기 Manipulation

침은 다음 두 가지 방법으로 조작될 수 있다.

1. 제삽(lift and thrust): 1~2cm 정도로 수직 이동을 반복함('작탁법' 이라고도 알려짐)
2. 염전(rotation): 엄지와 검지를 이용하여 번갈아가며 약 90° 로 빠르게 회전시킴

환자가 득기감을 느낄 때까지 이를 시행한다. 거의 동시에 조직에 침이 감긴다. 득기를 구성하는 요소는 4장에서 설명하였다. 대부분의 침 치료 의사들은 환자가 느끼는 감각에 대한 표현에 치우침을 갖지 않게 하기 위해 어떤 감각을 느낄 수 있는지 정확히 언급하지 않는다.

자침에 대한 개인적인 반응은 매우 다양하지만, 그 이유에 대해서는 아직까지 알려져 있지 않으며, 득기를 일으키는 것이 어렵거나 불가능한 환자도 있다. 만일 득기가 필요하다고 생각되는 환자에게 득기를 유도할 수 없는 경우, 침을 몇 mm 옆에 다시 자입하여 득기를 시도해 보는 것이 권장된다. 그러나 한 부위에 2~3회 이상 침을 자입하는 것만으로도 어떤 환자들에게는 충분한 자극이 될 수 있다.

근막유발점을 비활성화시키는 기법은 약간 다르며, 아래의 '근막유발점의 자침'에 설명하였다. 만약 어떤 수기법이 불쾌할 정도로 아프거나 환자가 피하려고 한다면 중지해야 한다.

일부 침 치료 의사는 침이 목표하는 깊이에 자입되면 수기법을 전혀 사용하지 않는다는 사실도 주목할 만하다(이 책 편집자 중 한 명 포함).

유침 Retention

침 치료 시 환자를 약 20분 동안 조용히 눕혀 침을 유지시키는 전통이 있는데(유침), 이는 뇌척수액의 베타엔도르핀 농도가 최대 수준에 도달하는 시간과 일치한다. 일반적으로 분절성(segmental), 분절외성(extrasegmental), 중추성(central) 효과를 얻기 위해 이 정도 시간 동안 유침한다. 그러나 자침 10분 후에도 좋은 치료 반응이 생길 것이다. 근막유발점을 치료할 때는 유침이 필요하지 않으며, 임상적으로 근막유발점 이외에도 압통점과 관련된 많은 사례에서 아마도 축삭반사를 통해(5장 참조) 몇 분간의 유침에 반응이 나타나는 것으로 보인다. 환자는 약 10분 동안 깊이 이완될 수 있지만, 만일 시설에 여유가 된다면 20~30분 동안 누워 있는 것이 긴장의 이완이나 진정 효과를 얻을 가능성이 더 높다.

발침 Removal

일반적으로 침은 수직으로 발침할 수 있으며, 많은 침 치료 의사들은 발침 후 소독솜으로 부드럽게 눌러 조금이라도 출혈이 되지 않도록 한다. 이때 손가락으로 누르면 간염과 같은 감염병을 전파시킬 수 있다. 때때로 침이 근육의 수축에 의해 구부러지는 경우가 있는데, 이는 전침 치료를 받거나 환자 스스로 움직일 때 발생한다. 구부러진 침은 더 조심스럽게 빼내야 한다. 아주 드문 경우지만 침이 갑자기 부러지기도 하는데, 만일 특별한 생체 기관(예: 흉막, 척수, 안구)이 손상되기라도 하면 외과적 응급수술이 필요할 수도 있다. 침첨이 연부조직에 묻혀서 육안으로 보이지 않으면, 어떠한 경우라도 그 침을 제거해야 한다.

마지막으로 시술한 모든 침을 발침했으며 폐기물 통에 안전하게 버려졌는지를 확인해야 한다.

침관은 환자나 청소하는 사람이 익숙하지 않아서 위험하다고 오인할 수 있기 때문에 잘 보관해야 한다.

> 자침한 침의 개수를 두 번 세고, 발침한 침의 개수도 두 번 세는 것이 필요하다.

침 치료: 기초 기법의 변형 Acupuncture: variations on the basic technique

근막유발점의 자침 Needling Myofascial Trigger Points

근막유발점이 급성적으로 민감하고 통증이 심한 경우(매우 심한 활동성 근막유발점의 징후), 이 부위에 조심스럽게 자침한다.

일반적인 경우에는 한 손가락으로 긴장된 띠의 한쪽 면이나 띠를 따라서 근막유발점을 고정하고, 근막유발점을 향해서 자입하는데, 눈과 손가락으로 연축 반응(twitch response)이 나타나는 것을 관찰해야 한다. 이는 환자의 통증이 재연되는 것과 마찬가지로 좋은 치료 반응을 예측하는 것으로 알려져 있다(Hong et al., 1997). 근막유발점은 최초 치료 시 발견되지 않거나, 여러 근막유발점이 하나의 근육에 존재하기도 한다. 이 두 가지 경우 모두 침을 약간 다른 각도로 진입하여 부채꼴 모양으로 근육을 탐색하는 것이 필요하다(그림 15-2). 그러나 피부를 다시 뚫는 것을 피하기 위해 침을 자침 부위에서 완전히 빼지 말아야 한다. 더 이상 연축 반응이 생기지 않으면 침을 빼고 치료 후 통증을 야기하는 근육 내 출혈을 막기 위해 해당 부위를 누른다.

근막유발점에 도달하기에 충분한 길이의 침을 선택해야 한다. 예를 들어 이상근의 경우 표준 30mm 침으로는 도달할 수 없고 최소 70mm 정도 길이의 침이 필요하다.

천자 Superficial Needling

일본에서는 특히 통증을 동반한 질환이 아닌 경우, 침을 경혈 아래 피하까지만 자입하고 자극을 가하지 않는다. 이 기법은 또한 서양의 침 치료 의사들이 많이 사용하며, '최소(minimal)침' 혹은 '천(superficial)침' 이라고 부른다(Baldry, 1993; Mann, 1992). 일본에서는

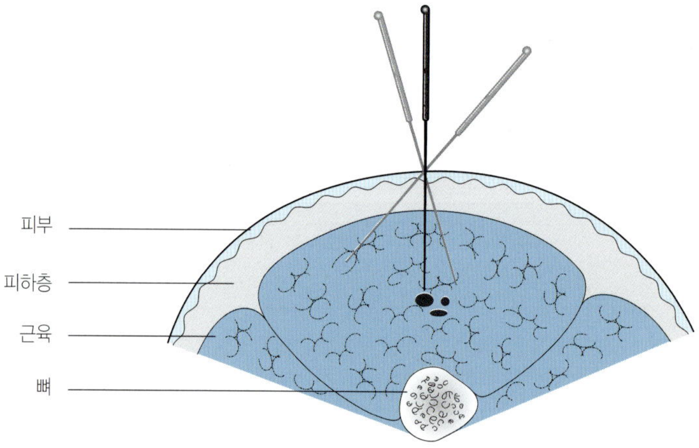

그림 15-2 모든 부위의 근막유발점을 제거하기 위해 부채꼴 모양으로 근육을 탐색하는 방법을 원칙적으로 보여주는 그림. 침을 피하층까지만 빼내므로 피부에 다시 자입할 필요가 없게 됨.

약 20분 정도 유침시키지만, 전침을 시술하는 서양의 침 치료 의사들은 30초 정도의 짧은 시간이면 효과를 내기에 충분하다고 말한다. Baldry는 이 기법을 근막유발점을 비활성화하는 유용한 방법이라고 기술하였다.

골막 작탁법과 강한 자극 Periosteal Pecking and Strong Stimulation

천자와는 대조적으로 서양에서는 강한 치료법이 발전되었다. 이를 '골막 작탁법(periosteal pecking)'이라고 부르며, 침으로 뼈가 쉽게 닿을 수 있는 혈위를 선택한다(일반적으로 관절 주변, 예를 들어 무릎 관절선의 전내측의 원위부에 위치하는 경골면). 표 19-3에 제시한 것처럼, 분절 효과를 일으키는 혈위를 선택해야 한다. 그런 다음 침첨이 골막에 닿을 때까지 침을 자입하고, 골막을 몇 차례 자극한 다음 발침한다. 골막 작탁법은 강한 자극을 유발할 수 있기 때문에, 특히 젊은 환자들에게는 여러 차례 자극하지 않도록 주의하는 것이 중요하다. 침 치료 의사들은 골막 작탁법을 시도하기에 앞서 다른 조직에 자침하는 기술을 우선 습득하는 것이 좋다.

또 다른 강력한 형태의 자극법은 하행성억제를 활성화하는 데 사용되는 통증성 심자(deep painful needling)이다. 일반적으로 사용되는 경혈은 상거허(ST37, 어깨 통증)와 태충(LR3, 두통)이다. 이 기법은 긴 바늘을 사용하여 정상적인 수기법을 극대화한 것이다. 침은 반드시 근육에 자입해야 하며, 환자에게 미리 이야기를 하여 환자가 견딜 수 있는 정도까지 강하게 염전해야 한다.

전침 Electroacupuncture

기원 Origins

전침은 1950년대 중국에서 현대적인 형태로 개발되었으며, 특히 외과 수술을 위한 용도로 사용되었다. 침이 진통을 위해 처음 사용되었을 때, 마취과 의사들은 수술 동안 침을 계속 손으로 염전해야 했기 때문에 이런 수고스러움을 줄이기 위해 전침을 개발했다. 비록 전침의 진통 효과는 중국에서 광범위하게 사용되어 서양에서도 많은 관심을 불러 일으켰지만, 그 후 전침의 진정한 가치에 대한 더 명확한 역할이 알려졌다. 전침의 진통 효과는 수술 중이나 수술후에 진통제 복용량을 줄이는 데 도움을 줄 수 있지만, 자체적으로 안정적인 진통 반응을 유발하지는 않는다. 어떤 환자에게는 통증역치가 상당히 증가하였지만, 또 어떤 환자에게는 전혀 증가하지 않았다.

임상에서 전침을 사용할지 여부는 개인에게 달려 있다. 어떤 침 치료 의사는 전침이 자연치료의 정신에 위배되기 때문에 손으로 시행하는 수기법만이 필요한 모든 결과를 얻을 수 있다고 주장한다. 또 어떤 침 치료 의사는 전침이 특히 수기침 치료를 한두 차례 받았지만 효과가 없었던 통각수용성 통증에 효과가 있고, 중추성 자극에도 유용하다고 주장한다(그림 15-

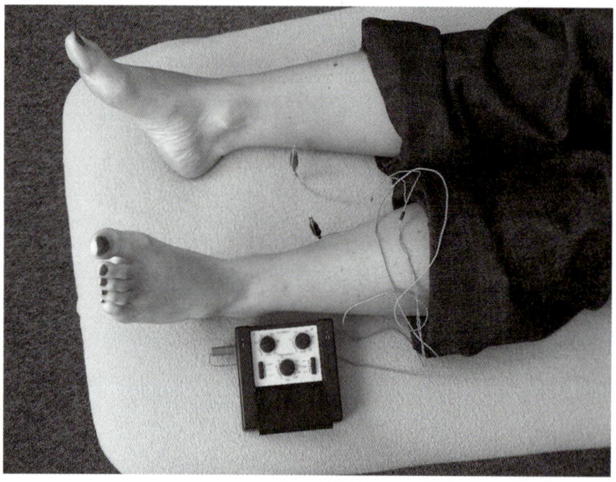

그림 15-3 양쪽 다리의 삼음교(SP6)에 한 쌍의 전극을 연결한 전침.

3). 전침의 다른 가능한 역할로는 수술 시 진통제나 약물 중독의 보조적인 치료로 사용하는 것이다.

기전 Mechanisms

대체로 서로 다른 전침 빈도로 인해 각각 다른 오피오이드펩티드가 방출된다. 이에 대해 Ji-Sheng Han 교수가 많은 기여를 했는데, Han은 침 치료 의사들이 때로는 빠르거나 느린 염전이나 제삽으로 다양하게 침 자극을 가한다는 사실에 주목했다. Han은 양극단의 빈도를 보여주기 위해 2Hz와 100Hz를 선택했다(Han, 2004). 그러나 우리는 저빈도 자극을 근육 운동과 동일한 1~15Hz로 간주하고, 고빈도 자극을 경피전기신경자극에서 사용하는 것과 유사한 80Hz 이상으로 간주하는 경향이 있다. 특히 자율신경계를 조절하기 위해서는 저빈도와 중간 빈도의 출력(예: 2~4Hz, 10~15Hz)을 조합하는 것이 가장 적절하다.

Han과 동료 연구자들은 저빈도(2Hz) 자극이 베타엔도르핀(β-endorphin), 엔케팔린(enkephalin) 및 올파민(orphanin)의 분비와 이들 물질이 뮤(μ) 수용체에 미치는 영향에 의해 진통을 유도하며, 고빈도 자극은 카파(κ) 수용체를 자극하는 다이놀핀(dynorphin)을 분비한다는 것을 보여주었다. 10~15Hz의 전침 자극은 제한적으로 엔케팔린과 베타엔도르핀의 분비를 유도하며, 자율신경조절을 위한 최적 범위일 수 있다(Stener-Victorin et al., 2003). 그들의 연구 결과에 대한 포괄적인 고찰에서 Han은 2Hz와 100Hz를 결합하여 가장 큰 단기 진통 효과를 얻을 수 있다고 주장한다(Han, 2004). 통증 환자를 대상으로 한 임상 연구에 따르면 2Hz의 효과가 100Hz의 효과보다 오래 지속되었다(Thomas et al., 1995).

통증 완화 및 자율신경조절의 측면에서 침의 임상 효과는 아마도 근육에서 깊은 Aβ 및 Aδ/type III 신경섬유의 활성화에 좌우될 것이다(Andersson and Lundeberg, 1995).

적용 및 안전성 Application and Safety

환자가 전기 자극에 과민하다면 전침을 사용해서는 안 된다. 미국에서는 머리나 목을 가로질러 전침을 연결하는 것을 허용하지 않는다. 감각탈신경(sensory denervation) 부위에도 전침을 사용하지 말아야 한다. 독자들은 전침의 안전한 사용에 관하여 자세하게 기술한 논문(Cummings, 2011)을 무료로 볼 수 있으니 이를 참조하기 바란다.

전침을 사용할 때에는 전침과 연결된 한쌍의 전극과 짝을 지은 침들을 연결할 수 있도록 침의 위치를 정해야 한다. 침의 깊이와 각도를 결정할 때에는 집게의 무게를 지탱해야 한다는 점을 기억해야 한다. 또한 신체의 다른 위치들과 다른 경혈들에 따라 근육 수축 효과가 다를 수 있다는 점도 고려해야 한다.

이 모든 것은 환자 요인[예: 삽입형 심장율동전환기 제세동기(implantable cardioverter defibrillator, ICD)의 존재] 및 위치 요인(예: 후두근이나 경동맥동)에 더욱 많이 신경쓰고 고려해야 하며, 수기침 지식보다 해부학적 지식이 더 많이 필요하다(Cummings, 2011).

대부분의 전침기는 동시에 연결할 수 있는 3~4쌍의 전극을 제공한다. 전침에 대한 실용적인 측면을 책을 통해 포괄적으로 제공하는 것은 쉽지 않으며, 이에 대한 실습이 유용할 것이다. 통증 부위를 치료하려면 전류가 대량으로 흐르도록 전침이 해당 부위 전체에 연결될 수 있어야 한다. 근막유발점을 치료할 때는 하나의 전극은 유발점에 있는 침에 연결하고 다른 쌍의 전극은 다른 부위에 있는 침에 연결한다.

현명한 침 치료 의사는 전극을 연결하기 전에 전침기의 전원이 꺼져 있는지 재차 확인하고 나서 환자의 느낌을 확인하면서 점차 치료의 강도를 증가시킨다. 만약 침이 운동신경에 가까우면 전류가 약간 증가하더라도 근육이 매우 갑자기 수축할 수 있으므로 이 경우 침의 위치를 변경해야 한다. 조절 가능한 두 가지 매개변수로는 빈도(frequency)와 강도(intensity)가 있다.

- 빈도: 일반적으로 2~80 또는 100Hz 범위이다. 가장 일반적으로 3초 간격으로 2~4Hz에서 80~100Hz 사이로 번갈아 가며 변하는 모드가 사용된다. 이러한 패턴은 신경의 순응(accommodation)을 방지하고, 분비되는 신경전달물질의 다양성을 극대화시키기 위해 고안되었다. 실험 연구에 따르면 중간 빈도(10~15Hz)는 자율신경조절에 최적이기 때문에 일부 치료자들은 2~4Hz를 10~15Hz와 함께 사용한다.
- 전류의 강도: 일반적으로 0.5~20mA이지만, 전류는 보통 6mA 미만이다. 먼저 환자가 인지할 때까지 강도를 0에서부터 천천히 증가시킨 후 근육 수축을 일으키거나 환자가 편안하게 견딜 수 있을 때까지 강도를 증가시킨다. 번갈아 바뀌는 두 개의 빈도를 사용할 때 환자는 한 빈도는 감지하지만 다른 빈도는 감지하지 못할 수 있다. 이 경우 각각의 빈도에 대해 별도로 강도를 조절할 수 있는 전침기를 사용하면 큰 도움이 된다.

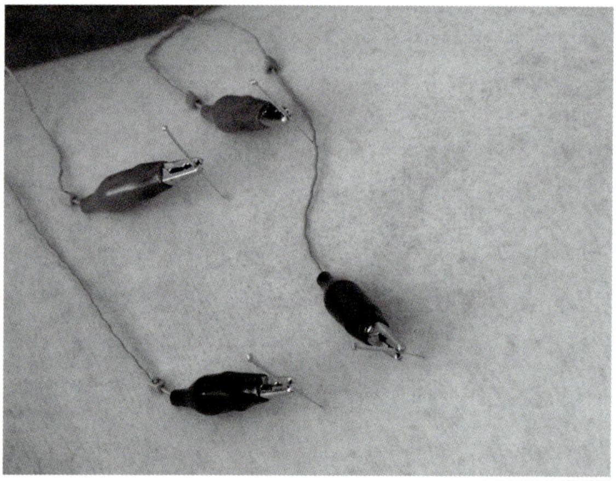

그림 15-4 후관절통을 치료하기 위해 사용된 전침.

치료는 일반적으로 약 20~30분 동안 시행된다. 반응은 최초 몇 분 동안 지속된 후 사라지면 다시 강도를 높여야 한다. 일부 환자들은 강도를 조절할 의향이 있거나 스스로 조절할 수 있기도 한다. 때때로 강도가 갑자기 강해질 수 있는데, 이는 대개 환자가 움직여서 침이 신경에 더 가까이 접근했기 때문일 것이다. 따라서 환자에게 이러한 가능성을 사전에 미리 알려줘야 하며 최대한 빠르게 강도를 낮추라고 지시해야 한다. 그림 15-4는 후관절통(facet joint pain)에 전침을 사용하는 것을 보여주고 있다.

흉부에 적용되는 전침은 분명 ICD와 같은 이식형 의료기기의 기능에 영향을 미칠 수 있다(Cummings, 2011). 예를 들어 팔다리에만 전침을 적용하는 것은 허용될 수 있지만, 환자의 심장전문의와 상담하는 편이 좋다. 심장의 전도체계에 영향을 미칠 수 있는 작지만 알려지지 않은 위험이 있을 수 있기 때문에 이식형 의료기기가 없더라도 흉부를 가로질러 전침을 적용하지 않는 것이 좋다. 계산 결과 전침은 FDA가 권고하는 최대치의 1/10의 전류를 심장 주변에서 발생시켰다. 그러나 전류의 종류, 피부 두께, 침의 종류 및 자입 깊이와 같은 전기장의 강도를 제어하는 요소들은 아직 잘 알려지지 않았으므로 주의해야 한다.

흉부를 가로질러(흉벽이나 팔에서부터 팔로) 침에 전기자극을 가하지 말아야 한다.

또한 감각 자극은 매우 드물지만 발작과 관련이 있기 때문에 간질 환자에게는 전침을 조심해서 사용해야 한다. 발작 시 손상이 거의 없는 곳에 침을 자입해야 하며, 전침 치료를 받고 있는 간질 환자는 혼자 남겨두면 안 된다.

두피에 사용한 전침이 협심증을 유발했다는 보고가 있다. 치료를 반복했을 때 증상이 재발했지만, 이러한 현상을 설명할 수 있는 기전은 아직 제시되지 않았다.

뜸 Moxibustion

얇은 유수신경섬유도 온감(C섬유를 활성화하고 통증을 일으키는 열감이 아닌)에 반응하는 온도수용기(thermoreceptor) 역할을 한다는 점에 주목할 필요가 있다. 말린 잎(뜸, moxa)을 태워 피부에 열을 가하는 고대 요법의 뜸 요법은 자주 침 치료의 일부로 간주된다. 그러나 뜸 사용 시 일부 독성 입자가 방출될 수 있기 때문에 위험할 수도 있다. 열 자극이 필요한 경우 적외선 램프를 대신 사용할 수 있다.

개별 환자의 민감성 Individual patient sensitivity

침에 대한 반응이 환자마다 다양하며, 일부는 14장에서 언급했듯이 쉽게 피로나 불쾌감을 경험하거나 증상이 악화되기도 한다.

어떤 사람이 침에 강하게 반응할지를 예측할 수 있는 확실한 방법이 없기 때문에 가장 합리적인 접근 방법은 모든 환자를 우선 시험적으로 치료해 보는 것이다. 처음 치료 시에는 과도하게 자극하지 말고, 만일 반응이 없으면 후속 치료에서 강도를 높인다. 일반적인 지침에 따르면, 대개 4~5개의 이하의 침으로 10분 이상 유침하지 않는 범위에서 처음 치료를 시작하는 것이 안전할 것이다.

일부 환자는 이와 같은 신중한 치료에도 강한 반응을 보일 것이며, 이때 더 가볍게 치료를 하거나(얇은 지름의 침 1개를 이용하여 30초간 최소 자극 침 치료를 시행) 치료를 중단하는 것 중 하나를 선택하는 것을 놓고 환자와 의논하는 것이 좋다.

치료 과정의 관리 Managing the course of treatment

침은 자주 그 효과가 축적되는 일련의 치료 과정의 형태로 제공된다. 그러나 근막유발점과 6주 후에도 치유되지 않은 기타 연부조직 손상을 포함한 비교적 급성인 근골격계 질환에는 한두 번의 치료 후에도 반응할 수 있다.

두 번째 및 후속 치료는 이전 치료의 반응에 따라 결정된다. 대부분의 경우 환자들은 약간의 효과를 경험하지만 아마도 오래 지속되지는 않았을 것이다. 좀 더 근본적이고 장기간 지속되는 누적 효과를 얻으려면 약간 증가된 양의 치료를 반복해야 한다.

대부분의 질환에서 환자와 의사는 약 6~8번의 치료를 하도록 준비해야 한다. 최근에 발병하고 병소가 한곳에 집중된 경우에는 이보다 적게 치료하지만, 만성이나 광범위한 상태를 치료하기 위해서는 더 많은 치료가 필요하다. 관절염과 같은 병리적 상황이 존재하는 경우, 처음에는 매달 치료 간격을 늘리되 횟수는 줄이며 치료를 누적시켜 이어가는 것이 필요하다.

능력이 있다고 여겨지고 적합하다고 판단되는 질환을 가진 환자들 사이에서 만성 질환을 관리하기 위해 자가 침 치료(self acupuncture)에 대한 관심이 증가하고 있다. 침 치료 의사들은 환자들에게 자가 침 치료를 가르치기 전에 약간의 경험을 쌓아야 한다.

물론 모든 환자가 침에 반응하는 것은 아니다. 만일 첫 번째 치료에 반응이 없으면 과거력과 검사 결과를 확인한 다음 치료의 강도를 높인다. 여전히 반응이 없으면 치료 방법을 적절하게 변화시킬 필요가 있다. 예를 들어 분절외 효과나 중추 효과를 일으키는 경혈에 전침을 추가할 수 있다. 최초 네 번의 치료에도 반응을 보이지 않으면, 대부분의 침 치료 의사는 침 치료를 포기할 것이다. 물론 일부 환자에게는 여섯 번의 치료까지 반응이 나타나지 않을 수 있다는 주장도 있다.

만약 이전에 효과적이었던 치료에 갑자기 반응하지 않는 암 환자를 치료하고 있다면, 이는 종양의 부하가 증가하거나 재발의 징후일 가능성을 고려해야 한다.

요약 Summary

이 장에서는 기본적인 침 치료 기법과 개별 환자에게 필요한 치료 용량을 늘리거나 줄이기 위해 이 기법을 조절하는 방법에 대해 설명하였다. 반응을 일으키기 위한 충분한 양의 치료를 제공하는 것이 목적이지만, 이상반응을 일으킬 정도로 너무 강해서는 안 된다. 치료의 양은 경혈의 종류와 개수, 침의 형태와 개수, 자입 깊이, 자극량, 치료 기간 등 다양한 방법으로 개별 임상 상황에 맞춰 조절될 수 있다. 더욱이 표준 자침 기법은 근막유발점을 비활성화하거나, 천침(최소침)을 사용하거나, 골막 작탁법을 활용하기 위해 조정될 수 있다. 전침은 주로 중추 자극을 위해 사용되며 만성 통증과 기타 질환을 치료하는 데 사용된다. 치료 횟수는 일반적으로 3~8회이다.

CHAPTER 16

안전한 자침

Safe needling

단원개요

서론 Introduction

안전은 침 치료 임상에서 필수적이며, 그 중요성을 굳이 강조할 필요가 없을 정도로 중요한 문제이다. 이 장은 14장에서 서술한 전반적인 금기증 및 예방조치와 함께 읽어야 한다. 이 장에서는 문헌에 보고된 가장 흔한 이상반응을 피하기 위해 만들어진 특정 규칙과 기법을 서술한다.

누워 있는 환자 치료하기 Treat Patients Who Are Lying Down

자침 전 마지막 준비는 환자의 체위를 바르게 하는 것이다. 원칙적으로 환자는 현기증을 피하기 위해 적어도 첫 번째 치료는 누워서 받아야 한다. 현기증은 심각한 결과(발작 포함)를 초래할 수 있으며, 치료를 방해하는 것은 물론이고 환자를 매우 당황하게 한다. 때때로 환자가 앙와위(supine)로 누워 있는 자세에서 목이나 어깨처럼 자침이 불가능한 부위도 있다. 이런 경우 환자가 현기증을 느끼면 바로 눕힐 수 있는 진료대에 앉혀 조심스럽게 치료해야 한다. 얼굴이 창백하거나 땀이 나는지, 서맥이 나타나는지 확인해야 한다. 만일 환자를 눕혀야 하는 경우 모든 침을 즉시 제거해야 한다.

적어도 첫 치료는 환자가 누워 있는 상태에서 시행해야 한다.

장비와 관리 Equipment and administration

침 조작 Handling Needles

대부분의 경우, 침은 한 번 사용한 다음 폐기물통에 버린다. 근막유발점 치료와 같이 단자(brief needling)의 경우 침을 재자입할 수 있는데, 피부와 근막층에 일단 자침한 후에는 급속히 침첨이 뭉툭해지고 더 아플 수 있다는 사실에 주의해야 한다. 침관을 사용하는 경우 침 찔림 손상(needle-stick injury)을 방지하기 위해 침을 침첨이 아니라 침병 방향부터 먼저 넣어야 한다(그림 16-1).

일반적으로 침은 미개봉 상태로 원래의 포장 안에 있어야 한다. 그러나 침 치료 의사 손에 있을 때는 침관 안에 있어야 하고, 침첨이 환자 쪽을 향해야 하며, 치료 중에 환자의 적절한 경혈에 있어야 하며, 치료 후에는 폐기물통 안에 두어야 한다. 침은 절대로 포장이 벗겨진 채로 아무데나 방치해서는 안 된다. 그리고 치료마다 같은 침을 반복하여 사용해서는 안 된다. 비용을 조금 절약하겠다고 위와 같이 침을 잘못 취급하면 교차감염(cross-infection)이 발생할 수 있기 때문이다. 교차감염의 위험이 낮다고 침관을 매 환자마다 같은 것을 사용해서는 안 되고 치료 후에 폐기해야 한다.

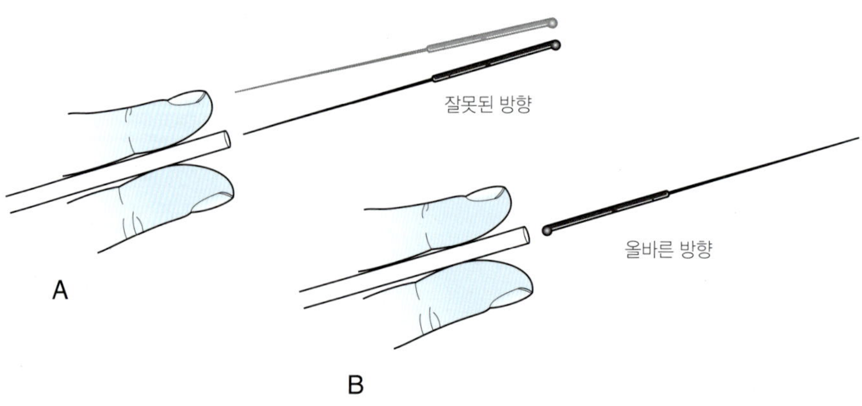

그림 16-1 침을 침관에 넣을 때 침 찔림 손상의 위험을 보여주는 그림. 항상 침병 방향으로 먼저 넣어야 함.

잊혀진 환자 Forgotten Patients

옆방에서 치료 중인 환자를 잊어버리는 것 또한 당황스러울 정도로 흔한 사건이다. 어떻게 이런 일이 발생할 수 있는지는 쉽게 알 수 있다. 예를 들어 일차진료 의사가 바쁘게 수술을 진행하는 동안 침 치료에 더 많은 시간을 할애하기 위해 환자를 옆방에 두었다가 응급 환자가 내원했다는 호출을 받아 불려간 경우 옆방에 있는 환자는 잊혀지게 된다.

만약 환자를 옆방에서 치료할 경우에는 환자가 도움을 요청할 수 있도록 시스템을 갖춰야 한다. 또한 주요 수술 중에 환자가 옆방에서 침 치료를 받고 있다는 것을 알려주는 시스템을 설치하는 것도 현명한 방법이다.

외상 위험 줄이기 Reducing the risk of trauma

심각한 외상은 대개 잘못된 위치에 자입하거나 적절한 위치에 침을 너무 깊게 자입하여 발생하는데, 이 두 가지는 모두 피할 수 있다. 아래의 설명은 위험에 처한 신체 구조에 따라 구성된다. 이 장에서는 완전히 포괄적으로 기술하지는 않았다. 예를 들어 모든 경혈과 관련된 위험성을 다루지 않고, 초심자들이 맞닥뜨릴 수 있는 위험만을 다룬다. 이 장은 일부 해부학적 지식이 있다는 가정하에 집필하였고, 독자들에게 침 치료 의사들을 위한 해부학의 세부사항을 논하는 문헌 세 가지를 상세하게 공부하기를 권장한다(Peuker and Cummings, 2003a, 2003b, 2003c). 궁극적으로 안전한 시술에 대한 책임은 침 치료 의사에게 있다.

혈관 Blood Vessels

피부에서 눈에 보이는 정맥에 자침하는 것을 피하고, 빠르고 깔끔한 자입과 발침에 주의를 기울여 출혈의 위험을 줄여야 한다. 출혈이 있으면 깨끗한 솜이나 티슈로 압박하거나 필요에 따라 해당 부위를 들어 올려 정상적인 방법으로 출혈을 신속하게 멈춰야 한다. 혈종(haematoma)은 특히 목과 얼굴에서 불편하고 보기 흉할 수 있다. 발침 후 어떤 작은 출혈이라도 압박해 막을 수 있도록 미리 솜을 준비해야 한다. 멍이 들 가능성을 줄이려면 최대 2분까지 출혈 부위를 압박해야 한다.

특히 팔꿈치와 슬와부에 위치한 큰 혈관에 자침하지 않는 것이 중요하다. 이는 단지 출혈의 위험 때문만은 아니다. 사실 침이 제 위치에 자입되어 있는 동안 팔다리를 심하게 움직이지 않는다면(예: 전침으로 인한 국소 연축), 침은 오염되지 않는 작은 상처를 내기 때문에 심각한 출혈은 드물고, 출혈이 있더라도 보통 압박하면 쉽게 멈춘다. 그러나 침으로 동맥이 손상되면 가끔 외상동맥류(traumatic aneurysm)를 일으키는 것으로 보고되었다. 슬와부에 위치한 질변(BL54)과 위중(BL40)에 자침하여 간헐파행 증상을 지속적으로 일으키는 슬와동맥(popliteal artery)의 동맥류가 발생했다는 보고가 있다. 마찬가지로 허리 통증에 요부 심자 후 발생된 신장동맥 동맥류(renal artery aneurysm)의 결과로 후복막 혈종(retroperitoneal haematoma)이 보고되었으며, 어떤 사례에서는 대동맥이 침으로 직접 찔리기도 했다고 보고되었다. 말할 필요도 없이 이러한 모든 사건들은 피할 수 있었다.

표재동맥 근처에 자침하기 전에는 항상 맥박을 느끼면서 동맥의 위치를 확인해야 한다.

침 치료를 받은 부위에서 심부정맥혈전증(deep vein thrombosis)도 보고되었다. 상대적으로 거동이 불편한 환자는 침 치료 후 적극적으로 움직이도록 장려해야 하지만, 이는 분명 예방하기 어렵다.

목이 가는 환자의 척추동맥은 피부와의 거리가 보통 4~6cm 이하라서 풍지(GB20, 19장 참조)와 천주(BL10)의 자침에 손상되기 쉽다. 이런 환자들에게는 풍지(GB20)에 3cm를 초과하여 깊이 자침해서는 안 되며, 후두의 기저쪽, 즉 반대쪽의 눈을 향해 위로 비스듬히 자침해야 한다.

심장 heart

심장 표면의 혈관은 표준 규격의 침이 닿을 수 있는 거리 내에 있다. 만약 이러한 혈관들을 관통하면, 압력이 급격히 증가하는 심장막 공간으로 출혈이 생겨 치명적일 수 있는 심장눌림증(cardial tamponade)이 발생할 수 있다. 침 치료 후 심장눌림증의 사례들이 보고되었고, 심지어 사망한 경우도 있었다. 침 치료 의사들은 다음과 같이 침이 심장을 찌를 위험이 있는 다음과 같은 위치를 확실히 알고 있어야 한다.

- 가슴 앞쪽의 늑골 사이
- 선천성 기형으로 인한 흉골공(sternal foramen)

인구의 약 5~8%는 골화 과정에서 흉골의 두 면이 완전히 결합되지 않을 때 발생하는 흉골공(foramen sternale)이라는 선천적 기형을 가지고 있다(부록 자료사진 12). 일반적으로 이러한 현상은 단중(CV17)이 위치하는 네 번째 늑간강(intercostal space)에서 발생한다. 체형이 마른 환자에게 흉골공이 존재하면 피부 표면에서 겨우 15~25mm 아래에 심장이 위치하며, 이는 표준 규격의 침으로 쉽게 닿을 수 있는 거리이다(Elmar Peuker가 측정한 값). 심장눌림증으로 사망한 한 마른 여성을 부검한 결과, 피부에서부터 흉골 후면까지의 거리가 13~19mm 사이였다. 흉골공 기형은 일반적인 X-ray 사진에서 보이지 않고 CT에서만 보이며, 촉진으로 확실히 감지할 수 없다. 따라서 단중(CV17)은 흉골에 대해 최대 30°의 각도로 천자(superficially) 또는 사자(obliquely)해야 한다.

늑골 사이 자침으로 심장눌림증이 보고되기도 하지만, 침 치료 의사들은 훨씬 더 흔한 기흉(pnuemothorax)의 위험 때문이라도 늑골 사이에 자침해서는 안 된다.

말초신경 Peripheral Nerves

매우 드물지만 침은 몇 주간 저림이나 위약, 이따금 통증과 같은 국소 증상을 일으킬 수 있는데, 이는 생리적신경차단(neurapraxia)이 원인일 가능성이 크다. 어떤 경우에 이런 증상이 생기는지 이유는 명확하지 않으며 피할 수 없는 것 같다. 이러한 반응은 합곡(LI4)에서 가장 흔할 수도 있다.

침으로 인한 손상이 신경 기능에 영향을 미칠 수 있는 곳 중 하나는 양릉천(GB34) 가까이에 위치한 총비골신경(common fibular nerve)이며, 족하수를 유발할 수 있다. 때때로 이상근, 환도(GB30), 또는 질변(BL54)을 치료할 때 침으로 좌골신경을 직접 찌를 수 있는데, 기능 소실은 거의 없더라도 따끔한 전격통(shooting pain)을 일으킨다. 정중신경은 내관(PC6)에 심자하여 쉽게 닿을 수 있다. 이러한 모든 경우에 신경에서 즉시 침을 빼야 하며, 환자를 안심시켜야 한다. 상당히 자주 침이 신경을 찌르는 것으로 보이지만, 대부분 해를 끼치지 않는다.

척수와 뇌간 Spinal Cord and Brainstem

척수와 척수신경의 뿌리는 족태양방광경의 척추주위(paravertebral) 경혈과 화타협척혈(huatuojiaji point)에 심자하면 손상되기 쉬우므로 내하방(mediocaudal) 방향으로 자침해야 한다(예: 중심선과 발쪽을 향함). 보통 체격의 사람은 흉부 표면에서 약 25~45mm 깊이에 척수가 위치해 있고, 마미(cauda equina)가 척수를 대신하는 하부 요추에서는 약 55mm 깊이에 있다. 중심선(독맥혈)에서 머리 방향으로 침을 사자(斜刺)하면 겹쳐진 극돌기 사이를 통과할 수 있기 때문에 침은 아래 방향으로 자침해야 한다. 척수에 대한 병변은 동양의 문헌에 가끔 보고되어 왔다. 이러한 손상들은 국소 신경학적 징후 또는 하반신마비(paraplegia)를 유발한다.

후두 바로 아래에 위치한 뇌간과 소뇌는 자침 시 손상되기 쉽다. 전통 침법에서 이 부위에 심자하기도 하지만, 중심선(독맥혈)에 자침할 때는 절대 심자해서는 안 되며 위쪽(머리쪽, 후두의 기저를 향해)을 향해 자침해야 한다고 강력히 권고한다. 풍지(GB20)에서는 반대편 눈쪽을 향해 위쪽과 안쪽으로 자침한다.

흉막 Pleurae

흉막은 폐를 덮고 있지만, 침으로 폐를 찌를 수 있는 위험에 대한 최소한의 보호막 역할을 한다. 기흉은 침과 관련하여 보고되는 가장 흔하고 심각한 이상반응이거나 잠재적으로 심각한 이상반응이다. 흉벽은 건강한 사람의 경우 약 20~40mm의 두께이지만, 자침 동안 연부조직의 압박이 일어나는 것으로 보이므로 흉막을 보호할 늑골이나 견갑골이 없는 위치에서는 10~15mm의 두께를 최대로 생각해야 한다. 기흉은 악액질(cachexia)이 있거나 흉막이

얇은데 만성 호흡기질환을 침으로 치료하려는 환자들에게 특히 위험하다. 이 경우 침이 피하 바로 아래로 더 자입되서는 안 된다. 그러나 역설적으로 비만 환자는 조직의 두께를 판단하기 어렵기 때문에 이들에게도 기흉의 위험이 있다.

기흉은 해부학적으로 폐의 표면 구조 어디에든 자침하여 발생할 수 있지만, 쇄골상와(supraclavicular fossa), 늑골 사이, 견갑골 안쪽의 위쪽 부근에서 특히 잘 발생한다.

늑골에 자침할 때는 다음 세 가지 방법 중 하나를 통해 위험을 줄여야 한다(그림 16-2).

1. 늑골 양쪽에 있는 늑간강에 손가락을 대고, 손가락 사이에 환자의 피부(및 유발점이나 경혈)를 고정한 다음, 늑골 위에 직자한다.
2. 천자만 한다.
3. 흉곽에 접선 방향으로 침을 비스듬히 자침한다.

견정(GB21)은 자주 자침되며, 흉막을 찌르지 않기 위해서는 그림 16-3에 설명된 특별한 기법이 필요하다.

기흉과 관련하여 기억해야 할 또 다른 점은 진단을 내리기 어렵다는 점이다. 기흉은 손상

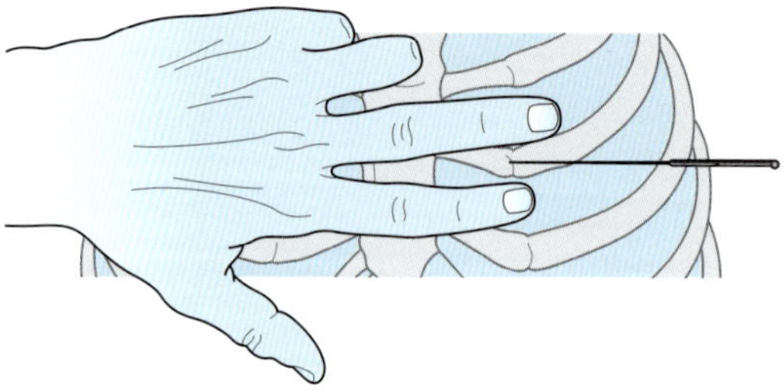

그림 16-2 늑골에 안전한 자침을 위한 기법을 보여주는 그림. 늑간강 위에 위치한 손가락 사이에 유발점이 고정됨.

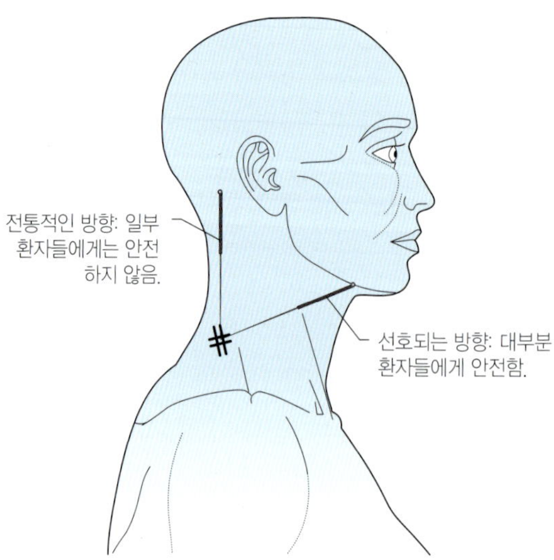

그림 16-3 안전하거나 위험한 견정(GB21)자침 기법을 보여줌.

후 최대 이틀까지 나타난다. 침 치료 후 2일 이내에 통증, 기침, 호흡곤란이 나타나면 기흉을 의심해야 한다. 진단과 관리를 위해 긴급히 X-ray 검사를 시행해야 한다. 침 치료 후 긴장성 기흉(tension pneumothorax)이 가끔 발생하기도 했으며, 이 경우 반드시 응급 치료가 필요하다. 이와 같이 심각한 사례들을 설명하긴 했지만, 침 치료 후 사소한 기흉이 부지불식 중에 발생했다가 저절로 해결되는 경우가 많을 것으로 보인다.

복부 장기 Abdinal Organs

복막염(peritonitis)을 일으킬 수 있기 때문에 복벽을 침으로 바로 뚫지 않아야 한다. 명치 부위에 심자하여 대동맥십이지장루(aortoduodenal fistula)를 일으켜 환자가 사망했다는 최근의 사례가 있긴 하지만, 침으로 복부 장기를 관통했다는 보고는 드물다. 자침의 안전한 깊이에 대한 지침에 따르면, 보통 체중인 성인의 복벽 두께는 약 20~40mm이다. 복벽은 복부를 신장하거나, 자침을 하기 위해 복부를 눌렀을 때 더 얇아진다.

감염 위험 줄이기 Reducing the risk of infection

침을 통해 환자가 감염될 가능성은 크게 두 가지이다. 하나는 환자나 침 치료 의사의 피부에서 옮는 박테리아에 의한 오염이며, 나머지는 혈액에 오염된 침을 통해 혈액으로 전이되는 바이러스 감염이다. 일회용 침을 사용하여 환자 사이에 퍼질 수 있는 감염을 예방할 수 있다.

위생과 피부 준비 Hygiene and Skin Preparation

침 치료 의사는 침 치료를 시작하기 전이나 치료 사이에 항상 비누와 물 또는 알코올 젤로 손을 닦아야 한다. 이것은 환자를 안심시키는 한편, 매우 드물게 발생하지만 이전 환자에게서 옮겨진 메티실린내성 황색포도구균(methicillin-resistant Staphylococcus aureus)이나 B형 간염바이러스로 손이 오염될 가능성을 줄일 수 있다. 알코올은 유기물질에 스며들지 않기 때문에 알코올 젤은 손이 눈에 띄게 더럽지 않으면 비누의 유일한 효과적인 대용품이다. 침 치료 의사는 상처나 피부 병변이 있다면 환자를 치료하기 전에 방수 드레싱을 해야 한다.

침을 자입하기 전에 환자의 피부가 임상적으로 청결한지 확인해야 한다. 주사를 놓기 전에 알코올 솜을 사용할 필요가 없는 것처럼 침 치료 전에도 일상적으로 알코올 솜을 사용할 필요는 없다(Hoffman, 2001). 알코올 솜은 피부 표면의 박테리아를 확실하게 제거하지 못하여서 피부의 땀샘, 모낭 및 소낭선(crypt) 내의 박테리아에는 거의 효과가 없다. 어쨌든 피부세균총은 일반적으로 병원성이 낮다. 알코올은 자침 시 통증을 더 느끼게 한다. 오랜 경험을 통해 알코올 솜을 사용하지 않고 자침한다고 감염의 위험이 현저하게 높아지지 않는다는 것을 알 수 있다. 침첨을 통해 주입되었을 것으로 여겨지는 박테리아의 수는 건강한 사람을 감염시키는 데 필요한 양보다 매우 낮은 것으로 보고되었다(Hoffman, 2001). 이것이 바로 침 치료 후 감염이 예상보다 훨씬 적은 이유이다.

그러나 봉와직염(cellulitis)이나 괴사근막염(necrotizing fasciitis) 등의 감염 사례가 간혹 발생하기도 한다. 감염은 특정 부위에서 발생하고, 쇠약하거나 면역이 저하된 환자에게서 더 많이 발생한다.

장침은 침이 자입되는 동안 (손으로) 침체를 지지해야 하기 때문에 특정한 문제를 일으킬 수 있다. 침체를 멸균된 솜으로 쥐거나 더 짧은 침관(다른 환자에게 사용하지 않은 것)을 사용해서 지지해야 한다.

진찰실은 높은 수준의 청결 상태를 유지해야 한다. 예를 들어 혈액이 묻으면 즉시 청소해야 한다. 날카롭지 않은 모든 오염된 물품들은 임상 폐기물 봉투(일반적으로 노란색 봉투)에 폐기해야 한다.

취약한 부위와 취약한 환자 Vulnerable Sites and Vulnerable Patients

특정 부위와 특정 환자는 세심한 주의를 기울여야 한다. 특히 감염에 취약한 부위는 다음과 같다.

- 귀의 연골(연골의 과도한 손상을 방지하기 위해 직자해야 함)
- 정맥류궤양(varicose ulcer)이 발생할 수 있는 다리의 내측 하부
- 종양 후 림프부종이 있는 (또는 발생하기 쉬운) 사지. 이러한 사지에는 자침을 피해야 함
- 체위의존부종(dependent edema) 이상의 흔적이 있는 사지
- 말초동맥질환으로 인해 혈액 공급이 저하된 모든 부위
- 관절강(존재한다면 관절 삼출액 포함), 골절 부위, 수막과 같이 감염에 특히 치명적일 수 있는 부위들
- 인공관절(prosthetic joint)처럼 이물이 있는 부위

특히 감염의 위험이 있는 환자는 다음과 같다.

- 면역이 저하된 환자(AIDS와 같은 상태, 면역억제치료 또는 항암치료의 결과)
- 만성 질환이 있는 경우처럼 육체적으로 쇠약해진 환자

한 보고서에 따르면 당뇨 환자는 침으로 인한 감염의 위험이 증가한다고 했지만, 이는 단지 하나의 예일 가능성이 높은 것으로 보인다. 좀 더 주의하는 것 외에는 당뇨 환자에게 다른 특별한 조치가 필요하지는 않다.

그러나 명확한 위험인자가 없고 건강했던 환자에게도 심각한 감염이 매우 드물게 보고되었다. 이는 불운으로 간주해야 할 것이다. 침으로 인한 대부분의 기회감염(opportunistic infection)은 포도상구균(Staphylococcus) 군에 의해 발생한다. 그러나 클로스트리디아(Clostridia) 종은 경추와 측두하악 부위의 농양에서 배양되었으며, 미코박테리아(Mycobacteria) 종은 놀랍게도 피부 감염의 흔한 원인이다.

세균심내막염 Bacterial Endocarditis

아급성 세균심내막염의 몇몇 사례는 침으로 발생했다. 일부 사례에서 환자들의 심장판막은 수술후 또는 류마티스열로 인해 이미 비정상이었다. 어떤 사례에서는 세균심내막염의 위험인자로 알려진 피내침을 사용한 후에 발생했지만, 어떤 사례에서는 체침 치료 이후에도 발생했는데 이러한 이유는 설명하기 더 어렵다. 이들 사례에서는 침 치료의 모든 정황을 알 수 없는데, 이는 치료와 관련 없는 직원에 의해 보고되었기 때문이다. 현재 심장판막이상 환자에 대해 체침 치료와 관련하여 특별한 주의사항은 없다.

피내침은 심장판막증 환자(인공판막 포함)나 과거 심내막염 병력이 있는 환자에게 금기이다.

혈액매개감염 줄이기 Reducing Blood-Borne Infection

과거에는 적절하게 멸균되지 않고 재사용한 침에 의해 B형 간염 바이러스가 한 환자에서 다른 환자로 감염된 경우가 많았다. 한 보고서에서는 일부 치료에서 사용된 부실한 멸균 과정을 강조하였다(Walsh, 2001). 일부 국가에서 침 사용과 간염의 감염 사이의 상관 관계를 보여준 역학 연구들이 있다.

침에 의한 C형간염의 감염 사례는 보고되지 않았지만, 감염된 환자가 무증상이었을 가능성이 있다(Walsh, 2001).

침 치료에는 항상 일회용 침을 사용해야 한다.

마찬가지로 사례들이 확실한 것이라기보다는 모두 개연성이 있는 것이긴 하지만, 침에 의해 HIV가 감염된 사례가 4건이 있다(White, 2004). 변종 크로이츠펠트-야콥병(Creutzfeldt-Jakob disease)은 감염 부위(림프절, 편도, 비장, 척수)에 자침하지 않기 때문에 침에 의해 감염될 가능성이 없다. 그러나 이 질병에 감염될 가능성이 희박하지만, 원인이 되는 프리온(prion)이 고압멸균에 의해 죽지 않는다는 사실은 침 재사용을 반대하는 강력한 주장의 근거가 된다.

전문성 개발 Professional development

만약 문제가 발생하면 이를 직시하고 환자와 솔직하게 의논해야 한다. 이상반응을 은폐하면 아무도 이득을 얻을 수 없다. 만약 이상반응이 심각하거나 새로운 것이라면 동료들이 배울 수 있도록 과학적인 보고서를 작성하고 경험에 비추어 시술 과정을 변경하도록 한다. 침과 관련 있는 부작용에 대한 새로운 문헌을 계속 주시하여 권고되는 변경사항을 자신의 진료에 반영할 수 있어야 한다.

요약 Summary

안전은 침 시술에 필수적이어야 한다. 일반적인 경우 환자는 반드시 누워서 치료받아야 한다. 일회용 침을 사용하는 것도 필수이다. 옆방에서 편안하게 치료받고 있는 환자는 잊혀질 위험이 있기 때문에 이를 피할 방법을 마련해야 한다.

장기에 대한 외상은 피해야 하는데, 혈관, 심장, 말초신경 및 중추신경 조직, 흉막, 복부장기 등이 특히 위험하다.

침 치료 의사는 피할 수 있는 감염 사례를 예방하기 위해 세심한 주의를 기울여야 하고, 치료 전에 손을 씻어야 한다. 일반적인 경우 매우 엄격한 무균기술(strictest aseptic technique)은 필요하지 않다. 귀 연골, 수술후 림프부종, 다리의 중력부종, 혈액순환에 문제가 생긴 곳, 인공물 근처는 감염을 방지하기 위한 특별한 주의가 권고된다. 면역이 저하되거나 쇠약해진 환자도 위험하다. 심장 손상이 있는 환자는 피내침에 의한 심내막염의 위험이 있다. 침 치료 의사는 혈액매개감염의 위험성을 인식하고 이를 방지하기 위한 조치를 취해야 한다.

CHAPTER 17

그 밖의 침 기법

Other acupuncture techniques

단원개요

서론 Introduction

여러 다양한 치료법들이 지속적인 자극, 다양한 자극 형태, 다양한 치료 모델(분구침법), 전기진단법을 포함하는 '침과 관련 기법들(acupuncture and related techniques)' 이라는 주제 아래 발전해 왔다.

어떤 기법이나 장비가 홍보되고 판매된다는 사실이나 이 책에서 소개하고 있다는 사실만으로 반드시 그것이 효과적인 치료법으로서 검증되었다는 의미는 아니며, 오히려 대부분은 그렇지 않다. 침 치료의 역사 내내 혁신적인 침 치료 의사들이 개인적인 명성과 금전적 보상을 포함한 다양한 동기로 새로운 아이디어를 발전시켜 왔다. 헌신적인 침 치료 의사의 새롭고 특이한 기법들은 강력한 기대 효과를 가질 수 있다는 점을 우리 자신에게 자주 상기시킬 필요가 있다. 우리는 그러한 기법들이 적절하게 평가될 때까지는 어떠한 새로운 기법들도 효과적인 치료법으로서 홍보하는 것을 지지하지 않는다.

이 책에 이러한 기법들을 포함시킨 목적 중 하나는 모든 질병을 치료해 준다고 하지만 실상은 그렇지 않은 장비에 초보 임상의가 많은 돈을 허비하지 않도록 하기 위해 중립적이거나 약간 회의적인 태도로 간략한 개요를 제공하는 것이다.

그러나 어느 정도 가치가 있는 두 가지 기법이 있는데, 하나는 지속적인 자극을 위한 피내침(indwelling needle)이고 다른 하나는 신경자극의 특정한 형태로서 이침(auricular acupuncture)이다.

피내침에 의한 지속적인 자극 Continuous stimulation by indwelling needles

특히 만성 통증 환자를 치료할 때 전통적인 침 기법 중 하나는 치료 세션 사이에 경혈을 계속 자극하는 피내침을 자입하여 자극의 강도를 높이는 것이다. 오늘날 가장 흔한 형태의 피내침은 짧은 압정 모양의 피내침이다(부록 자료사진 9). 특히 귀에 사용할 때는 '침주(studs)'라고 부른다. 침주의 크기는 다양하지만, 침의 길이가 2mm인 것이 가장 일반적으로 사용된다. 침주는 접착 드레싱이 있는 것과 없는 것 모두 구입할 수 있다. 뒤에서 논의하겠지만, 이개(auricle)를 지속적으로 자극하기 위해 다른 방법들이 사용될 수 있다.

과거에 흥미로울 만한 것이 있었는데, 일본의 매침 기법(umebari technique)은 지속적인 자극을 가하는 상당히 악명 높은 기법이었다. 가느다란 특수침을 자입한 다음, 침병 부분을 잘라내고 침이 조직 안에 박히도록 그 부위를 손가락으로 문질렀다. 침은 그 상태로 무한정 내버려뒀다. 이렇게 박혀 있던 침은 몇 년 후에 X-ray 검사에서 우연히 발견되거나 신체의 다른 조직으로 이동하여 신장이나 척수와 같이 멀리 떨어져 있는 조직에 외상을 일으키기도 하였다. 1976년 일본의 침 전문 단체는 이 기법을 사실상 불법화하였다.

피내침의 안전성 Safety of Indwelling Needles

피내침의 안전성에 관한 세 가지 주요 우려사항이 있다.

1. 피내침은 특히 귀의 국소 감염을 일으킬 수 있다.
2. 감수성이 있는 환자에게 심내막염을 초래할 수도 있는 균혈증을 유발할 수 있다(13장 참조).
3. 피내침이 떨어져 나가면 침찔림 손상을 통해 혈액매개감염의 위험이 있다. 많은 환자들이 자신이 B형 또는 C형 간염 바이러스의 보균자라는 사실을 모르기 때문에 유실된 피내침

은 관리가 불가능하여 공중보건에 심각한 위험을 초래할 수 있다.

이러한 우려 때문에 영국의학침협회(British Medical Acupuncture Society)는 확실히 안전하게 사용할 수 없으면 피내침의 사용을 권장하지 않는다. 우선 환자에게 심장판막증이 없는지 또는 균혈증으로 인한 위험이 증가하지 않는지(예: 극심한 쇠약 또는 면역 저하)를 확인한다. 그러고 나서 환자가 B형 또는 C형 간염 바이러스의 보균자가 아닌지, 침이 떨어져 나가지 않았는지를 확인한다. 침 시술 시에는 다음과 같은 조치를 취해야 한다.

- 침을 자입하기 전에 피부가 깨끗한지 확인
- 크고 신뢰할 수 있는 드레싱(예: 깨끗한 수술 드레싱)으로 침을 덮음(부록 자료사진 10)
- 침을 잃어버려서는 안 되는 이유를 환자에게 충분히 교육

한 고찰 논문에서 전체 세부사항들과 지침 시트들을 제공하고 있다(Filshie et al., 2005). 침이라기보다는 지속적인 지압을 제공하는 구슬(bead)이나 씨앗(seed)과 같은 도구들은 훨씬 더 안전한 것 같지만('지속적인 귀 자극에 대한 접근법' 참조) 효과는 덜 할 수도 있다.

이침 Auricular acupuncture

이침은 침 치료의 특별한 하위 치료 항목으로 분류할 수 있는데, 이침의 이론과 실제 및 필요한 예방책은 체침과는 상당히 달라서 여기에서 따로 다룰만도 하지만, 지면 관계상 전체 주제의 일부로만 다루기로 한다.

배경과 개념 Background and Concepts

프랑스의 침 치료 의사인 Paul Nogier 박사는 지역의 자연 치유사들이 귀의 특정 부위를 불로 지져 만성 요통을 치료한다는 사실을 발견하였다. 그러던 어느 날 태양이 환자의 귀를 비춰 그림자를 드리우고 있을 때, 그는 귀 부위의 연골이 천추(sacral spine)를 연상시키는 일련의 덩어리로 구성되었다는 점을 발견하였다. 이를 통해 귀와 신체의 다른 부위 사이에 어떤 상관관계가 있을지도 모른다는 발상을 떠올렸다. 그 후 모든 환자의 귀를 검사하기 시작하였으며, 귀의 반점, 발적 또는 압통과 환자의 의학적 문제 사이의 상관관계를 찾기 시작하였다. 그는 결국 전신이 귀에 표현된다는 발상을 하게 되었다. 이 생각은 곧 중국과 전 세계의 침 치료 의사들뿐 아니라 심지어 세계보건기구(WHO)에 의해 채택되었다.

우리는 그 연관성을 확신하지 못하여 이것을 황제의 새 옷에 대한 전래동화에 비유하고자 한다. 황제는 재단사들에게 완벽한 옷을 지으라고 명령하지만, 이것이 불가능하다는 사실을 알고 있던 재단사들은 어리석은 사람에게는 보이지 않는 특수 천으로 만들었다고 속이며 황제에게 새 옷을 바쳤다. 자신의 이미지가 상식이 없는 사람처럼 보일까봐 황제는 이들 말을 믿었다. 신하들도 옷이 안 보인다고 하면 어리석은 사람으로 낙인찍히는 것이 두려워서 아

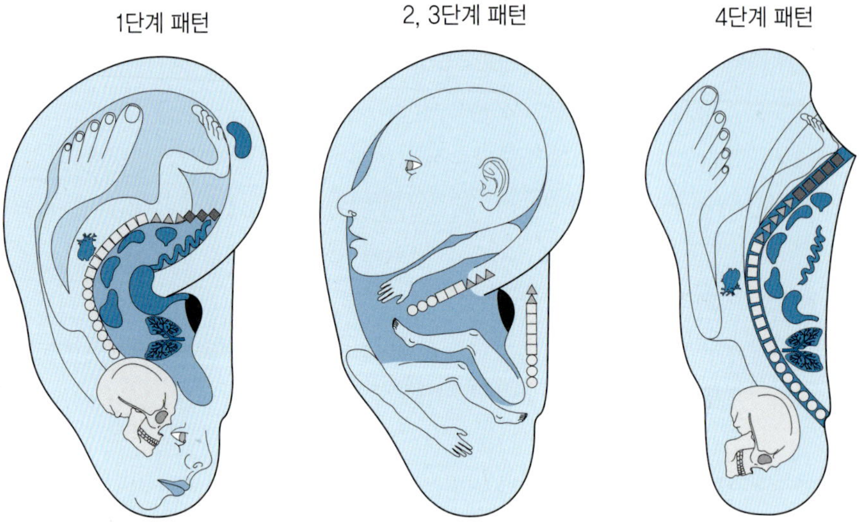

그림 17-1 Nogier가 주장한 귀에 위치한 몸형태배열의 다양한 패턴.
(Olson, T의 Auriculotherapy Manual, Churchill Livingstone, p. 73에서 허락을 얻어 전재함)

름다운 패턴과 무늬가 있다는 재단사의 말에 동조하였다. 그래서 황제는 존재하지 않는 그 옷을 입고(실제로는 벌거벗고) 대중 앞에 섰다. 대중들 역시 자신이 어리석은 사람으로 보일까 두려워 이러한 가식에 동참했다. 결국 어떤 한 소년만이 천진난만하게 진실을 알렸다. "근데 황제는 아무것도 안 입었어요!"

원래 버전의 도표에서는 신체를 뒤집힌 태아처럼 거꾸로 표현하였다. 그래서 귓불은 머리에 외이도는 탯줄에 해당한다. Nogier는 내부 장기(폐, 심장, 위 등)를 이갑개강(cavum concha)에 두었는데, 실제로 이 부위는 보통 미주신경의 감각분지에 의해 신경지배를 받기 때문이다. 그러나 더 많은 경험을 통해 Nogier는 이 패턴이 모든 환자에게 항상 적용되지 않는다는 사실을 발견했다. 따라서 그는 몸을 똑바로 세우고 서 있거나 척추를 귀 앞 방향으로 해서 누워 있는 대체 도표를 만들어서 첫 번째 패턴과 일치하지 않는 귀를 가진 환자에게 사용할 수 있게 하였다. 이 도표의 예는 그림 17-1에 나와 있으며, 독자들은 이 방법의 신뢰도에 관하여 자체적인 결론을 도출할 수 있다.

서양의학 관점 이침 Western Medical Auricular Acupuncture

비록 신체가 귀에 반영된다는 발상이 어떠한 생리학적 근거도 없으며 몸형태배열(somatotopic representation)을 입증하기 위한 시도가 설득력이 없더라도, 그것이 이침의 가치가 없다는 의미는 아니다. 임상 경험에 따르면 귀를 자극하면 표준 체침에 반응하지 않았던 사례에서도 유용한 임상 효과를 얻을 수 있었다. 이개(pinna)는 풍부한 신경분포를 보이는데(그림 17-2), 중추신경계를 직접적이면서도 다소 전신적인 방법으로 자극할 수 있는 잠재

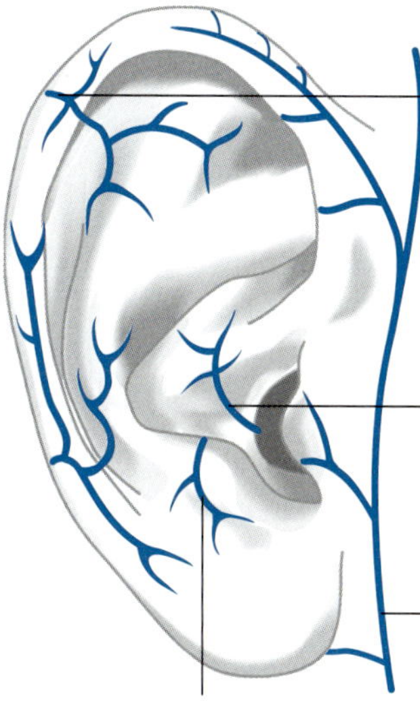

그림 17-2 이개(auricle)의 신경분포.

적으로 좋은 위치이다.

치료 Treatment

이침을 시술하는 의사들이 자침할 이혈을 선택하는 방법이 여러 가지가 있는데, 출간된 도표에 표시된 추정된 상관 관계를 이용하거나, 압통점을 이용하거나, 발적과 같은 피부 변화를 이용하거나, 낮은 전기 저항이 있는 부위를 이용해서 선택한다. 그러나 이들 중 어느 것도 확실하게 권고할 수 없다.

Nogier는 침을 연골까지 자입하여 환자가 작열감을 느낄 때까지 염전하곤 했다. 이 방법은 연골 손상과 후속 감염의 위험 때문에 권장되지 않는다. 침을 이용한 자극은 부드러워야 한다. 전기자극을 사용할 수 있지만(간질 환자의 경우 주의해야 함), 전류가 머리의 한쪽에서 다른 쪽으로 연결되어서는 안 된다.

귀에 안전한 자침 Safe Needling of the Ear

이침에 대한 특별한 안전 예방 조치는 다음과 같다.

- 한 번 감염이 나타나면 치료하기 어려울 수 있고 연골 변형을 초래할 수도 있기 때문에 귀에 감염이 생기지 않도록 특히 주의해야 함
- 연골 손상을 방지하기 위해 침을 수직으로 얕게 자입해야 함
- 심장판막증 환자에게는 피내침을 사용하지 않음

지속적인 귀 자극에 대한 접근법 Approaches to Continuous Auricular Stimulation

뒤에서 논의하겠지만, 이개에 자입된 피내침이나 침주는 만성 통증이나 금연 치료를 위해 사용되어 왔다. 피내침은 귀에 안정적으로 유지되기 어려우므로 혈액을 매개로 한 바이러스의 전파 위험이 높을 수 있다. 최근 개발된 피내침(부록 자료사진 9)은 접착 드레싱이 강하게 부착된 플라스틱 베이스에 침이 내장되어 있어 큰 문제 없이 사용할 수 있다.

피내침을 꽂고 있는 환자는 피부 아래에서 박테리아가 이동할 수 있는 경로가 형성되어 있고, 귀 연골의 혈액 공급이 원활하지 않아 국소 감염의 위험이 높기 때문에 정기적으로 환자를 관찰하는 것이 중요하다.

특별히 제작된 또 다른 유형의 이침은 피부에서 빠지지 않도록 끝이 낚시바늘처럼 휘어 있는데, 이는 불필요하게 상처를 입힐 수 있기 때문에 여기에서는 자세히 다루지 않는다. 이 침에는 또한 자성이 있어서 또 다른 자석으로 침을 고정해서 자극을 가한다고 한다.

이러한 이유로 왕불류행(vaccaria) 씨앗이나 작은 특수 스테인리스 구슬을 접착테이프를 이용해 귀 경혈에 붙이는 압박 도구들이 사용된다(부록 자료사진 11). 우리의 경험상 이런 것들조차도 국소 감염의 위험이 어느 정도 있다. 게다가 드물게 피부판(skin flap)에 깊이 박혀 제거가 어려운 경우도 있다. 또 다른 문제는 이혈 지압이 침보다 덜 효과적이라는 것이다.

NADA 기법 NADA Technique

현재 미국과 유럽에서는 아편이나 코카인 의존을 치료하기 위해 특별한 이침 기법이 널리 사용되고 있다(Brumbaugh, 1993). 이 기법은 홍콩의 마취과 의사인 Wen 교수가 우연히

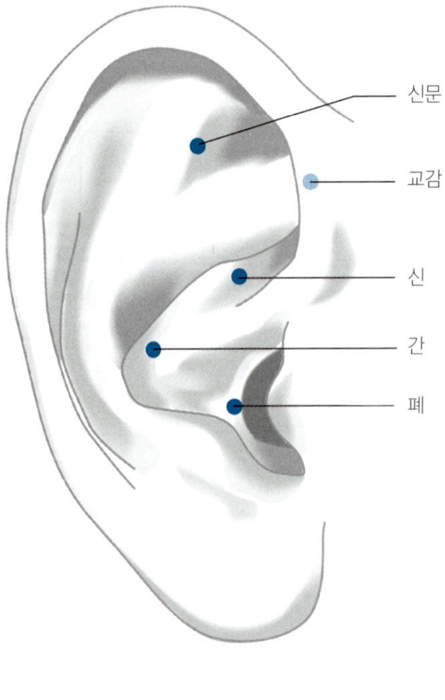

그림 17-3 이침의 NADA 기법에서 사용된 경혈 [이 그림에서 이개의 내측 표면에 있는 교감(sympathetic point)은 안쪽에 가려져 있음].

아편에 중독된 환자들에게 외과적 진통을 위해 이침 혈위에 전침을 사용한 이후 발전하였다. 그는 환자들이 수술후에 금단 증상을 거의 경험하지 않았다는 사실을 알게 되었다(Wen & Cheung, 1973). 시간이 지나면서 이 기법은 미국으로 퍼져 'NADA(National Acupuncture Detoxification Association)' 기법으로 알려지게 되었다. 머리를 가로지르는 전침이 미국에서 선호되지 않았기 때문에 수기로 자극하였다. 전통적인 침을 양쪽 귀의 5개 이혈에 각각 자침하고(**그림 17-3**), 환자는 조용하고 편안한 환경에서 일반적으로 다른 중독자들과 그룹을 이루어 45분 동안 의자에 앉아 있는다. 치료는 예약이 필요없이 제공되며, 회복된 중독자들이 스스로 자침하도록 교육해서 인건비를 낮출 수 있다.

이 치료의 의의는 이를 도입한 Michael Smith가 명확하게 밝혔다(Brumbaugh, 1993). 그는 약물중독 치료에서 이침의 주된 가치가 진정에 도움이 되는 치료로 중독자들을 끌어들이는 것이라고 믿었다. 이러한 방식으로 중독자들은 보건의료 제공자들을 신뢰하고, 의존과 관련된 문제에 직면했을 때 도움을 받을 수 있는 다양한 서비스에 등록할 가능성이 더 높아진다. Smith는 NADA 치료 자체만으로는 금욕을 하는 데 충분하지 않을 것이라고 주장했으며, 그의 견해는 임상시험의 대다수 근거에 의해 뒷받침되었다.

금연 Smoking Cessation

이침은 또한 흡연자들의 금연을 돕기 위해 널리 사용된다. 일반적으로 이침 혈위인 폐(Lung)와 신문(Shenmen)(**그림 17-3**)이 사용된다. 또한 임상 근거에 따르면, 정확한 부위의 이침 시술과 잘못된 부위의 시술 효과는 별 차이가 없지만, 이침 시술을 아예 하지 않은 것에 비해서는 분명히 효과적이었다. 이침의 효과는 경혈 특이적(point specific)이지는 않은 것으로 보인다.

일부 연구에서는 이전에 설명한 것처럼 피내침(침주)이나 지압 기구를 사용하였다. 흡연자는 피내침이나 지압 기구를 금연 시작 날짜에 부착하여 흡연 욕구를 느낄 때마다 자신의 손가락으로 누르라고 교육을 받는다. 현재 근거에 따르면 이것이 흡연자들의 금연에 가장 도움이 될 수 있는 침의 형태이다. 이 자극이 측좌핵(nucleus accumbens)의 도파민 분비에 영향을 미칠 수 있음을 시사하는 근거가 있다. 그러나 이것이 금연침의 정확한 작용 기전 때문인지, 혹은 침이 단순히 금연 욕구를 다른 곳으로 돌리는 것인지는 침이 금연과 같이 중요한 목표를 성취하도록 도움을 주는 한 별로 중요하지 않다.

그 밖의 자극 기법 Other stimulation techniques

지압 Acupressure

지압은 손가락, 팔꿈치 또는 특수한 도구를 이용하여 일반적으로 경혈에 압력을 가해 신체를 자극한다. 다양한 접근 방식이 중국, 인도, 한국 및 일본에서 시작되었으며, '시아추

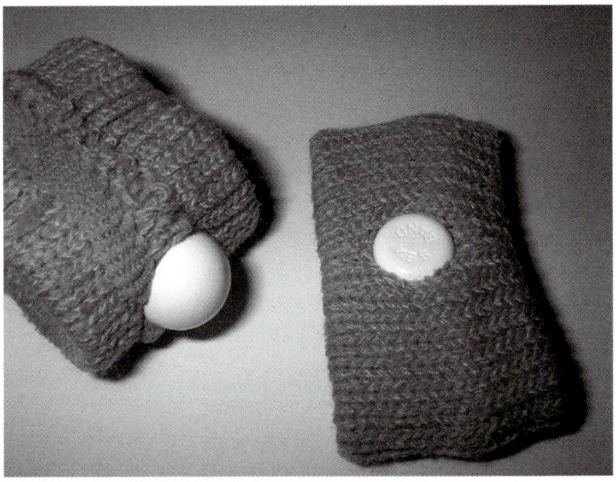

그림 17-4 내관(PC6)에 압력을 가하기 위해 디자인되어 판매 중인 손목 밴드.

(Shiatsu)' 와 같이 특수한 명칭을 쓰기도 한다. 전통적으로 단단한 나무 막대를 사용하여 실제 압력을 가했다. 일부 시술자들은 전통동아시아의학 관점의 진단 및 치료 방법을 주로 사용했지만, 지압을 침과는 별개의 특정한 치료법으로 간주하였다. 사용된 압력은 상당히 높으며, 환자들은 나중에 멍이 들 수도 있다.

지속적인 지압은 이전에 논의한 피내침보다 안전한 대안으로 지속적인 자극을 위해 사용될 수도 있다. 전통적인 방법은 왕불류행 씨앗을 이혈에 붙이는 것이다(부록 자료사진 11). 짐작컨대 이 씨앗을 사용한 이유는 크기가 적절하기 때문이었을 것이다.

최근 내관(PC6)의 지압이 특히 임신 구역을 줄일 수 있다는 사실이 입증된 이후, 압력 돔(dome)이 달린 특수 탄성 손목 밴드를 사용한다(그림 17-4). 손목 밴드는 배멀미에도 효과적이라고 알려졌으며, 이와 유사하게 신문(HT7)을 자극하여 불면을 치료할 목적으로도 판매되었지만 이에 대한 검증은 되지 않았다.

뜸 Moxibustion

뜸은 침이나 피부 자체를 따뜻하게 하기 위해 사용되는 전통적인 치료법이다(부록 자료사진 13). 뜸쑥은 확 타오르기보다는 지속적으로 서서히 타는 쑥(학명: *Artemisia vulgaris*)의 잎으로 만든 면(cotton)이나 모(wool)와 같은 재질이다. 뜸쑥은 다음과 같이 공급될 수 있다.

- 성긴 '불쏘시개(punk)' 형태로, 침병 주위에 납작하게 눌려 있거나, 작은 원뿔 모양으로 말아서 피부를 직접 또는 생강 조직 위에서 태움
- 담배 형태(애권구, moxa cigar)로 말려 있어서 경혈에 침이 있든 없든 불에 타는 끝부분을 경혈 가까이에 둠

이 책에서는 뜸쑥의 사용을 권장하지는 않는데, 그 이유는 피부에 화상을 입힐 수 있는 위

험이 크고, 서서히 퍼지며 불쾌한 냄새를 풍기고 잠재적으로 유해한 입자를 방출하기 때문이다. 전통적으로 중국에서는 뜸쑥이 피부에 화상을 입히도록 태우는 것이 허용되었는데, 이때 피부 전층에 수포가 생기고 영구적인 흉터가 생겼다. 적외선 램프는 뜸쑥의 현대적인 형태로서 침 치료 부위 주변을 따뜻하게 하는 데 사용된다. 이 방법은 현대의 전통동아시아의학 치료 현장에서 매우 일반적이다.

매화침 Plum-Blossom Needle

매화침(plum-blossom needle)은 길고 유연한 플라스틱 손잡이와 함께 밀착되어 붙어 있는 여러 개의 짧은 바늘로 구성된다. 이 형태의 침은 과거에 홍반(erythema)이나 출혈을 일으키기 위해 반복적인 자극을 제공하는 국소 치료법으로 사용되었다. 원래의 매화침은 적절히 살균하는 것이 불가능했지만, 현재는 일회용으로 사용 가능하다.

레이저침 Laser 'Acupuncture'

저출력 레이저(예: 조직을 가열하는 데 필요한 강도 이하의 레이저)는 특히 피부 궤양의 치유를 촉진하는 생리적 효과를 가진 것으로 나타났다. 빛은 세포에 직접 흡수되지만, 레이저 광선은 신경종말을 자극하는 것으로 보이지는 않는다. 침 치료 의사들은 1980년대 초기 AIDS에 대한 공포가 일어났을 때 레이저가 침을 효과적으로 대체하기를 바라며 관심을 가지게 되었다. 그 당시 레이저 가격이 크게 내려가면서 관심도가 더욱 증가했다. 단일 파장의 빛을 만들어 내는 가볍고 저렴한 크리스탈이 출시되었고, 곧 원래의 무거운 레이저 발생기를 대체했다.

일부 초기 연구에서 레이저 치료가 전신 효과를 가질 수 있는 것처럼 보였고, 레이저가 경혈을 자극할 수 있다는 생각으로 발전했다. 레이저침이 신경전도를 억제할 수 있다는 근거가 있다. 그러나 이에 대해서는 이론적 의문점들이 존재한다. 생리적 효과가 있는 것으로 밝혀진 적색 레이저는 헤모글로빈에 흡수되기 때문에 몇 밀리미터 이상 피부를 투과하지 않는다. 조직에 도달하는 에너지는 신경종말을 적절하게 자극하기에는 충분하지 않을 수 있다. 적외선 레이저는 더 깊이 침투할 수 있지만, 이 파장이 유익한 생리적 효과를 갖는다는 명확한 근거는 없다.

여전히 치료자들 사이에서 경혈에 사용되어야 하는 레이저 치료의 최적 투여량(파장, 출력, 지속 시간)에 대한 상당한 논쟁이 있지만, 임상 효과를 얻기 위해서는 경혈당 최소 0.5J의 선량과 10mW 이상의 출력이 필요하다는 것을 명백히 보여주는 근거가 있다. 이러한 매개변수를 사용한 이중눈가림 임상시험은 긍정적인 결과를 보여주었다. 레이저가 두통과 목 통증과 같은 질환에 효과적인지는 아직 결론이 내려지지 않았다. 우리는 침 치료 의사들이 침의 대안으로 레이저를 사용하기 전에 더 확증적인 근거와 지침을 기다려야 한다고 제안한다.

경피전기신경자극 Transcutaneous Electrical Nerve Stimulation

경피전기신경자극(transcutaneous electrical nerve stimulation, TENS)은 침을 설명할 때 종종 등장한다. TENS는 탄화 고무 패드를 통해 신체에 전류를 가한다. 원래 사용된 빈도는 약 100Hz 이상으로 높았으며, 가벼운 얼얼함(tingling)만을 일으킬 정도의 강도였다. 이후 근육 수축을 일으킬 만한 강도에서 훨씬 낮은 빈도(약 2Hz)를 사용하는 이른바 '침 유형(acupuncture-like) TENS'가 개발되었다.

사실 침 유형 TENS는 이 책에서 다루는 침과 다르다. 침은 임상 전통을 바탕으로 개발되었던 반면, TENS는 Aβ섬유의 자극이 통증 전도를 억제할 수 있다는 지식과 같은 이론적 고려를 바탕으로 개발되었다. TENS는 통증 치료를 위해 사용되는 반면, 침은 다른 증상도 치료한다. TENS는 즉각적인 효과가 있는데, 이는 짧은 기간 지속되며 단기적으로 반복하거나 지속적으로 사용해야 하지만, 침은 그 효과가 보다 더 오래 지속되는 것으로 보인다.

금침과 은침 Gold and Silver Needles

일부 제조업체들은 여전히 환자의 에너지를 '보(stimulation)' 하거나 '사(drain)' 하기 위해 금이나 은으로 만든 침을 공급한다. 그러나 이러한 해석은 아마도 중국어를 잘못 번역한 결과일 것이다. 금이나 은으로 만들어진 침은 고압 멸균이 필요하고 빨리 무뎌져 자입 시 아플 수 있기 때문에 지금은 사실상 불필요하다.

그 밖의 분구침법 Other acupuncture microsystems

이침 이외에도, 다른 여러 체계들이 몸 전체가 축소된 형태로 몸 어딘가에서 표현된다는 호먼큘러스(homunculus)와 같은 몸형태배열(somatotopic) 개념을 사용하고 있다. 적절한 부위에 침을 자입하면 원위부에 영향을 미친다고 하며 경우에 따라 이러한 체계는 진단에도 사용된다. 이와 같은 분구침법의 기반은 사실 뇌의 호먼큘러스라는 Sherington의 원래 개념에 대한 왜곡이다. 그는 신체가 몸형태배열적으로 분포된 신경 연결을 통해 대뇌피질 부위에 표현된다는 것을 보여주었다.

Yamamoto의 새로운 두침 New Scalp Acupuncture of Yamamoto

일본에서 Yamamoto는 관자놀이에 위치한 호먼큘러스를 창안했다. 이것은 우연한 발견이었다. 그는 뇌졸중후(poststroke) 환자의 다양한 결손을 치료하기 위해 침을 사용하고 있었는데, 환자들이 체침을 맞기 위해 옷을 벗을 때까지 기다리는 시간이 허비되고 있다고 생각하고 그냥 모자만 벗으라고 부탁할 생각을 하게 되었다. 바쁜 진료실에서는 이러한 단순한 방법으로 많은 시간이 절약된다. 두침은 이미 중국 일부 지역에서 뇌졸중 환자에게 사용되었으며, 일반적으로 치료할 부위 위의 피하에 긴 바늘을 자침한다. Yamamoto는 두피의 서로 다른 점들이 다양한 장기들을 나타낸다는 개념을 발전시켰다. 이는 Nogier의 이침 차트를 연상하게 한다. 그는 다른 질환에도 NSAY(Yamamoto의 새로운 두침, new scalp acupuncture of Yamamoto)를 적용했지만, 이 치료법은 여전히 거의 평가되지 않은 채 남아 있다.

한국 수지침 Korean Hand Acupuncture

한국 수지침은 1971년에 개발되었으며, 약간 다른 개념을 사용한다. 관습적으로 명명된 혈위들을 포함하여 모든 경락이 손 위에 나타나며, 손만 치료해도 충분하다고 한다.

해석 Interpretation

요약하면, 분구침은 신체의 (거의) 어디에 침 치료를 해도 특이적 및 비특이적 전신 효과를 일으킨다는 사실의 표현으로 해석될 수 있다. 이러한 효과는 신경종말을 자극하는 것에 좌우되는데, 귀와 손은 신경분포가 풍부하다. 우리는 여기에 설명된 분구침 개념에 의구심을 가지고 있으며, 몸형태배열 표현(즉, 어느 제한된 영역에 표현된 신체)에 관한 주장이 대조군시험에서 충분히 검증을 받지 않았다고 본다.

전기진단 기법 Electrodiagnostic techniques

이러한 기법들은 이전에 서술된 바와 같이 환자 진단에 어떠한 역할도 할 수 없는 전침 치료와는 상당히 구별되는 것이다.

Voll 이후 전침 Electroacupuncture After Voll

Voll은 나중에 생물학을 공부하고 우연히 경혈의 개념을 알게 된 전기 공학자였다. 그는 전기적 특성을 조사하면서 탐침(probe)의 압력으로 피부 저항의 변화를 감지할 수 있는 기기를 개발했다. 이 기기는 본질적으로 전기 저항 측정기(Wheatstone bridge)로 구성되지만, 추가적인 기능과 감도가 필요하다. 오픈 마켓에서 구입한 장치의 회로는 검사를 방지하기 위해 고무로 밀봉되어 있다. EAV 기기는 많은 복제품과 '신개발품'을 촉진시켜서 기능이 더욱 추가된 제품이 나왔다. 이 기기의 제조사들은 EAV가 신체의 개별 장기의 잠재적 상태를 감지하는 데 사용될 수 있는 경혈의 전기적 활성을 측정할 수 있다고 주장한다. 우리가 아는 한, 이 기기에 대한 유일한 엄밀한 조사(알레르기를 얼마나 신뢰성 있게 감지할 수 있는지 테스트함)는 명백하게 부정적이었다(Lewith et al., 2001).

양도락 Ryodoraku

1950년 무렵 일본의 Yosio Nakatani는 질병에 걸린 장기와 관련된 경락의 피부에서 전기전도성이 증가한 한 줄의 선을 발견했다고 주장하였다. 모든 점 (일반적으로 손가락과 발가락의 끝 지점)을 측정하면 질환의 기저에 있는 자율신경계 교란에 대한 진단을 제공한다고 한다. 그 교란을 교정하기 위해 이러한 점들에 전기자극을 가한다.

요약 Summary

새로운 치료법은 적절히 평가될 때까지 신중하게 접근하는 것이 현명하다.

피내침을 이용한 지속적인 자극은 만성 통증에서 침의 효과를 높일 수 있으며, 유치식 침주가 사용될 수 있다. 피내침은 떨어져 나가면 다른 사람에게 국소 패혈증, 균혈증, 혈액매개감염 등의 위험이 크기 때문에 주의해서 사용해야 한다.

이침은 프랑스에서 시작되었으며, 기본 원리는 몸이 이개에 거꾸로 표현된다는 것이었다. 이러한 발상에 대해 알려진 기전은 없다. 그러나 이개에는 신경이 많이 분포되어 있어서 중추신경계를 자극하기 좋은 부위인 듯하다. NADA 기법은 약물 의존 치료에 널리 사용된다. 금연을 위해 침주를 사용한 지속적인 자극이 사용된다. 침과 관련된 그 밖의 자극 기법에는 지압(예: 구역을 치료하기 위한 손목 밴드), 뜸(현대 진료실에서 제한적으로 사용됨), 레이저침, 경피전기신경자극 등이 있다. 이러한 치료법들은 자침을 하지 않기 때문에 침과는 부차적인 관련성만 있다.

추가 참고문헌 Further reading

Baxter, G.D., McDonough, S.M., 2016. Laser acupuncture. In: Filshie, J., White, A., Cummings, M. (Eds.), Medical Acupuncture: A Western Scientific Approach, second ed. Churchill Livingstone, Edinburgh, pp. 269–277.

레이저침을 생리학적 원리의 현실적인 설명으로 기술하였으며, 근거에 기반하여 투여량을 논의하고, 다양한 적응증에 레이저침의 적용 및 이용 가능한 근거를 제시함.

Johnson, M.I., Thompson, J.W., 2016. Transcutaneous electrical nerve stimulation (TENS). In: Filshie, J., White, A., Cummings, M. (Eds.), Medical Acupuncture: A Western Scientific Approach, second ed. Churchill Livingstone, Edinburgh, pp. 234–268.

TENS를 자세히 설명하고 있으며, 역사적 배경, 원리, 치료 계획 및 최적의 기법, 임상 효과 및 기전에 관한 연구를 소개함.

Usichenko, T., Anders, E.E., 2016. Auricular acupuncture. In: Filshie, J., White, A., Cummings, M. (Eds.), Medical Acupuncture: A Western Scientific Approach, second ed. Churchill Livingstone, Edinburgh, pp. 144–166.

이침의 역사와 기전, 특히 수술, 약물 의존, 불면증과 관련된 여러 질환에 사용되는 이침의 실제적이고 근거에 기반한 설명.

SECTION 5

치료 매뉴얼

Treatment Manual

SECTION OUTLINE

CHAPTER 18

치료 가이드라인

Treatment guidelines

단원개요

서론 Introduction

이 장의 내용은 단독으로 적용해서는 안 되며, 이 책에서 설명하고 있는 침에 대한 특정한 접근의 맥락에서 사용되어야 한다. 이 장은 치료의 공식을 찾으려는 목적으로 읽어서는 안 된다. 호흡기 감염을 치료하는 표준화된 방법이 없는 것처럼, 침에서도 표준화된 치료법이나 공식, 또는 처방이 없다. 모두 특정 환자와 특정 질환에 따라 다르다. 이전 장들에서는 침의 원리를 다루었으며, 이 장에서는 올바른 방향을 제시해 줄 몇 가지 가이드라인을 다루려고 한다. 19장에서는 이러한 가이드라인을 실행하기 위한 참고 자료를 제공할 것이다. 그러나 최상의 치료 계획을 위해 실제 환자와 개별 사례를 고려하고 상식과 임상적 판단을 적용하는 것은 여전히 침 치료 의사에게 달려 있다. 이것이 의학의 예술이며 침의 예술이기도 하다.

이 장에서는 몇몇 흔한 질환에 원칙을 적용하는 방법에 관한 몇 가지 가이드라인을 제시한다. 항상 그렇듯이 그 사례에 대한 적절한 기전을 선택하는 것에 기반을 둔다. 그러나 때때로 임상적 문제의 원인이 명확하지 않을 수 있으므로 신중하게 여러 기전을 종합할 계획을 세울 수 있다. 예를 들어 어떤 경혈을 선택하는 이유가 분절 진통 효과뿐 아니라 조직에 대한 국소 효과도 있을 수 있기 때문이다. 또는 하행성억제와 중추조절 효과가 모두 있기 때문에 주요 경혈을 선택할 수 있다.

우리의 가이드라인은 대부분 통증, 특히 근골격계 통증에 관한 것이다. 근골격계 통증은 침이 가장 흔하게 사용되는 질환이며, 경험상 가장 예측 가능한 반응이 나타나고 가장 잘 이해될 수 있는 기전을 가지고 있기 때문이다.

침에 대한 우리의 접근 방식은 현재 잘 알고 있는 기전에 기반하고 있지만, 여전히 직관을 이용할 여지가 있다. 예를 들어 치료 위치를 임상적인 상황과 직접적으로 연결하는 것이 쉽지 않더라도, 침을 압통점이 발견된 근육 조직에 놓기로 결정할 수 있다. 치료적인 시도는 환자를 면밀히 관찰하면서 적절한 시간 내에 치료 반응이 없다면 치료를 포기한다는 전제하에 정당화될 수 있다. 이것은 침이 전적으로 직관에 의존하는 일종의 예술 형태라고 생각하는 것에 대한 변명이 아니다. 환자에 대한 근본적인 접근은 항상 합리적인 주장에 기반해야 한다.

마지막으로, 새롭거나 현재의 상식에 맞지 않는 임상 상황을 관찰한다면 그것을 하나의 사례기록으로 침 문헌에 보고해야 한다. 개별적인 역사의 다채로운 태피스트리(tapestry)는 이러한 고대 요법인 침에 대한 이해를 발전시키고 확장시키는 데 도움이 되는 풍부하고 도전적인 토대가 될 것이다.

일반적인 치료 원칙의 요약 Summary of general treatment principles

경혈 선택 Selecting the Point

병력 청취와 검진을 수행할 때 쯤이면 문제의 원인과 환자에게 필요한 접근법에 대한 결론을 내릴 수 있다. 표 18-1은 다양한 기전이 적용되는 질환의 유형에 관한 예시와 자침할 경혈 선택을 생각해 볼 수 있는 위치 선정의 유형을 제시한다.

가급적이면 두 개 이상의 범주에 맞는 경혈을 선택하고, 단지 전통 경혈에만 자침하도록 제한을 두어서는 안 된다. 건강한 조직에 위치해 있고 신경 공급이 손상되지 않은 경혈만을 선택해야 한다.

표 18-1 ■ 질환을 치료하기 위한 다양한 접근법에 대한 예시

접근법	질환 예시	경혈 위치
국소	국소 피부 질환이나 연조직 질환	병변에서 25mm 이내, 그리고 약 20~50mm 떨어진 지점
근막유발점(MTrP)	근막유발점 통증	정확한 근막유발점 위치
긴고리진통(long-loop analgesia)을 포함한 분절 진통 (Segmental analgesia)	관절통, 그 밖의 통각수용성 통증	같은 분절이나 인접한 분절, 척추 질환에 대해 척추인접 경혈
분절적 자율신경효과(Segmental autonomic effects)	방광이나 기능성 장 장애	복부 내장성 질환에 해당하는 복부 경혈
하행성 진통(원위 효과)	어깨 통증	특이적 경혈, 예를 들어 어깨 통증에 대해 상거허(ST37)
중추 조절	많은 정서적 요소를 동반한 통증, 또는 통증이 없는 질환	주요 경혈, 양측성

표 18-2 ■ 다양한 치료 접근법에서 사용되는 자극 방법의 요약

접근법	자극
국소 진통	피하로 자침하고 가볍게 자극함
근막유발점	국소 연축 반응을 얻기 위해 정확하게 자침함. 필요하다면 반복적으로 여러 방향으로 자침하거나 천자함. 전침은 만성 근막유발점에 효과적임
분절적	득기를 일으키기 위해 수기로 자극하고, 약 5분 간격으로 자극을 반복하거나, 10~20분 동안 전침을 사용하거나, 골막 작탁법을 시행함
하행성 진통(원위 효과)	득기를 일으키기 위해 수기로 강하게 자극하고, 10~30분 동안 전침을 사용함
중추 조절	득기를 일으키기 위해 부드러운 수기 자극을 시행하고, 때때로 전침을 사용하며, 20~30분 동안 환자를 편안하게 둠

경혈 자극 Stimulating the Point

자극은 활성화되어야 하는 기전의 유형, 환자의 기질, 환자의 반응에 따라 적용된다. 이에 관한 설명이 표 18-2에 간단히 요약되어 있다.

치료 용량 증가 Increasing the Dose of Treatment

약간 적정 용량 이하로 시작하고, 다음과 같이 용량을 증가시킨다.

- 더 많은 경혈을 추가
- 한두 번 이상의 수기법을 더 오랫동안 시행
- 가급적 오랫동안 유침(유침 시간이 임상적으로 큰 차이를 만들지 않을지라도)
- 전침을 추가
- 골막 작탁법이나 이침과 같은 다른 치료법을 추가

가이드라인: 근골격계 질환 Guidelines: musculoskeletal conditions

모든 가이드라인은 이 책 전체에 걸쳐 통상적인 경고와 함께 제시된다. 침을 선택하기 전에 표준 의학 진단이 모든 환자에게 이루어져야 한다. 침은 심각한 기저 질환의 증상을 일시적으로 완화시키기 때문에 환자에게 필요한 결정적인 치료를 받는 것을 지연시킬 수 있다.

근막유발점 통증 Myofascial Trigger Point Pain

병력 청취를 통해 근막유발점(MTrP) 통증이 확인되면, 즉 명백한 이유 없이 변화하는 몸 한쪽의 통증이 나타날 때 통증의 부위를 확인하고 다음 장의 도표와 비교한다. 6장에서 자세히 기술한 것처럼 근막유발점을 찾기 위해 손가락으로 근섬유를 전체를 촉진해서 15장에서 설명한 것처럼 자침한다. 또한 어떤 활동이 통증을 유발하는지 확인하고, 환자에게 그 동작을 교정하거나 필요하다면 완전히 피하도록 조언한다.

골관절염 Osteoarthritis(OA)

- 적어도 1개의 전통 경혈과 관절선 근처의 압통점을 포함하여 2~4개의 국소 경혈들을 사용하는 분절적인 접근으로 시작함
- 더 많은 국소의 분절적 경혈과 하행성 진통을 유도하는 경혈을 사용함으로써 용량을 증가시킴. 압통이 있고 연관통의 영역에 위치한 전통 경혈을 선택하는 것이 이상적
- 만약 근육에서 관절에 작용하는 활성 근막유발점을 발견한다면 그것을 치료함
- 골막 작탁법은 자침에 덜 민감할 것으로 보이거나 고관절 골관절염이 있는 대전자와 같이 쉽게 득기를 느끼지 않는 환자에게 사용될 수 있음
- 관절강 안으로 자침해서는 안 됨
- 심각한 관절 파괴를 동반한 환자에게서 증상이 완전히 완화되는 것을 기대해서는 안 됨. 침의 잠재력에는 한계가 있으며, 질환이 진행된 경우 침은 관절 치환술을 대신하지 못함

개별 관절을 치료하는 데 사용할 수 있는 전통 경혈을 다음과 같이 제시한다(경혈 위치 선정은 19장을 참조).

- 손목: 열결(LU7)
- 엄지손가락 기저: 합곡(LI4), 외관(TE5)
- 어깨: 견우(LI15), 천종(SI11)
- 엉덩이: 환도(GB30), 거료(GB29). 원위의 분절 혈위인 양릉천(GB34)
- 무릎: 족삼리(ST36), 음시(ST33), 혈해(SP10), 음릉천(SP9)을 포함하는 네 개의 경혈. 원위의 하행성 진통을 유도하는 경혈인 태충(LR3)
- 발목: 삼음교(SP6), 곤륜(BL60), 태계(KI3), 태충(LR3)

척추 또는 척추주위 통증(목, 흉부, 허리) Spinal or Paraspinal Pain(Neck, Thorax, Low Back)

병력 청취와 진맥을 통해 통증의 기원이 되는 주된 레벨을 국소화하고, 그것이 척추 영역에 있는지 척추인접 조직에 있는지 확인하도록 노력한다.

특히 몸의 한쪽에 통증이 있다면, 통증이 연관된 영역의 근막유발점을 검사해야 한다. 근막유발점은 목 통증의 경우 승모근에, 가슴 통증의 경우 능형근에, 허리 통증의 경우 척추기립근이나 요방형근, 중둔근에 가장 흔하게 위치한다.

근막유발점에 기인하지 않은 척추 통증일 경우 통증 영역 주위의 분절적인 경혈을 사용한다. 목과 어깨의 족소양담경(GB)의 경혈들과 함께 주로 독맥(GV), 화타협척혈(Huatuojiaji), 족태양방광경(BL)의 경혈이 이에 해당한다.

곤륜(BL60)과 같은 원위의 분절적이거나 하행성 진통을 유도하는 경혈을 추가하여 효과를 강화하거나 증가시킬 수 있다.

요통 환자의 근육연축은 관련된 근육 위나 안으로 직접 자침하여 신속하게 완화될 수 있지만, 만약 돌출된 디스크와 같은 기저 질환이 있다면 침은 단지 일시적으로 증상을 줄이는 역할만 하게 된다.

연부조직 질환 Soft-Tissue Conditions

외측상과염 Lateral epicondylitis

외측상과염을 우선 신전근과 회외근(supinator)의 근막유발점 증상으로 고려하고 일반적인 방법으로 치료한다. 만약 어떤 근막유발점도 발견되지 않거나 치료 용량을 증가시키려면, 곡지(LI11)와 수삼리(LI10)를 사용하고, 합곡(LI4)이나 골막 작탁법을 추가한다.

내측상과염 Medial epicondylitis

유사한 방법으로 근막유발점을 찾되, 이번에는 굴곡근과 원형회내근(pronator teres)의 기시부를 찾는다.

어깨 통증 Shoulder pain

통증이 근육에 과부하가 걸렸을 때 발생한 근막유발점이 원인인 경우, 침은 통증을 성공적으로 치료할 수 있는 가능성이 크다. 그러나 전형적인 '동결견' 은 치료가 어렵다. 통증기(painful phase)가 줄어들 수는 있겠지만, 관절가동범위가 제한된 기간이 감소하는지 여부는 명확하지 않다. 전침은 만성 어깨 통증에 흔히 사용되는데, 전형적인 조합은 견우(LI15)-거골(LI16)과 견료(TE14)-천종(SI11)이다.

드퀘르뱅병 등의 건초염 Tenosynovitis, for example, de Quervain's

국소 압통점과 경혈을 치료해야 한다. 그러나 인대집(ligament sheath)을 자침해서는 안 된다. 급성적으로 염증이 발생한 어떠한 조직에도 직자를 피해야 한다.

족저근막염 Plantar fasciitis

족저근막염은 침으로 치료하기 어려울 수도 있지만, 때때로 발의 통증은 비복근(gastrocnemius)의 내측두에 있는 근막유발점에서 기인한다. 만약 그렇다면, 유발점 위를 압박하여 환자의 통증을 재현할 수 있어야 한다. 확실한 족저근막염에 대해서 국소의 전통 경혈을 치료한다. 족저근막 자체는 자침하면 고통스럽고, 발뒤꿈치의 피부는 두껍고 단단하다. 그러나 의학적 접근을 통해 압통점에 직접 자침하는 것이 가능할 수도 있다.

인대와 힘줄 Ligaments and tendons

회복이 느린 연부조직 손상은 가장 심한 압통점에서 단자(brief needling)에 의해 회복될 수 있다. 침은 몇 시간 동안 진통 효과를 일으킬 수 있으므로 환자는 운동을 하는 등 조직을 과도하게 긴장시켜 추가적인 손상의 위험을 무릅쓰지 않도록 해야 한다.

비심장성 흉통 Non-cardiac chest pain

비심장성 통증이 위장관질환, 섬유근통, 국소 늑골질환에 의해 생긴 것이 아니라면 근막유발점에 의해 발생할 가능성이 매우 높다. 흉근 중 늑골의 근육 부착부로부터 전액와벽에 있는 근건접합부까지의 대흉근 전체에서 이러한 유발점을 찾아야 한다. 항상 밑에 있는 폐를 주의해야 한다. 침을 근막유발점의 단단한 띠의 반대쪽 편 손가락을 향해 집게촉진한 조직으로 자입하거나, 갈비뼈를 향해 자입하거나, 첫 번째 근육층까지만 얕게 자입한다.

가이드라인: 그 밖의 통증 질환 Guidelines: other painful conditions

긴장형두통 Tension-Type Headache

관련된 근막유발점이 있는지 목과 어깨를 검사한다. 근막유발점은 승모근에서 발견될 가능성이 높다. 이 부위와 후경부근, 후두하근을 체계적으로 검사해야 한다. 또한 흉쇄유돌근은 측두(temporal)와 귀 주변에 통증을 투사한다. 때때로 국소화된 통증의 병력을 통해 다음 장에 제시한 그림에서 어떤 특정 근육이 근막유발점을 가지고 있는지 진단할 수 있다. 치료는 누워서 시행하지만 검사는 앉은 자세에서 해야 한다. 자세근(postural muscle)의 근막유발점은 누웠을 때 찾기 어려울 수 있기 때문이다.

긴장형두통에 일반적으로 사용되는 전통 경혈은 풍지(GB20)와 견정(GB21)이다.

합곡(LI4)과 태충(LR3)은 긴장형두통에 유용한 하행성 진통을 위한 경혈이고, 만약 현저한 불안이 동반되면 이에 유용할 수 있는 중추 조절 효과가 있을 것이다. 합곡(LI4)은 T1의 근육분절을 자극하기 때문에 때때로 분절 자극으로 간주되는데, 머리에 대한 교감성(원심성) 공급은 주로 T1 분절에서 나온다.

편두통 Migraine

편두통의 치료는 목과 어깨에 위치한 관련 근막유발점을 치료하고, 긴장형두통과 마찬가지로 풍지(GB20)와 견정(GB21)을 찾아서 치료하되 중추 조절 효과를 위해 일부 주요 경혈을 이와 더불어 사용할 것이 좀 더 강조된다. 흔히 사용되는 전통 경혈은 태충(LR3)과 합곡(LI4)이다. 태충(LR3)은 전통경락학설에 따라 사용된다(족궐음간경과 족소양담경은 음양 조합). 그러나 태충(LR3)은 아마도 머리로부터 척추 입력의 반대편 끝에 강한 자극을 유발하여 '이소성유해조건화자극(heterotopic noxious conditioning stimulus, HNCS)' 을 통해 편두통에 급성적으로 작용하는 것으로 추정된다.

비정형안면통 Atypical Facial Pain

비정형안면통은 진단되지 않은 근막유발점에 의한 것일 수 있으므로 저작근과 표정근을 주의깊게 검사해야 한다. 또한 상부 승모근의 원발성 근막유발점을 고려해야 한다. 각 근육의 연관통 패턴에 관한 좀 더 자세한 설명은 다른 글들을 참고하는 것이 좋다.

만약 어떠한 근막유발점도 찾을 수 없다면 풍지(GB20)와 함께 얼굴에 위치한 전통 경혈을 치료해야 한다. 풍지(GB20)는 C1의 근육분절을 자극하고 척수의 삼차신경핵이 척수의 C1을 넘어 확장되기 때문에(C2까지는 확실히 가능하지만, 아마도 C4까지) 머리와 얼굴 전체에 대한 분절 자극으로 간주되는 경혈이다.

섬유근통 Fibromyalgia

어떤 환자들은 침 치료에 명백하게 반응하기 때문에 시도할 가치가 있다. 침에 의한 일시적인 악화는 특히 근육에 있는 압통점을 자침하여 다른 질환에서보다 섬유근통 환자들에게 더 흔한 경향이 있다. 섬유근통은 침 치료 의사가 압통점을 치료할 때 주의해야 하는 질환 중 하나이다(다른 질환으로는 복합부위통증증후군이 있음).

가장 현명한 접근 방법은 가능하다면 처음에는 증상이 있는 근처의 몇몇 경혈로, 너무 압통이 심하지 않은 경우에만 손과 발에 위치한 주요 경혈에 약한 자극을 가하는 것이다. 일부 권위자들은 각 침에 대해 단지 30초 정도만 치료할 것을 권고한다. 이 정도 자극으로 반응을 일으킬수 있다면, 점차 더 오랫동안 유침하여 치료 강도를 높일 수 있다. 그러나 만약 첫 번째 치료에서 강한 반응이 없다면 전침을 사용하는 것이 가장 좋은 방법일 것이다. 현재까지의 근거에 따르면 이러한 치료가 가장 유익하다.

섬유근통 환자는 종종 일반적인 연부조직 통증뿐 아니라 하나 또는 두 개의 뚜렷한 근막 통증 부위를 갖는다. 이러한 근막 통증을 목표로 치료하면 국소 통증이 개선될 뿐 아니라 상태가 전반적으로 호전될 수 있다고 한다. 자침 후 뻐근한 통증이 과도하다면 치료에 대한 순응도가 떨어질 수 있으므로 치료 초기에 주의해야 한다. 내부 장기의 동반질환이 개선되면 섬유근통과 관련된 증상들도 감소할 것이기 때문에 이러한 동반질환의 치료를 고려하는 것도 중요하다.

간헐파행 Intermittent Claudication

비복근과 가자미근에 있는 근막유발점과 L2레벨에 있는 분절적인 경혈뿐 아니라, 전통 경혈인 승산(BL57)과 발에 있는 주요 경혈들을 사용한다. 간헐파행이 개선된다면 순환이 좋아져서라기보다 이차성 근막통증이 감소되기 때문일 가능성이 높다.

간헐파행은 첫 진단 후 얼마간 저절로 호전되는 경향이 있다는 점을 주의하고, 환자를 완치했다고 지나치게 주장해서는 안 된다.

환상사지통증 Phantom Limb Pain

절단부에서 유발점을 확인하고, 반응이 고통스러울 위험이 있기 때문에 주의해서 치료해야 한다. 신경종 통증의 경우, 신경종을 매우 부드럽게 직자하는 것은 여기서 제시한 표준적인 접근 방법으로 치료한 이후에 시도해 볼 수 있는 유용한 방법일 것이다. 가장 일반적인 접근 방법은 남아 있는 팔다리나 팔다리이음(limb girdle)에 위치한 전통 경혈을 사용하고, 같은 쪽 혹은 양측의 척추인접 근육에 위치한 경혈을 치료하는 것이다.

다른 쪽 팔다리에 위치한 대응되는 경혈, 즉 통증 부위에 위치한 경혈과 대응되는 반대편을 치료하고, 이침 사용을 고려한다.

삼차신경통 혹은 대상포진후신경통 Trigeminal or Postherpetic Neuralgia

침범된 분절에 침 치료를 하면 고통스러운 반응이 생길 수 있기 때문에 침범된 분절의 위(혹은 아래) 분절이나 반대쪽(대응되는 지점)의 분절을 치료한다. 전침을 추가할 필요가 있을 수도 있다.

이러한 치료에도 반응이 없다면, 같은 분절에 위치한 경혈을 치료하지만 처음에는 부드럽게 시작해야 한다.

복합부위통증증후군과 레이노증후군 Complex regional pain syndrome and Raynaud's syndrome

이 두 질환의 병리가 명백히 다르지만, 비슷한 방식으로 접근할 수 있고 각 질환을 가진 소수의 환자들이 반응할 것이다.

침범된 팔다리와 팔다리이음에서 국소의 주요 경혈을 선택한다. 그러나 증상을 악화시키지 않도록 민감한 부위에 강한 치료를 해서는 안 된다.

체성분절 및 관련된 교감신경유출을 담당하는 분절 모두에 영향을 미치기 위해 관련 분절에 척추주위 분절 자침(그림 19-14)을 추가한다.

가이드라인: 복부 증상 Guidelines: abdominal symptoms

위장관 증상 Gastrointestinal Symptoms

침은 주로 대증적이며, 과민대장증후군과 같은 질환에서 통증과 기능 장애를 완화하는 데 방향이 맞춰져 있다. 가장 단순하면서 효과적인 접근법은 복벽 근육에 있는 압통점에 자침하거나(분절 접근), 중완(CV12)과 천추(ST25)와 같은 강력한 복부 경혈을 활용하는 것이다. 족삼리(ST36)와 태충(LR3) 같은 하지에 있는 주요 경혈은 하행성억제와 중추 조절 효과가 있을 것이다.

방광 증상 Bladder Symptoms

위장관 증상과 마찬가지로 과민방광과 같은 방광 증상에 대해 하복벽 위의 압통점에 자침한다. 자율신경유출을 위해 천골 위의 경혈(족태양방광경의 경혈)과 여러 요추의 척추인접 경혈을 추가하고, 하지에서 삼음교(SP6), 태계(KI3), 족삼리(ST36), 태충(LR3) 등과 같은 천추의 분절을 선택한다(표 19-2, 19-3 참조).

가이드라인: 통증이 없는 질환 Guidelines: conditions without pain

구역 Nausea

임신, 수술, 화학요법으로 인한 구역은 자침 위치가 결정적이지 않더라도 주로 내관(PC6)과 혹은 족삼리(ST36)에 자침하여 흔히 감소될 수 있다. 구역이 시작되기 전에 치료를 시작하는 것이 이상적이다. 통증을 치료할 때와는 다르게, 구역의 완화는 하루 이상 지속되지는 않는 것으로 보인다. 환자는 매우 자주(예: 주3회) 치료를 받거나, 2시간 마다 지압해야 하는 지압 밴드를 사용하는 방법을 배워야 한다. 중완(CV12)은 구역에도 사용되지만, 위장 자극이 원인이 되는 어떤 상태가 있다면 치료하기 가장 적절한 것으로 보인다.

건초열, 알레르기비염 Hay Fever, Allergic Rhinitis

전형적으로 사용되는 경혈은 곡지(LI11), 족삼리(ST36)와 함께 영향(LI20)과 인당(Yintang), 태양(Taiyang)이다. 만약 용량을 높이려면 합곡(LI4)과 태충(LR3)을 추가한다.

침은 아마도 국소 및 해당 영역의 교감신경 반응으로 인해 건초열을 즉각적으로 완화시킬 수 있다. 만약 알레르기 계절이 오기 전 주 3회 치료를 반복한다면 발병을 완전히 예방할 수도 있을 것이다.

폐경기 안면홍조 Menopausal Hot Flushes

대체로 합곡(LI4), 삼음교(SP6), 태충(LR3)에 반응을 보이는 환자에게 전신적인 자극을 일으킬 가능성이 높다. 전침은 수기침 이상의 효과를 가질 것이다.

호흡곤란 Breathlessness

호흡곤란은 여러 심각한 의학적 질환과 관련 있을 수 있으며, 기존 의학으로 치료할 수 있으면 침 치료로 치료하는 것을 권장하지 않는다. 이 증상을 치료하는 침 치료는 일반적으로 폐를 침범한 암 환자나 만성폐쇄폐질환 환자의 완화치료의 일부로서 적용된다. 흉골 위 2개의 골막 혈위인 ASAD점, T2에서 T5까지의 흉부 척추주위 경혈, 특히 승모근과 같은 견갑대 근육의 유발점, 합곡(LI4)과 같은 일반적인 경혈 등을 사용한다.

이명 Tinnitus

이명은 드물게 교근 심부나 흉쇄유돌근 쇄골두의 근막유발점의 증상으로 발생한다. 이명은 증상의 변화가 심하고, 몸의 한쪽에서만 생길 가능성이 높으며, 난청과는 관련이 없다. 지속적으로 계속되는 이명은 가끔 청궁(SI19)과 풍지(GB20) 등의 국소 자침에 반응하는 것 같지만, 무작위대조시험에서는 특이적 효과를 보이지 않았다.

가려움 Itch

때때로 가려움증(pruritus)은 침에 반응하는데, 어떤 특정한 병변 주위를 둘러 자침하거나, 전반적인 효과를 위한 일반적인 주요 경혈에 자침할 수 있다. 전신 가려움증은 어떤 병리 상황이 심각하다는 징후일 수 있기 때문에 주의해야 한다.

안전 우선 Safety first

우리는 이 책의 다른 장에서 언급한 안전한 진료에 대한 조언을 반복하지 않을 것이지만, 단순히 독자들에게 지속적으로 침 치료의 유효성뿐 아니라 환자의 안전도 생각해야 된다는 것을 상기시킬 것이다.

치료 기록 Recording treatment

치료 기록은 임상 노트의 가능한 공간의 범위 내에서 사용된 경혈, 자극의 양, 유침 시간을 표시하며 가능한 한 정확해야 한다. 특히 첫 치료 후 기록된 반응에 따라서 다음 치료를 조절할 수 있기 때문에 한 번의 치료에서 무엇을 했는지 아는 것이 중요하다.

표 18-3에 표시된 것처럼 일부 표준 기호를 일종의 약칭으로 사용할 수 있다. 사용된 경혈은 양쪽 치료를 위해 위쪽에 2개의 원으로 그리고, 한쪽 치료에 대해서는 R이나 L이라는 글자와 함께 작성할 수 있다(또는 알려진 경혈이 아니라면 작은 그림으로). 깊이는 천자의 경우 S, 심자의 경우 D로 표시하고, 골막자침의 경우 P로 기록할 수 있다. 수기 자극의 양을 나타내기 위해 ×0에서 ×3까지의 일종의 척도를 사용하고, 전침의 경우 EA로 표시하며, 유침 시간은 분으로 표시할 수 있다.

표 18-3 ■ 침 치료 기록의 예시

치료 세부 항목	노트에 기록된 약칭
한 개의 침을 자극없이 곡지(LI11)에 천자하였고, 5분 동안 유침함	LI11 S1 x0-5'
이러한 네 개의 주요 경혈을 장침으로 심자하여 치료하고, 20분 동안 유침함	LI4, LR3 D4 x1-20'
세 개의 경혈에 중간 강도의 수기 자극을 가하고, 20분간 유침함	ST36, SP9, SP10 D3 x2-20'
한 개의 경혈에 10초 동안 강한 골막자침을 시행함(예를 들어 견봉의 끝과 같은 경혈을 설명하거나 작은 도표를 그림)	P1 x3 -10''
30분 동안 명시된 빈도로 전침 시행(그림은 위치를 나타냄)	EA 2/15 Hz-30'

CHAPTER 19

참고 도표: 경혈과 신경 분포

Reference charts: points and innervation

단원개요

어떻게 경혈을 찾을 것인가 How to locate acupuncture points

근막유발점 연관통 패턴 Myofascial Trigger Point Pain Referral Patterns

환자에게 가능한 한 통증 부위에 대해 자세히 설명해 달라고 요청한 뒤, 적절한 도표에서 패턴을 찾아 확인한다. 근막유발점 그림에서 근막유발점은 '#' 모양으로 표시되어 있다. "#"의 긴 획은 근섬유의 방향을 가리킨다. 두 가지 톤의 음영 영역은 연관 근막유발점에서 기원한 연관통 패턴의 가능한 예를 나타내고 있다. 더 어두운 영역은 통증이 좀 더 빈번하게 나타나는 부위를 의미한다. 미리 침을 준비하여 발견한 모든 지점을 즉시 치료할 수 있도록 한다.

손가락 끝으로 아래 있는 근섬유들을 느끼고 긴장된 띠를 촉지한 다음, 그 중 가장 민감한 부위를 촉지한다. 대부분의 근육은 평면촉진(flat palpation)으로 검사할 수 있다. 마른 체형을 가진 사람 어깨의 승모근 전연, 겨드랑이 앞쪽 벽의 대흉근 외측 섬유, 흉쇄유돌근에는 (부드럽게) 집게촉진(pincer palpation)을 사용한다.

전통 경혈 Traditional Acupuncture Points

이 책에서는 몇몇 경혈들을 다음과 같은 이유로 예로 들어 설명하였다.

- 하행성 진통이나 중추조절 효과를 위한 주요 경혈이기 때문: 합곡(LI4), 외관(TE5), 내관(PC6), 곡지(LI11), 족삼리(ST36), 삼음교(SP6), 태계(KI3), 곤륜(BL60), 태충(LR3)
- 흔한 질환을 치료하는데 유용하기 때문(관절염이 있는 관절 주변으로 자침)
- 다른 부위에서 경혈 위치를 찾는 원리를 설명하기 때문(척추를 따라 자침)
- 흔한 근막유발점이나 그 근처에 위치하기 때문[예: 견정(GB21)]

손가락으로 적절한 치료 경혈을 찾는 것보다 더 전통적인 주요 경혈을 배우고 싶어하는 독자들은 이 장의 끝에 제시한 문헌들을 참고할 수 있다.

골 지표 Bony Landmarks

전통 경혈은 족삼리(ST36)와 같이 손가락이 자연스럽게 들어가는 함몰점이거나, 돌출된 부분의 가장 높은 지점, 예를 들어 합곡(LI4)과 같이 돌출된 근육에 위치하는 경향이 있다. 자주 특정 피부의 주름선이나 골 지표(극돌기의 융기부, 관절선, 대퇴결절의 최고점 등)와 관련지어 설명된다. 표면 해부학에 익숙하지 않은 독자들을 위해 적절한 경우 각각의 위치를 찾기 위한 기억을 돕는 자료들을 추가하였다.

가장 민감한 부위를 촉지하여 실제 자침할 지점을 찾는다. 근막유발점은 6장에 설명한 특정 기법으로 그 위치를 찾아야 한다.

골도법 Body Measurements

중국의 비례 측정 방법은 일부 경혈을 찾는 데 여전히 유용하다. 중국인들은 환자의 신체 크기가 고정되지 않았다고 생각했기에 신체의 각 부분을 정수 단위로 나누었다. 이 단위를 '촌(寸)'이라 부르며, 종종 '중국식 인치(Chinese inch)'라고도 한다. 예를 들어 중지의 중지골(middle phalanx)은 1촌이며, 팔꿈치 주름에서 손목 주름까지는 12촌이다(그림 19-1). 탐혈을 위한 최선의 방법은 전체 거리를 세분화하여 계산하는 것이지만, 한쪽 끝에서부터 촌을 세어가는 방법도 대안이 될 수 있다.

편의를 위해 손가락을 여러 가지로 조합하여 측정에 사용할 수 있다(그림 19-2). 예를 들어 중요한 경혈 중 하나인 내관(PC6)은 손목에서 2촌 위쪽에 위치한다. 치료하는 환자의 손을 사용해야 하지만, 실제 임상에서는 환자의 손과 빠르게 비교한 다음 검사자의 손을 이용한다. 경혈을 그렇게 정확히 찾을 필요가 없기 때문에 이와 같은 방법을 사용해도 괜찮을 것이다.

대부분의 경혈은 골 지표에서 손가락으로 측정하여 찾을 수 있지만, 복부의 경우는 적어도 축 방향에서 고정된 분할이나 촌을 사용하여 측정한다.

부위별 경혈 Acupuncture points by region

그림 19-4~19-13에는 구역별로 경혈이 표시되어 있다. 첨부된 표 19-1-1~19-1-5에는 각 경혈별 설명, 연관 부위에서 경혈을 찾는 법, 일부 질환에 흔히 이용되는 경혈이 함께 소개되어 있다. 또한 임상적으로 관련이 있는 피부분절(dermatome, D), 근육분절(myotome, M) 및 골분절(sclerotome, S)의 신경지배도 나열되어 있다. 경혈의 골분절을 적용할 수 없는 경우(예: 골막에는 접근이 불가능하기 때문) 분절 레벨은 기재하지 않았다. 경혈이 단일 근막유발점과 명확히 관련 있는 경우 해당 근육의 이름을 기술하였다.

자침 방향은 별도의 언급이 없는 경우 수직 방향으로 간주할 수 있다.

근막유발점의 위치는 "#" 표시로 표기되어 있으며(다른 책에서 일반적으로 "X"로 표기하는 것과 달리), "#"의 긴 획은 근섬유의 방향을 나타낸다(그림 19-3). 두 가지 톤의 음영 영역은 각각의 근막유발점에서 기원한 연관통 패턴의 가능한 예이며, 더 어둡게 표시된 부분은 통증이 좀 더 빈번하게 나타나는 영역이다.

경혈이나 사용 설명서에 있는 느낌표(!)는 특별한 위험을 나타낸다. 해당 국소 부위가 치료 시 해부학적으로 위험한 곳인지를 먼저 고려하지 않고서는 절대 자침해서는 안 된다.

경혈이 일반적으로 사용되는 임상 질환도 나열되어 있다(표 19-1-1~19-1-5).

기타 참고 표 Other reference tables

표 19-2는 신체 자율신경지배의 분절 레벨을 나타낸다.

표 19-3은 척수분절 레벨 및 척수분절 레벨과 경혈 사이의 관련성을 보여준다.

그림 19-14는 등의 피부분절을 나타낸다.

표 19-4는 접근 가능하며 대체로 안전한 골막 작탁법을 위한 일부 가용 부위를 보여준다.

임상에서 관찰한 바에 의하면, 표 19-5에 제시된 경혈들이 하행성 진통 효과 및 중추조절 효과에 특히 효과적일 수 있다. 이들 경혈은 대개 양측에 자입하여 광범위한 질환의 치료를 위한 침 처방으로 이 책 전반에 반복적으로 제시된다.

경락이 물리적 구조나 생리적 기능을 가지고 있다는 근거가 없기 때문에(상완의 뚜렷한 근막면을 따르는 것 외에는), 경락의 경로를 자세히 배우는 것은 큰 의미가 없어 보인다. 경락은 경혈을 위한 보조 자료로 존재한다는 전제하에서는 유용할 수 있을 것으로 보인다. 그림 19-15와 19-16, 표 19-6와 19-7은 이러한 생각이 침 치료 의사들에게 도움이 되거나 관련될 수 있음을 보여준다. 여기서는 경락이 단순히 관례에 따라 전통적 순서로 표기되고 있음을 참고한다.

추가 참고문헌 Further reading

Baldry, P.E., 2005. Acupuncture, Trigger Points and Musculoskeletal Pain. Elsevier, Edinburgh.

이 책의 도해와 그림들은 근막유발점 통증 치료를 위한 지식과 기술을 향상시키고 싶은 침 치료 의사에게 특히 유용할 것이다.

Campbell, A., 2001. Acupuncture in Practice: Beyond Points and Meridians. Butterworth-Heinemann, Oxford.

Anthony Campbell은 전통 임상에서 발전시킨 그의 치료법에 '침 치료 영역'의 개념을 사용하여 합리적으로 접근한다. 또한 이러한 접근법을 어떻게 몸 전체에 적용하는지 설명한다.

Hecker, H.U., Steveling, A., Peuker, E., et al., 2001. Color Atlas of Acupuncture. Thieme, Stuttgart.

이 책은 경혈 위치 선정에 대한 정확한 설명을 원하는 사람들에게 명쾌한 모형을 제공하지만, 전통 동아시아의학 관점 이론 중심으로 기술되어 있다. 신체 경혈, 이혈, 근막유발점 등에 관한 내용도 포함되어 있다.

Mann, F., 1992. Reinventing Acupuncture. Butterworth-Heinemann, Oxford.

Felix Mann은 임상을 관찰하고 해부학적 지식에 기반하여 자신의 치료 이론을 상세히 서술한다. 그는 '전통 경혈' 보다는 '치료 영역'을 활용하며, 이러한 접근법은 생리학적 기전이 아닌 임상적인 경험에 기반한다.

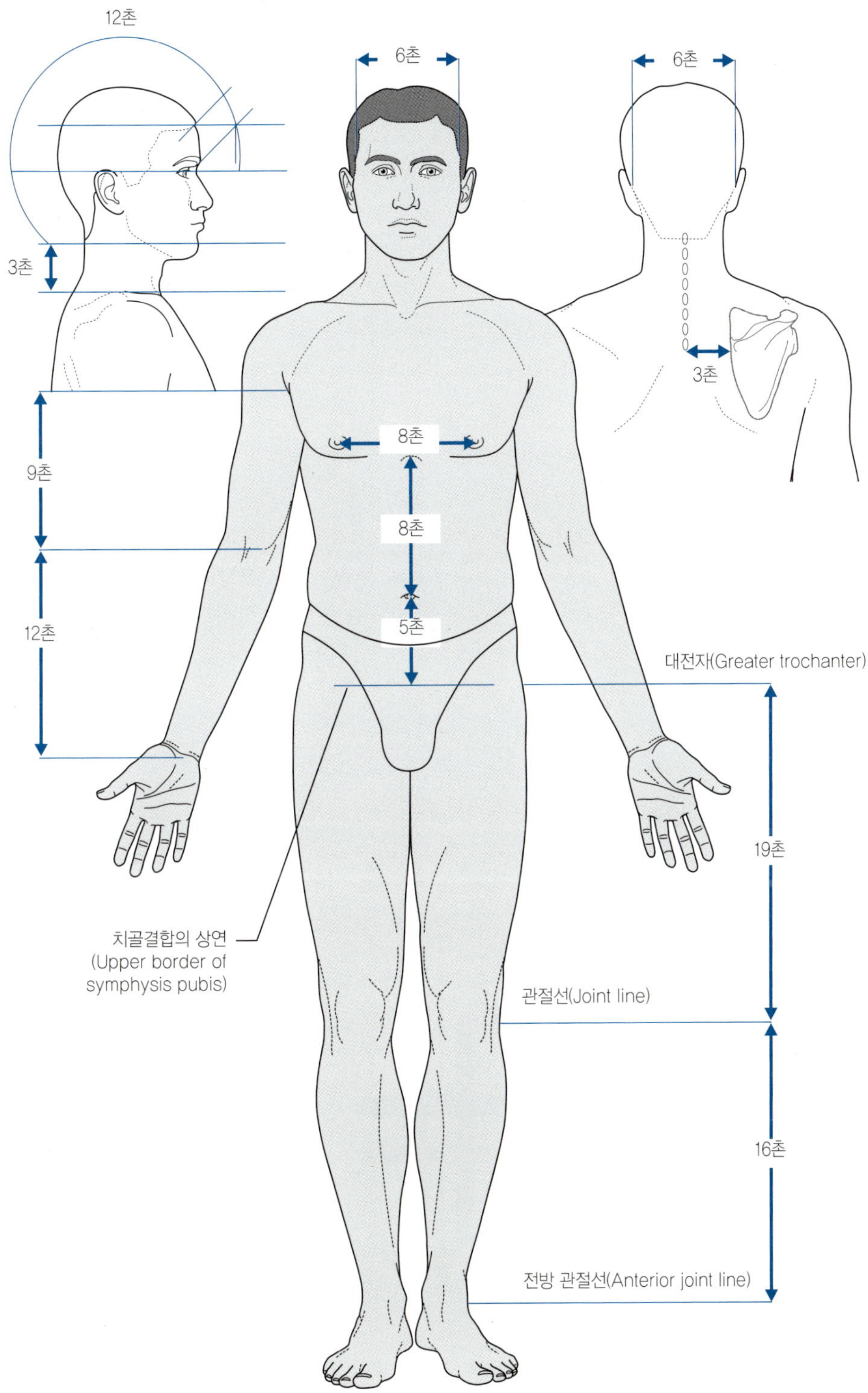

그림 19-1 신체의 다양한 부위의 비례 측정.

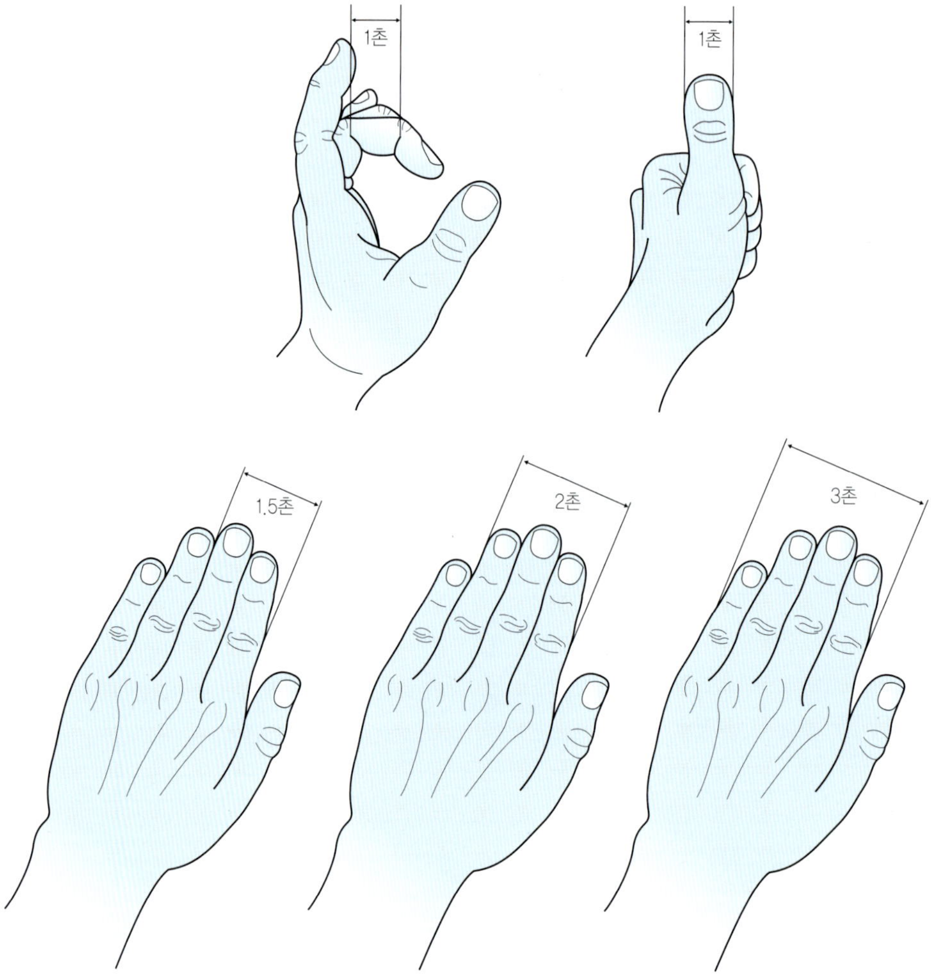

그림 19-2 엄지와 나머지 손가락을 사용하여 1, 2, 3촌의 측정.

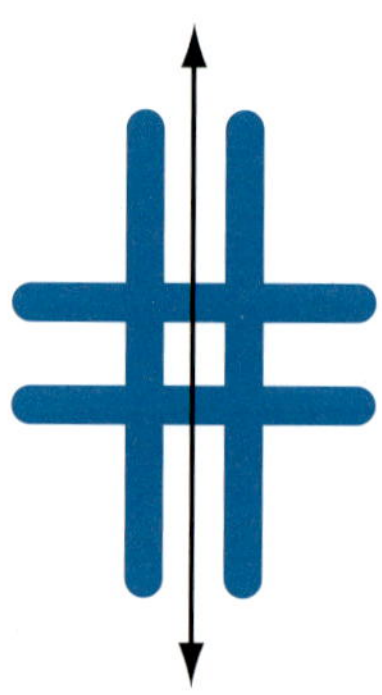

그림 19-3 "#" 모양을 유발점 표시를 위해 사용하였으며, "#"의 세로 획은 근섬유 방향을 가리킴.

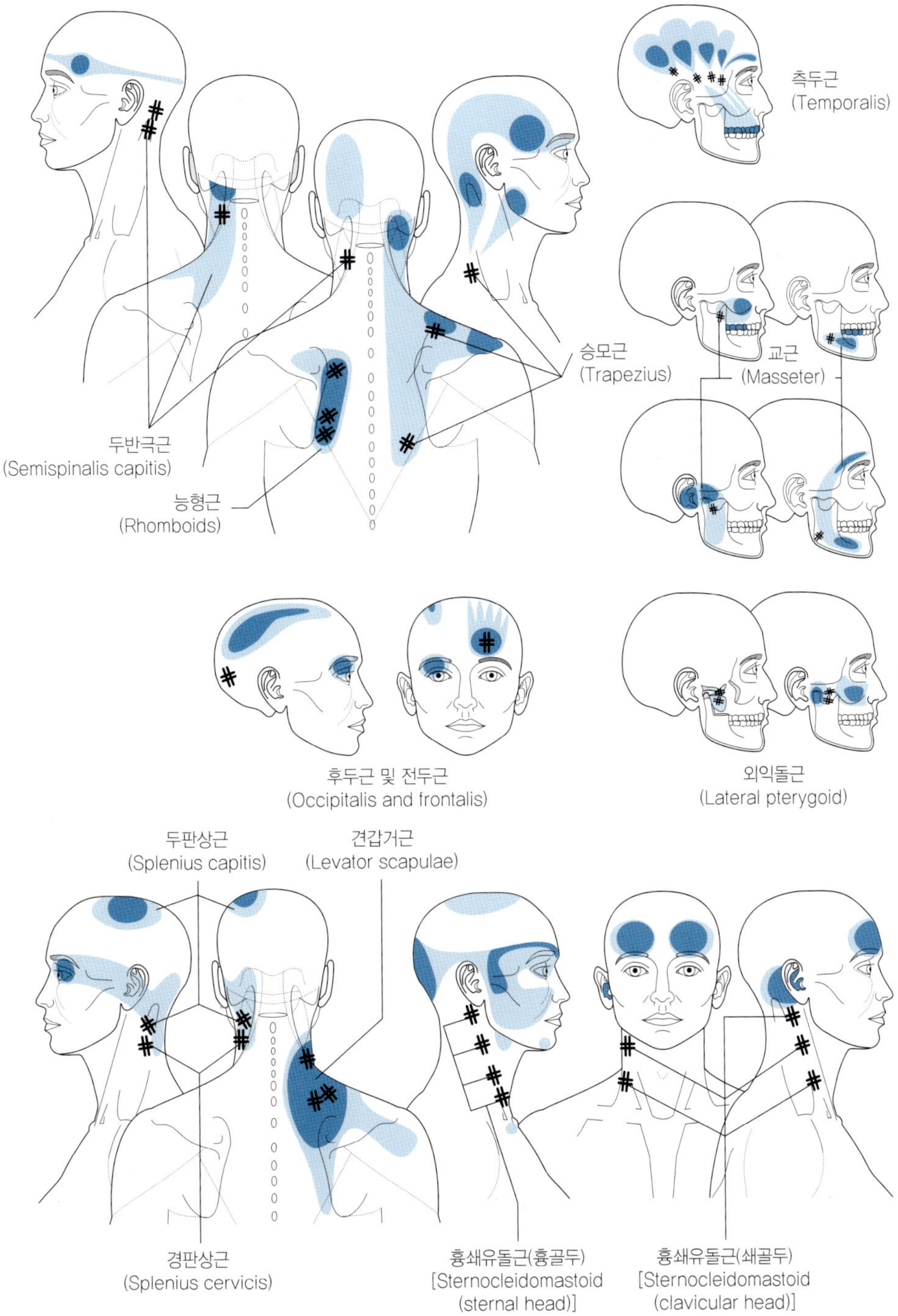

그림 19-4 머리, 얼굴, 목: 근막유발점과 연관통 부위.

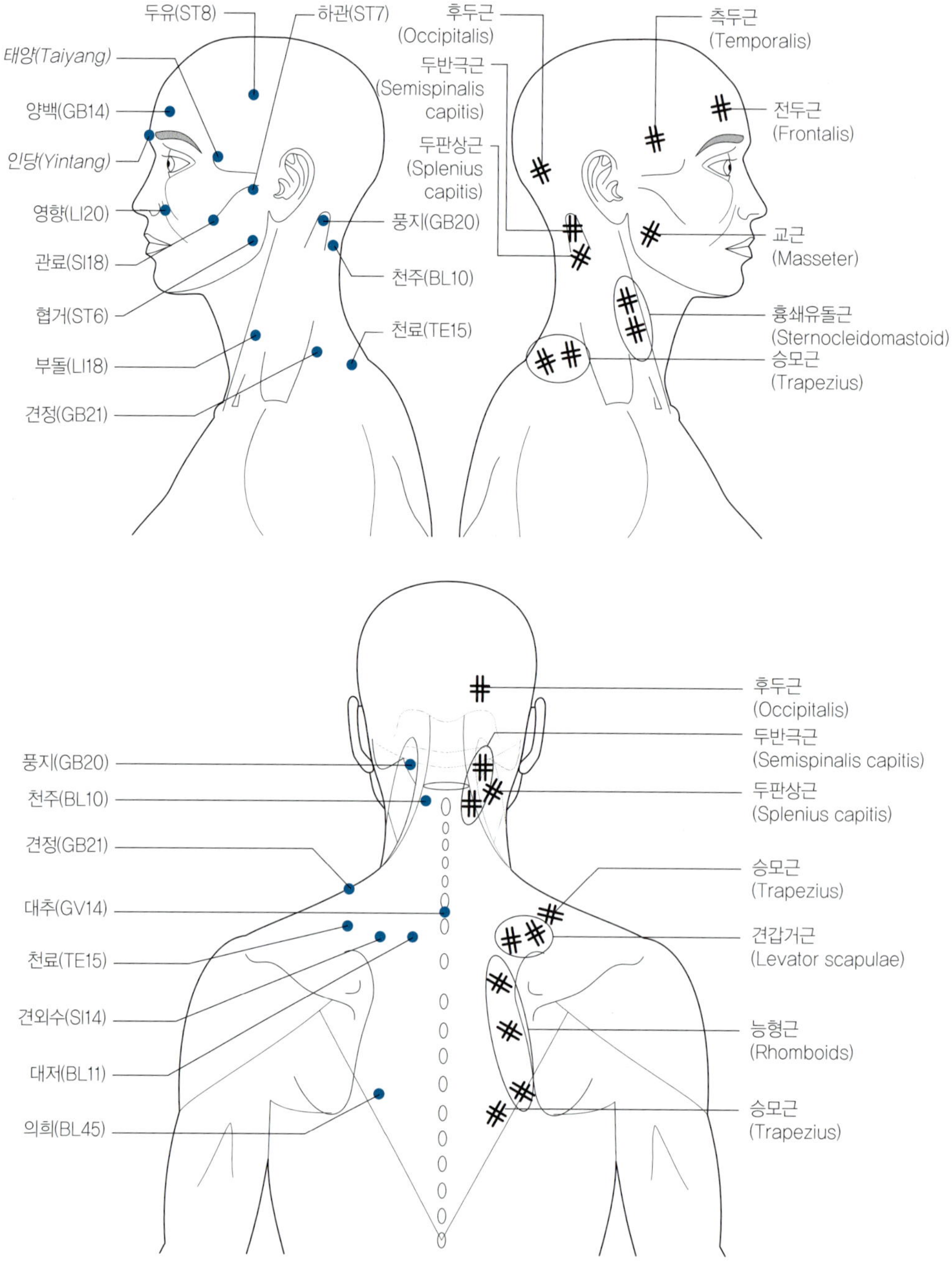

그림 19-5 머리, 얼굴, 목: 전통 경혈과 유발점.

표 19-1-1 ■ 머리, 목, 얼굴

머리와 목		
풍지(GB20)	후두골 아래, 승모근(trapezius)과 흉골유돌(sternomastoid) 사이 및 두판상근(splenius capitis) 위 함요처 **방향:** 반대쪽 눈썹 방향 **목표:** 두반극근(semispinalis capitis) *두통, 목 통증 및 뻣뻣함* **주의: 추골동맥(vetebral artery)의 위치를 주의**	D C2/C3 M C1/C2 S C1/C2
천주(BL10)	C2극돌기에서 1.3촌 외측, C1과 C2사이 **방향:** C2 판(lamina) 방향 **목표:** 하사근(obliquus inferior) *목 통증 및 뻣뻣함* **주의: 척수와 추골동맥의 위치 및 깊이를 주의**	D C3 M C1 to C5 S C2/C3
견정(GB21)	대추(GV14)와 승모근(trapezius) 최첨점에 있는 견봉(acromion) 끝의 중점 **방향:** 늑골에 연하여, 아래로 **목표:** 상부승모근 *두통, 목 통증 및 뻣뻣함, 불안감* **주의: 1, 2번 늑골 사이 흉막 부근 주의**	D C3 M C3/C4 S n/a
천료(TE15)	견정(GB21)과 곡원(SI13)의 중간점, 견갑골의 상부각(superior angle of scapula)에 위치 [곡원-견갑극(scapula spine)의 중점에서 위쪽으로 오목한 압통점] **방향:** 직자 **목표:** 승모근(trapezius) *어깨 통증, 목 통증 및 뻣뻣함* **주의: 마른 환자들의 경우 흉막이 가까이에 있음**	D C3 M C3/C4 S n/a
대추(GV14)	C7과 T1 극돌기 사이 **방향:** 가로로 횡단 **목표:** 극간인대(interspinous ligament) *척추 목 통증, 경추 기원 두통*	D C4/C5/T1 M C8 S C8
견외수(SI14)	T1 극돌기에서 3촌 외측 **방향:** 견갑골을 향해 연하여 **목표:** 견갑거근(levator scapulae) *어깨 통증, 목 통증 및 뻣뻣함* **주의: 견갑골과 관련된 자침 각도에 확신이 없으면 심자하지 말 것**	D C3/C4 M C3/C4/C5 S C5
대저(BL11)	T1 극돌기의 하연에서 1.5촌 외측 **방향:** 척추를 향해 사자 **목표:** 소능형근(rhomboid minor) *목 통증 및 뻣뻣함, 호흡곤란* **주의: 흉막과 관련된 자침 각도에 확신이 없으면 심자하지 말 것**	D C4/T1 M C4/C5 S T1/T2
의희(BL45)	T6 극돌기의 하연에서 3촌 외측 **방향:** 척추를 향해 사자 **목표:** 흉장늑근 (iliocostalis thoracis) *후배부 통증, 호흡곤란* **주의: 흉막과 관련된 자침 각도에 확신이 없으면 심자하지 말 것**	D T5/T6 M T6/T7 S T6/T7

(계속)

표 19-1-1 ■ 머리, 목, 얼굴(계속)

얼굴		
인당(Yintang)	눈썹의 중간점 **방향:** 아래로 사자 **목표:** 비근(procerus) 혹은 골막(periosteum) *두통, 건초열, 이완*	D C2/C3 M C1/C2 S C1/C2
태양(Taiyang)	눈썹 외측단과 목외자 간 중간점에서 1촌 후방 **방향:** 직자 **목표:** 측두근(temporalis) *두통, 안구 증상*	D Vii M Viii S Vii
양백(GB14)	눈썹 중간에서 1촌 상방, 직시하였을 때 눈동자 바로 위 방향 **방향:** 아래로 사자 **목표:** 전두근(frontalis) *두통, 안구증상*	D Vi M VII S Vi
영향(LI20)	비순구(nasolabial groove)내 콧망울(ala nasi)이 가장 넓은 부위와 같은 높이 **방향:** 비순구를 따라 상향 **목표:** 안면 근육 건초열, 코 증상	D Vii M VII S Vii
협거(ST6)	교근(masseter) 돌출 부 위, 하악각에서 전 · 상부로 1횡지 **방향:** 직자 **목표:** 교근 *치통, 안면통*	D C2/C3 M Viii S Viii
하관(ST7)	측두하악관절(temporomandibular joint) 전방부 및 관골궁(zygomatic arch) 아래 부위의 오목한 곳 **방향:** 직자 **목표:** 외익돌근(lateral pterygoid) *치통, 안면통*	D Viii M Viii S Viii
두유(ST8)	측두근 기시부 상연에서 0.5촌 상방, 태양에서 0.5촌 후방이며 하관(ST7) 및 협거(ST6)에서 수직으로 상부인 선 위. **방향:** 직자 **목표:** 두개표 조직(epicranial tissues) *두통*	D Vi/Vii M Viii/VII S Vi/Vii
관료(SI18)	목외자에서 정수직으로 내려온 관골 하면의 함요처, 교근 각 부착부의 바로 앞 부분 **방향:** 약간 상방 **목표:** 결합조직 공간 *안면통, 삼차신경통*	D Vii M Viii S Vii
부돌(LI18)	흉쇄유돌근(sternocleidomastoid)의 흉골두 및 쇄골두 사이, 후두 융기(laryngeal prominence, Adam's apple의 첨점) 높이 **방향:** 후방 **목표:** 흉쇄유돌근의 근막면 *흉쇄유돌근에서 기인하는 통증-두통 혹은 안면통* **주의: 경동맥(carotid artery)에 근접한 부위임**	D C2/C3 M XI/C2/C3

D = 피부분절(dermatome), M = 근육분절(myotome), S = 골분절(sclerotome), V = 삼차신경(trigeminal nerve), i = 안신경(ophthalmic), ii = 상악신경(maxillary), iii = 하악신경(mandibular), VII = 안면신경(facial nerve), XI = 부신경(accessory nerve), n/a = 해당사항 없음

경락 약어_ 표 19-6과 19-7 참조.

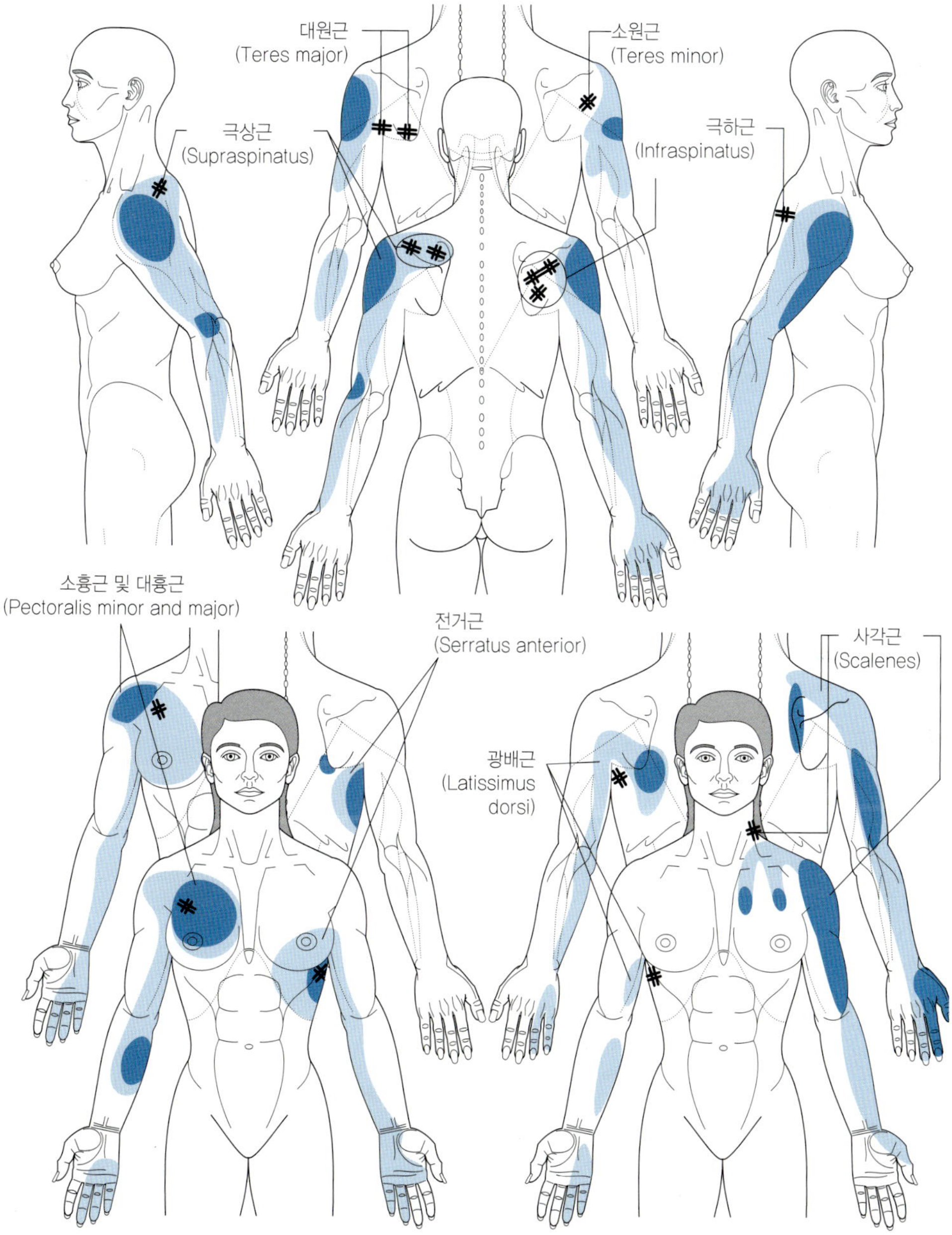

그림 19-6 어깨와 팔: 근막유발점과 연관통 부위.

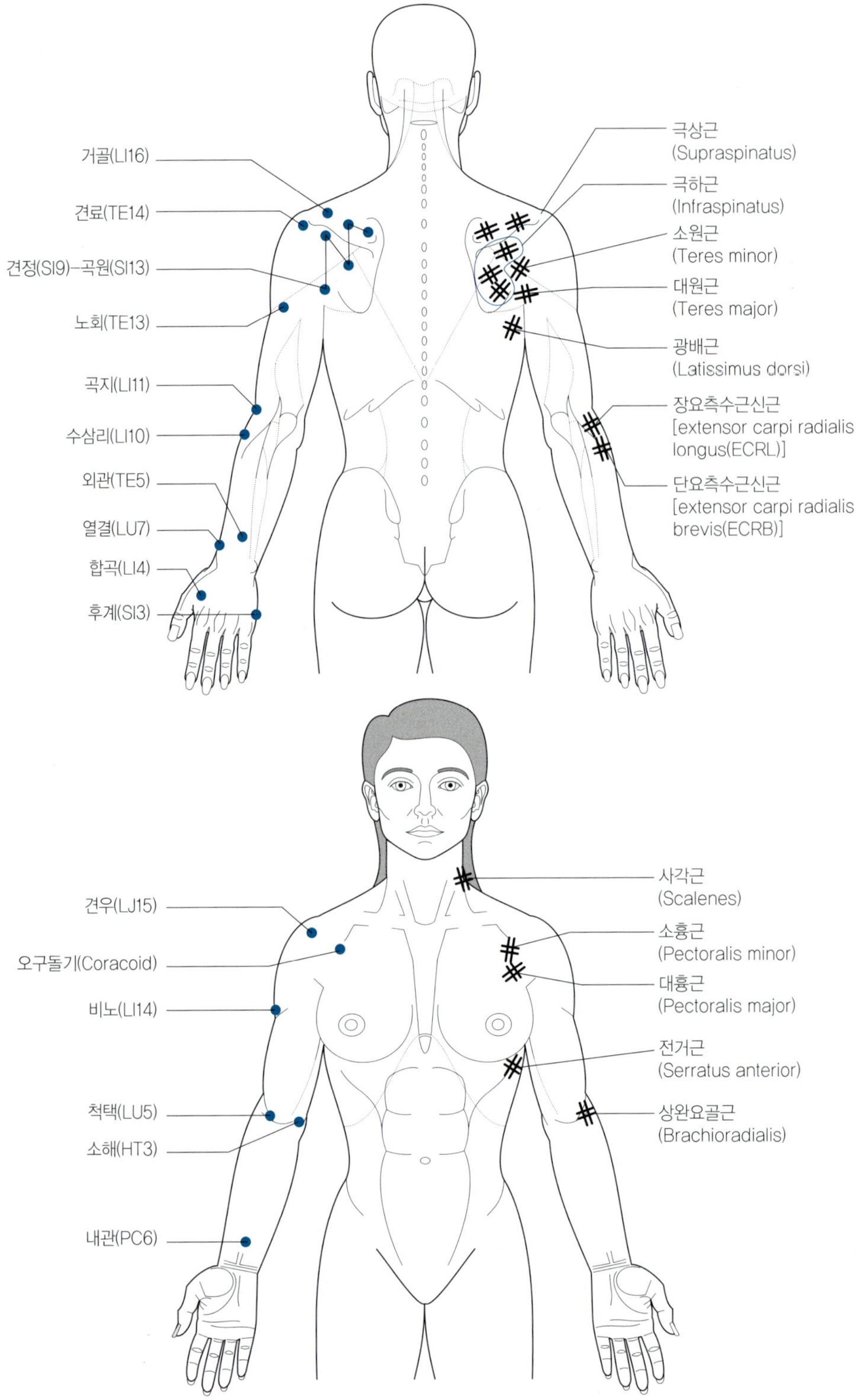

그림 19-7 어깨와 팔: 전통 경혈과 유발점.

표 19-1-2 ■ 어깨와 팔

후면		
거골(LI16)	견봉(acromion) 내측 및 쇄골(clavicle) 외측단과 견갑극(scapular spine) 간의 함요처 **방향:** 직자 **목표:** 극상근(supraspinatus) *어깨 및 팔 통증*	D C3 M C3-C6 S C5/C6
견료(TE14)	견봉 후방 끝의 후외측 및 하방, 삼각근(deltoid) 중간 및 후부 섬유 간의 오목한 부분 **방향:** 직자 **목표:** 극하근(infraspinatus) 부착부 *어깨 및 팔 통증*	D C3/C4 M C5/C6 S C6
견정(SI9)	팔이 몸의 측면에 위치했을 때 후액와선(posterior axillary crease)에서 1촌 상방 **방향:** 직자 **목표:** 대원근(teres major) *어깨 및 팔 통증*	D T3/T4 M C5/C6/C7 S C7
노수(SI10)	견갑극(scapular spine) 아래 함요처, 팔이 몸의 측면에 위치했을 때 후액와선(posterior axillary crease)에서 직각으로 상방 **방향:** 직자 **목표:** 극하근 *어깨 및 팔 통증*	D C3/C4 M C5/C6 S C6
천종(SI11)	견갑극 중간점과 견갑골하각 사이를 이은 선의 1/3 지점 **방향:** 직자 **목표:** 극하근 *어깨 및 팔 통증*	D C4/T1/T2 M C5/C6 S C5/C6
병풍(SI12)	천종(SI11)에서 바로 위로 견갑상와(suprascapular fossa)의 중간, 견갑극의 상연 중점에서 위로 약 1촌 위 지점 **방향:** 견갑상와 방향 **목표:** 극상근 *어깨 및 팔 통증* **주의: 견갑골과 관련된 자침 위치에 확신이 없으면 심자하지 말 것**	D C3/C4 M C3-C6 S C5
곡원(SI13)	견갑극의 내측단 위쪽으로 민감한 함요처 **방향:** 견갑상와(suprascapular fossa) 방향 **목표:** 극상근 *어깨 및 팔 통증* **주의: 견갑골과 관련된 자침 위치에 확신이 없으면 심자하지 말 것**	D C4/T1 M C3-C6 S C5
노회(TE13)	주두와 견료(TE14)를 잇는 선 위, 삼각근 후연 위 견료(TE14)에서 3촌 떨어진 곳, 후액와선(posterior axillary crease)에서 2촌 외측 **방향:** 직자 **목표:** 삼두근(triceps) 외측두 *어깨 및 팔 통증* **주의: 요골신경(radial nerve)이 근접하여 있음**	D C5 M C6/C7/C8 S C6/C7

(계속)

표 19-1-2 ■ 어깨와 팔(계속)

후면		
곡지(LI11)	팔 오금(antecubital) 주름의 요골측(radial) 끝, 이두근건과 외측상과의 중간 **방향:** 직자 **목표:** 장요측수근신근(extensor carpi radialis longus) *외측상과통(lateral epicondylalgia), 전완 통증, 면역조절*	D C5/C6 M C5/C6 S C6/C7
수삼리(LI10)	양계(LI5)와 곡지(LI11)를 잇는 선에서 곡지(LI11) 2촌 떨어진 부위(해부학적 snuff box의 중심) **방향:** 직자 **목표:** 장요측수근신근 혹은 회외근(supinator) *외측상과통, 전완 통증*	D C5/C6 M C5/C6/C7 S C6/C7
외관(TE5)	전완의 배측면에서 완관절 가까운 쪽으로 2촌, 요골과 척골 사이, 시지신근(extensor indicis)과 장수무지신근(extensor pollicis longus) 사이 **방향:** 직자 **목표:** 결합조직면 *국소 통증, 손목과 어깨, 중추 효과를 위한 주요 경혈*	D C6-C8 M C7/C8 S C7/C8
열결(LU7)	요골경상돌기(radial styloid)의 요골측 손목 주름으로부터 1.5촌, 장무지외전근(abductor pollicis longus)의 힘줄과 상완요골근(brachioradialis) 사이 **방향:** 몸쪽으로 사자 **목표:** 결합조직 공간 *손목 및 전완 통증*	D C6 M C7/C8 S C6
합곡(LI4)	손의 배측면, 1~2지간 공간의 중간, 제2중수골(metacarpal) 중간점 **방향:** 직자 **목표:** 제1배측 골간 *통증에 대한 일반적인 경혈, 중추 효과를 위한 주요 경혈* **주의: 요골동맥이 1~2지간 공간의 첨부에 위치함**	D C6/C7 M T1 S n/a
후계(SI3)	제5중수골(metacarpal) 경부의 손바닥 측, 중수골 경부와 소지구근(hypothenar muscle)의 사이 조직면 **방향:** 직자 **목표:** 결합조직면 *손 통증, 특히 척추 통증 등의 다른 부위 통증에도 사용*	D C8 M T1 S C8
전면		
견우(LI15)	견봉(acromion) 전방 끝의 전외측 및 아래, 삼각근(deltoid)의 전부 및 중앙부 근섬유 사이 고랑 **방향:** 직자 **목표:** 극상근(supraspinatus) 부착부 *어깨 및 팔 통증*	D C4 M C5 S C5
오구돌기 (Coracoid)	상완와관절(glenohumeral joint)의 전면부, 삼각근과 대흉근(pectoralis major) 섬유 사이 **방향:** 직자 **목표:** 오구돌기 *어깨 및 팔 통증*	D C4 M C5/C6 S C5

표 19-1-2 ■ 어깨와 팔(계속)

전면		
비노(LI14)	삼각근 원위 부착부와 이두근(biceps) 장두 사이, 가볍게 압박하였을 때, 곡지(LI11)–견우(LI15)를 이은 선의 3/5 부위 **방향:** 직자 **목표:** 결합조직면 *어깨 및 팔 통증*	D C5/C6 M C5/C6 S C5/C6
척택(LU5)	주관절 주름 위, 이두근건의 요골측 함요처 **방향:** 직자 **목표:** 상완요골근(brachioradialis) *팔꿈치 혹은 전완 통증*	D C5/C6 M C5/C6 S C5/C6
소해(HT3)	팔꿈치가 완전히 굽혀졌을 때 팔 오금(antecubital) 주름의 내측단 **방향:** 직자 **목표:** 원형회내근(pronator teres) 내측상과통(medial epicondylagia), 전완 통증 **주의: 상완동맥(brachial artery)이 근접해 있음**	D T1 M C5-T1 S C7
내관(PC6)	손목 주름(wrist crease)에서 몸쪽으로 2촌 위, 요측수근굴근(flexor carpi radialis)과 장수장근(palmaris longus)의 힘줄 사이 **방향:** 몸쪽으로 사자 **목표:** 표재지굴근(flexor digitorum superficialis) *구역 및 구토, 수근관증후군* **주의: 바로 아래 정중신경(median nerve)이 위치하고 있음**	D C6/C8/T1 M C7/C8 S n/a

D = 피부분절(dermatome), M = 근육분절(myotome), S = 골분절(sclerotome), V = 삼차신경(trigeminal nerve), i = 안신경(ophthalmic), ii = 상악신경(maxillary), iii = 하악신경(mandibular), VII = 안면신경(facial nerve), XI = 부신경(accessory nerve), n/a = 해당사항 없음

경락 약어_ 표 19-6과 19-7 참조.

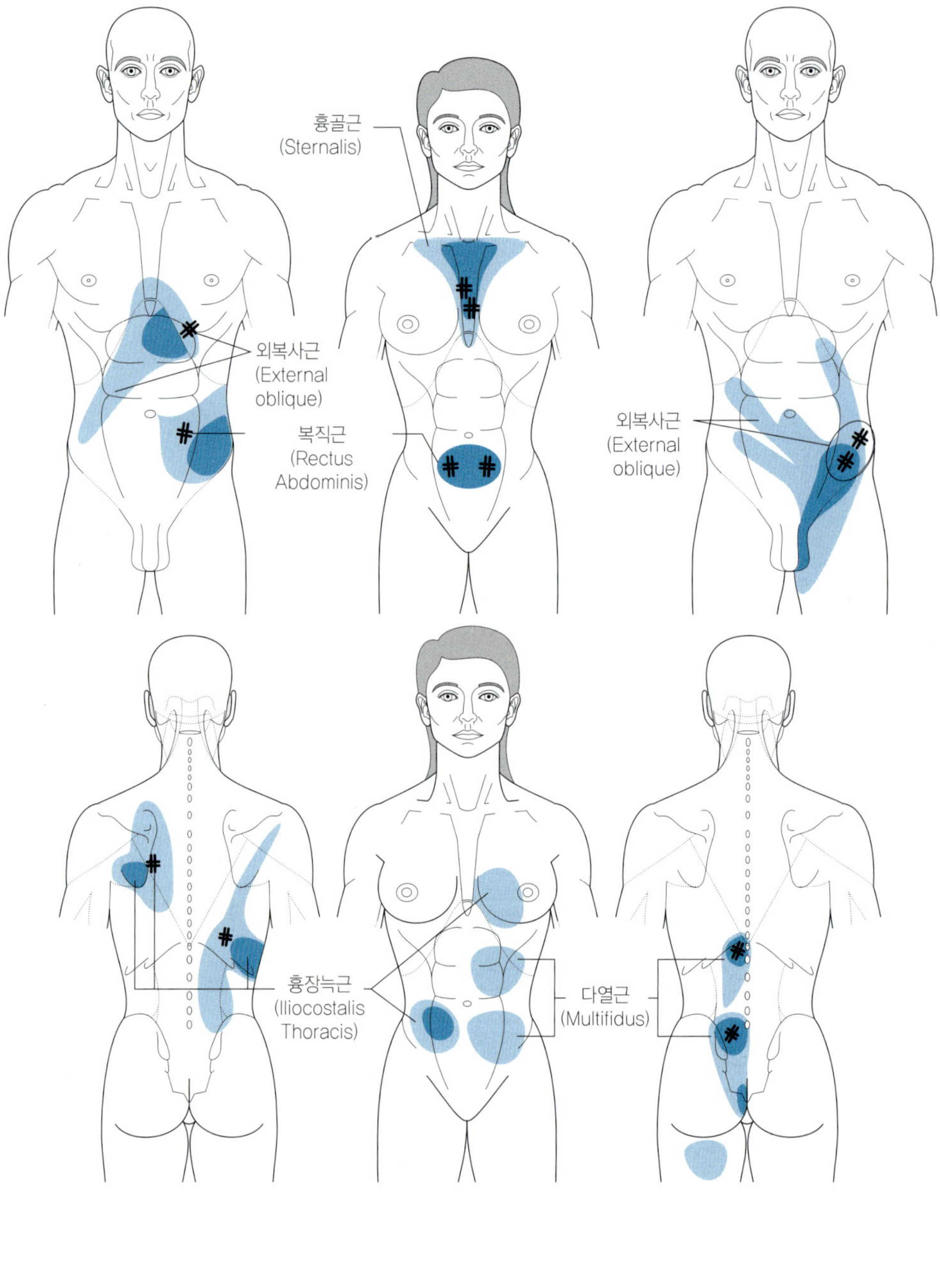

그림 19-8 흉부와 복부: 근막유발점과 연관통 부위.

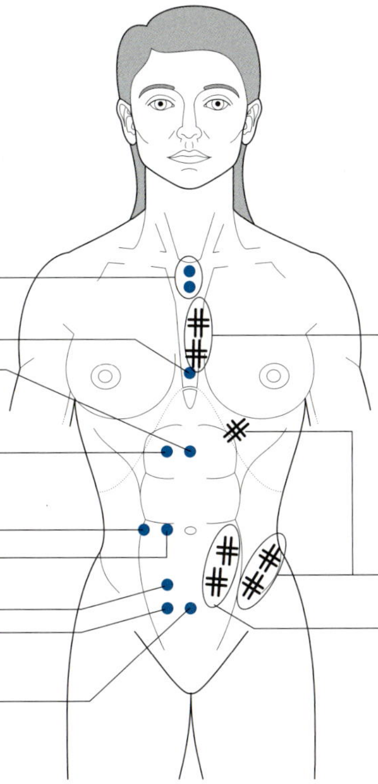

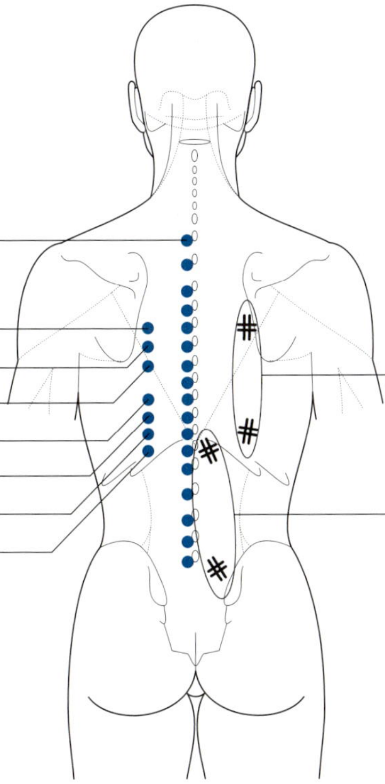

그림 19-9 흉부, 복부, 척추: 전통 경혈과 유발점.

표 19-1-3 ■ 흉부와 복부

전면		
ASAD점	흉골병(manubrium) 위 흉골절흔(sternal notch) 바로 아래 중심선의 두 개 혈 **방향:** 직자 **목표:** 흉골병 골막 *불안, 구역 및 호흡곤란*	D C4/T2 M C5/C6 S T1
단중(CV17)	제4늑간강에 있는 흉골(sternum) 중앙(남성의 유두와 동일 높이) **방향:** 흉골 방향 30도 각도로 머리쪽으로 사자 **목표:** 흉골 골막 혹은 흉골근(sternalis) *흉통, 호흡기 질환* **주의: 흉골공(sternal foramen)이 남성의 10%, 여성의 4%에서 이 위치에서 발생할 수 있으므로 절대로 직자하지 말 것**	D T5 M C8, T1 S T1
중완(CV12)	상복부 중심선, 배꼽과 흉골 하연 사이의 중간점 **방향:** 직자 **목표:** 백선(linea alba) *상부위장관질환(구역 및 구토 포함)* **주의: 복벽을 관통해 자침하지 말 것**	D T8 M T8 S n/a
관원(CV4)	하복부 중심선, 제하 3촌, 치골결합(pubic symphysis) 상 2촌 **방향:** 직자 **목표:** 백선 *하부위장관, 비뇨기, 부인과 증상* **주의: 복벽을 관통해 자침하지 말 것**	D T11/T12 M T11/T12 S n/a
대횡(SP15)	배꼽 높이에 위치한 복직근(rectus abdominis) 외연부 **방향:** 직자 **목표:** 반월선(linea semilunaris) *복통* **주의: 복벽을 관통해 자침하지 말 것**	D T10/T11 M T10/T11 S n/a
*족소음신경과 족양명위경은 임맥과 평행하게 유주하며, 대부분의 분절에서 복부에 경혈이 있어 어떠한 압통점도 치료할 수 있다.		
양문(ST21)	중완(CV12) 외측 2촌 **방향:** 안쪽으로 사자(비전형적 방향) **목표:** 복직근(rectus abdominis) *상복부 통증, 위장관 증상* **주의: 복벽을 관통해 자침하지 말 것**	D T7/T8 M T7/T8 S n/a
천추(ST25)	배꼽(umbilicus) 외측 2촌, 반월선[SP15(대횡)]과 배꼽(umbilicus)의 중간 지점 **방향:** 직자 **목표:** 복직근 복통, 위장관 증상 **주의: 복벽을 관통해 자침하지 말 것**	D T10 M T10 S n/a

표 19-1-3 ■ 흉부와 복부(계속)

전면		
대거(ST27)	배꼽(umbilicus)에서 아래로 2촌, 중심선에서 외측 2촌 **방향:** 안쪽으로 사자(비전형적 방향) **목표:** 복직근 *복통: 하부위장관 증상, 비뇨기 및 부인과 증상* **주의: 복벽을 관통해 자침하지 말 것**	D T11/T12 M T11/T12 S n/a
수도(ST28)	배꼽(umbilicus)에서 아래로 3촌, 중심선에서 외측 2촌 **방향:** 안쪽으로 사자(비전형적 방향) **목표:** 복직근 *복통: 하부위장관 증상, 비뇨기증상, 부인과증상* **주의: 복벽을 관통해 자침하지 말 것**	D T12/L1 M T12/L1 S n/a
후면		
화타협척혈 (Huatuojiaji)	T1 에서 L5 까지 척추 극돌기 하연의 0.5촌 외측에 위치한 17개의 연속된 경외기혈(extra point) **방향:** 척추를 향해 사자 **목표:** 다열근(multifidus) *척추 통증, 분절침(segmental acupuncture)*	D T1-L1 M T1-L5 S T1-L5
방광경-외측 (BL line - outer)	중심선에서 3촌 외측, 견갑골의 안쪽 가장자리 및 척주기립근(lumbar erector spinae)의 외연을 연결하는 수직선에 위치한 혈 **방향:** 척추를 향해 사자 **목표:** 흉장늑근(iliocostalis thoracis) *요통, 복부 통증* **주의: 흉막과 관련된 자침 각도에 확신이 없으면 심자하지 말 것**	D T5-T9 M T6-T12 S T6-T12 - rib level
신당(BL44)	T5의 하연과 같은 높이	
의회(BL45)	T6의 하연과 같은 높이	
격관(BL46)	T7의 하연과 같은 높이	
혼문(BL47)	T9의 하연과 같은 높이	
양강(BL48)	T10의 하연과 같은 높이	
의사(BL49)	T11의 하연과 같은 높이	
위창(BL50)	T12의 하연과 같은 높이	

D = 피부분절(dermatome), M = 근육분절(myotome), S = 골분절(sclerotome), V = 삼차신경(trigeminal nerve), i = 안신경(ophthalmic), ii = 상악신경(maxillary), iii = 하악신경(mandibular), VII = 안면신경(facial nerve), XI = 부신경(accessory nerve), n/a = 해당사항 없음

경락 약어_ 표 19-6과 19-7 참조.

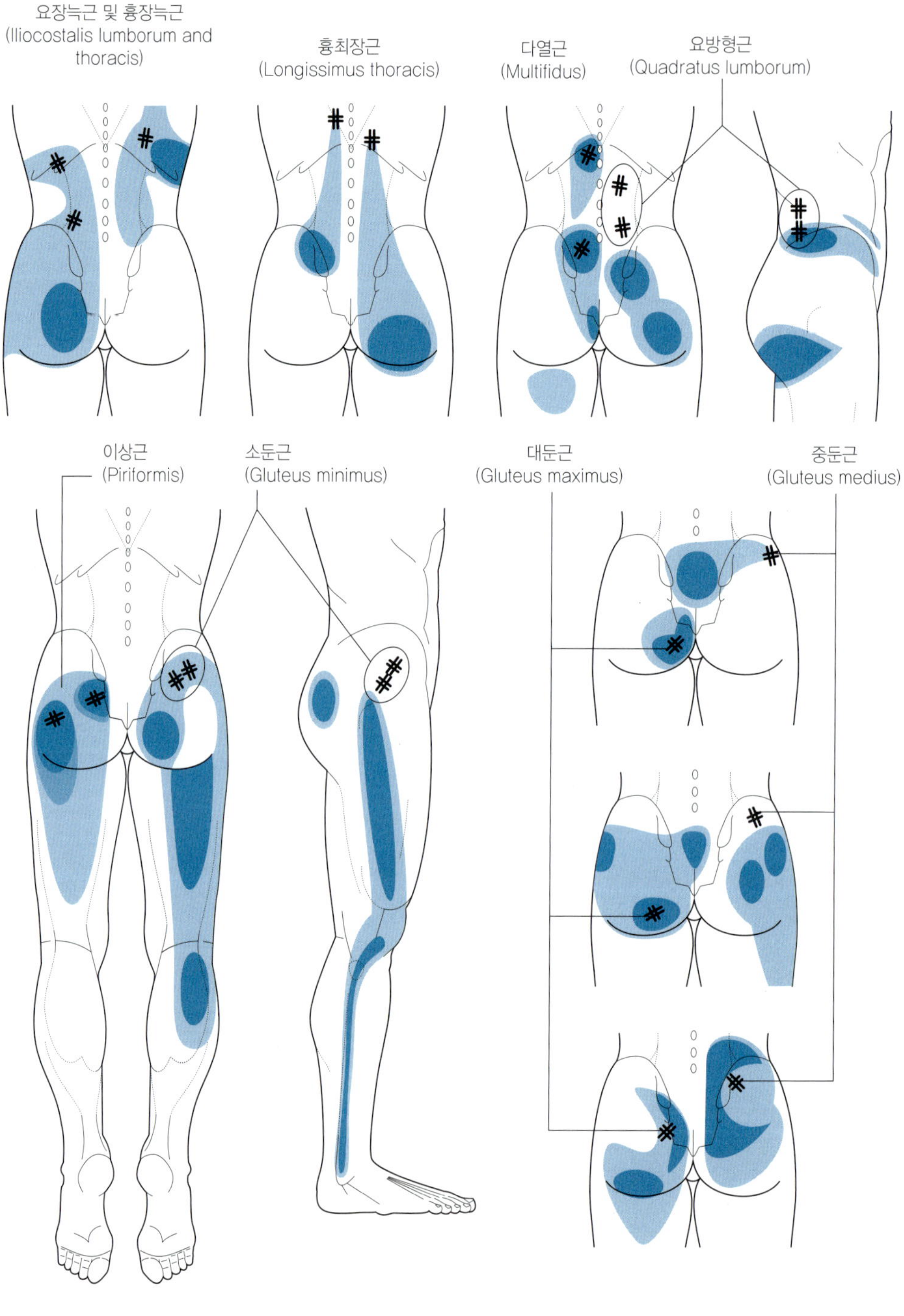

그림 19-10 허리와 고관절이음구조: 근막유발점과 연관통 부위.

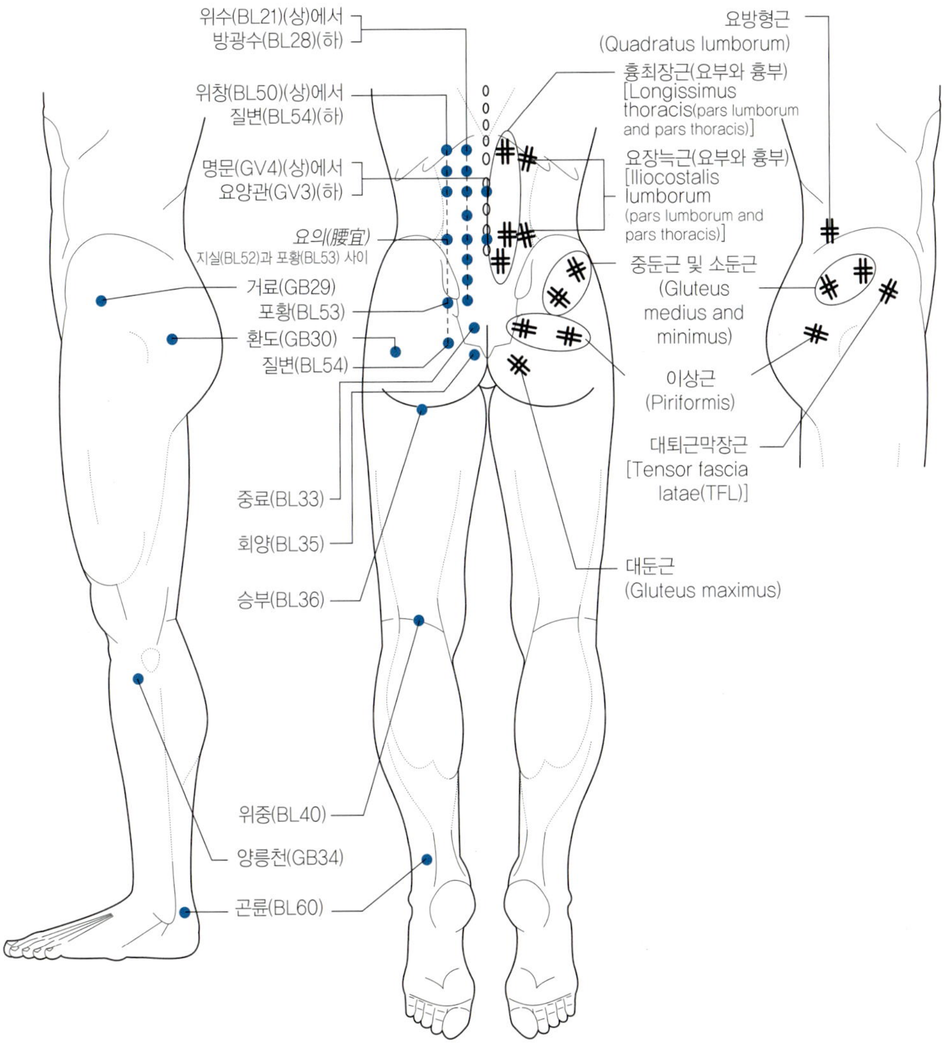

그림 19-11 허리와 고관절이음구조: 전통 경혈과 유발점.

표 19-1-4 ■ 허리와 고관절이음구조

측면		
거료(GB29)	전상장골극(ASIS)과 대전자(greater trochanter)를 연결하는 선의 중간점 **방향:** 직자 **목표:** 대퇴근막장근(tensor fasciae latae) *고관절이음구조 통증* **주의: 심자할 경우 고관절낭(capsule of the hip joint)을 관통할 수 있음**	D L2/L3 M L5/S1/S2 S L4/L5/S1
환도(GB30)	대전자의 최고점에서 천골열공(sacral hiatus)을 연결한 선의 1/3 지점 **방향:** 치골결합(symphysis pubis) 방향 **목표:** 대퇴근막장근 *고관절이음구조 통증, 요통, 하지 통증, 좌골신경통* **주의: 좌골신경(sciatic nerve)에 직자하지 말 것**	D L2/L3 M L5/S1/S2 S L4/L5/S1
양릉천(GB34)	비골두(head of fibula) 전하부 함요처 **방향:** 직자 **목표:** 장비골근(peroneus longus) 하지 통증; 근골격계 통증에 대한 상용혈 **주의: 총비골신경(common fibular nerve)에 자입하지 말 것**	D L5 M L5/S1 S L5
곤륜(BL60)	외과(바깥쪽 복사뼈, lateral malleolus)와 아킬레스건(Achilles tendon) 사이 중간 함요처 **방향:** 직자 **목표:** 결합조직 하지 통증, 아킬레스건 통증	D L5/S1 M L5/S1 S S1/S2
후면		
명문(GV4)	L2와 L3의 척추 극돌기(spinous process) 사이 **방향:** 횡자 **목표:** 극간인대(interspinous ligament) *척추 통증*	D T9/T10 M L2 S L2
요양관(GV3)	L4와 L5의 척추 극돌기 사이 **방향:** 횡자 **목표:** 극간인대 *척추 통증*	D T11/T12 M L4 S L4
화타협척혈 (Huatuojiaji)	T1에서 L5까지 척추 극돌기 하연의 0.5촌 외측에 위치한 17개의 연속된 경외기혈(extra point) **방향:** 척추 방향으로 사자 **목표:** 다열근(multifidus) *척추 통증; 분절침(segmental acupuncture)*	D T1-L1 M T1-L5 S T1-L5
방광경-내측 (BL line - inner)	중심선에서 1.5촌 외측으로 떨어진 수직선상, 방광경 외측선(outer Bladder line)과 척추 사이 중간점 **방향:** 척추 방향으로 사자 **목표:** 척주기립근(erector spinae) *요통*	D T9-S2 S T12-S2
위수(BL21)	T12의 하연과 같은 높이	M T10/T11
삼초수(BL22)	L1의 하연과 같은 높이	M T11/T12
신수(BL23)	L2의 하연과 같은 높이	M T12/L1
기해수(BL24)	L3의 하연과 같은 높이	M L1/L2
대장수(BL25)	L4의 하연과 같은 높이	M L2/L3

표 19-1-4 ■ 허리와 고관절이음구조(계속)

후면		
관원수(BL26)	L5의 하연과 같은 높이	M L3/L4
소장수(BL27)	S1 후골공(posterior foramen)과 같은 높이, 혹은 상후장골극(PSIS)의 위쪽 면 **방향:** 직자 **목표:** 척주기립근(erector spinae) 혹은 다열근(multifidus)	M L4 S S1
방광수(BL28)	S2 후골공과 같은 높이, 혹은 상후장골극의 아래쪽 면 **방향:** 직자 **목표:** 척주기립근 혹은 다열근	M L5 S S2
중료(BL33)	S3 후골공 위 **방향:** 직자 **목표:** S3 후골공 *국소 통증; 골반장기 장애, 예를 들어 배뇨근불안정(detrusor instability)*	D S2/S3 M L5 S S3
회양(BL35)	미골(coccyx) 첨 외측 0.5촌 **방향:** 직자 **목표:** 천골결절인대(sacrotuberous ligament) *만성미골통(Coccydynia)*	D S3/S4 M L5/S1/S2 S S4/coc-cygeal
승부(BL36)	둔횡문(gluteal crease) 내, 슬굴곡근(hamstring) 사이 함요처 **방향:** 직자 **목표:** 슬굴곡근 부착부 *국소 통증, 슬굴곡근 통증, 좌골신경통*	D S2/S3 M L5/S1/S2 S L5
위중(BL40)	오금주름(popliteal crease) 중간의 대퇴이두근(biceps femoris)과 반건형근(semitendinosus) 힘줄 사이 **방향:** 직자 **목표:** 결합조직 *국소 통증, 좌골신경통*	D S1/S2 M S1/S2 S n/a
방광경-외측 (BL line - outer)	중심선에서 3촌 외측, 견갑골의 안쪽 가장자리 및 척주기립근의 외연을 연결하는 수직선에 위치한 혈 **방향:** 별도로 언급하지 않는 한 척추를 향해 사자 *요통*	D T9-S2 S n/a mostly
위창(BL50)	T12의 하연과 같은 높이	M T10/T11
항문(BL51)	L1의 하연과 같은 높이	M T11/T12
지실(BL52)	L2의 하연과 같은 높이	M T12/L1
요의(Yaoyi)	L4의 하연과 같은 높이	M L2/L3
포황(BL53)	S2 후골공과 같은 높이, 혹은 상후장골극의 아래쪽 면 **방향:** 직자 **목표:** 중둔근(gluteus medius) *고관절이음구조 통증, 요통*	D L2/S3 M L4-S2 S L5
질변(BL54)	좌측 절흔(sciatic notch) 내 S4 후골공과 같은 위치 **방향:** 직자 **목표:** 이상근(piriformis) *고관절이음구조 통증, 요통, 하지 통증, 좌골신경통* **주의: 좌골신경에 자침하지 말 것**	D S2/S3 M L5-S2 S S2/S3
곤륜(BL60)	외과의 최융기부와 아킬레스건 사이의 중간 위치 **방향:** 직자 **목표:** 결합조직 공간 *특히 척추의 통증 질환, 좌골신경통의 원위혈*	D L5/S1 M L5/S1 S n/a

D = 피부분절(dermatome), M = 근육분절(myotome), S = 골분절(sclerotome), V = 삼차신경(trigeminal nerve), i = 안신경(ophthalmic), ii = 상악신경(maxillary), iii = 하악신경(mandibular), VII = 안면신경(facial nerve), XI = 부신경(accessory nerve), n/a = 해당사항 없음

경락 약어_표 19-6과 19-7 참조.

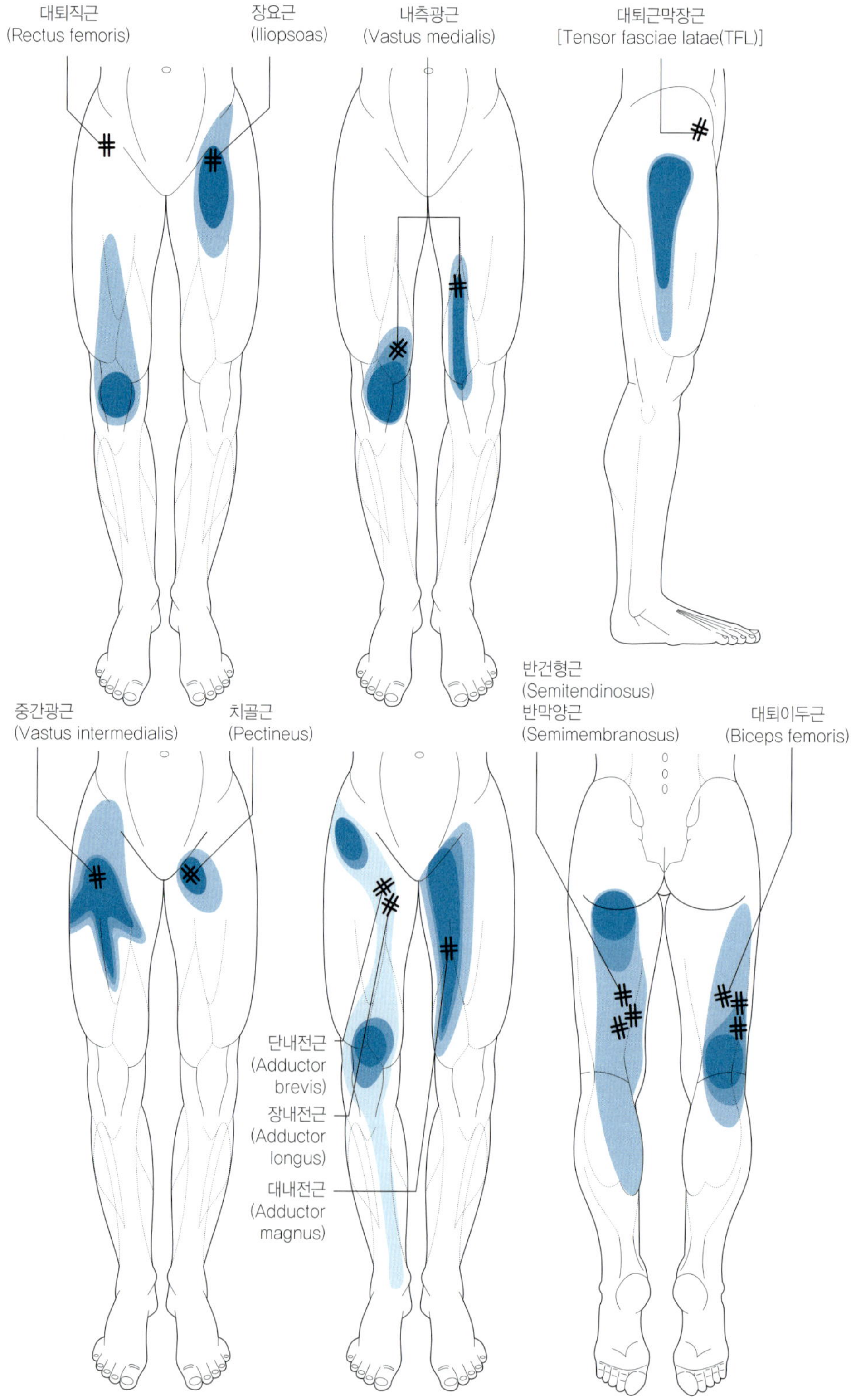

그림 19-12 하지: 근막유발점과 연관통 부위.

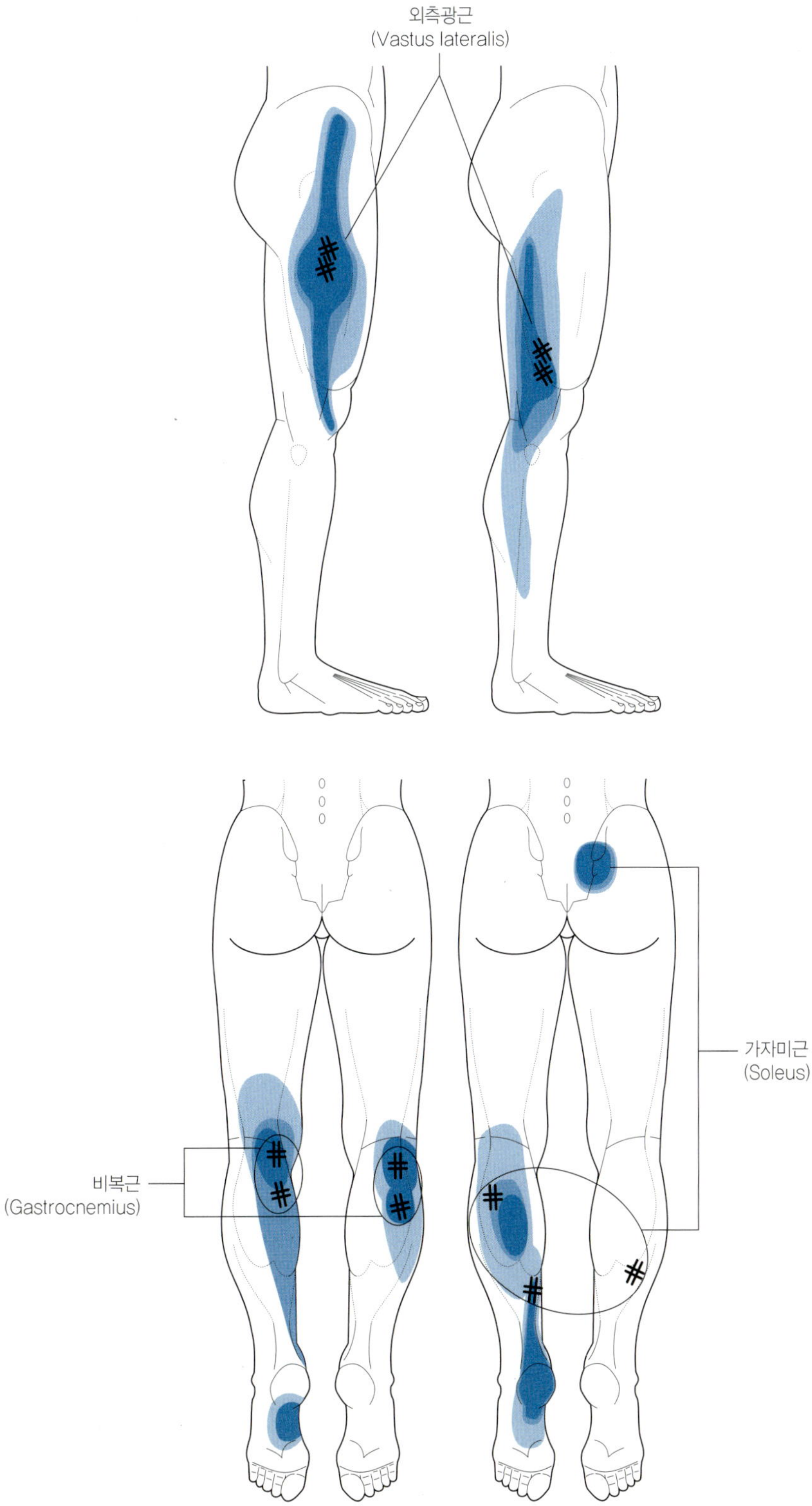

그림 19-12 하지: 근막유발점과 연관통 부위.(계속)

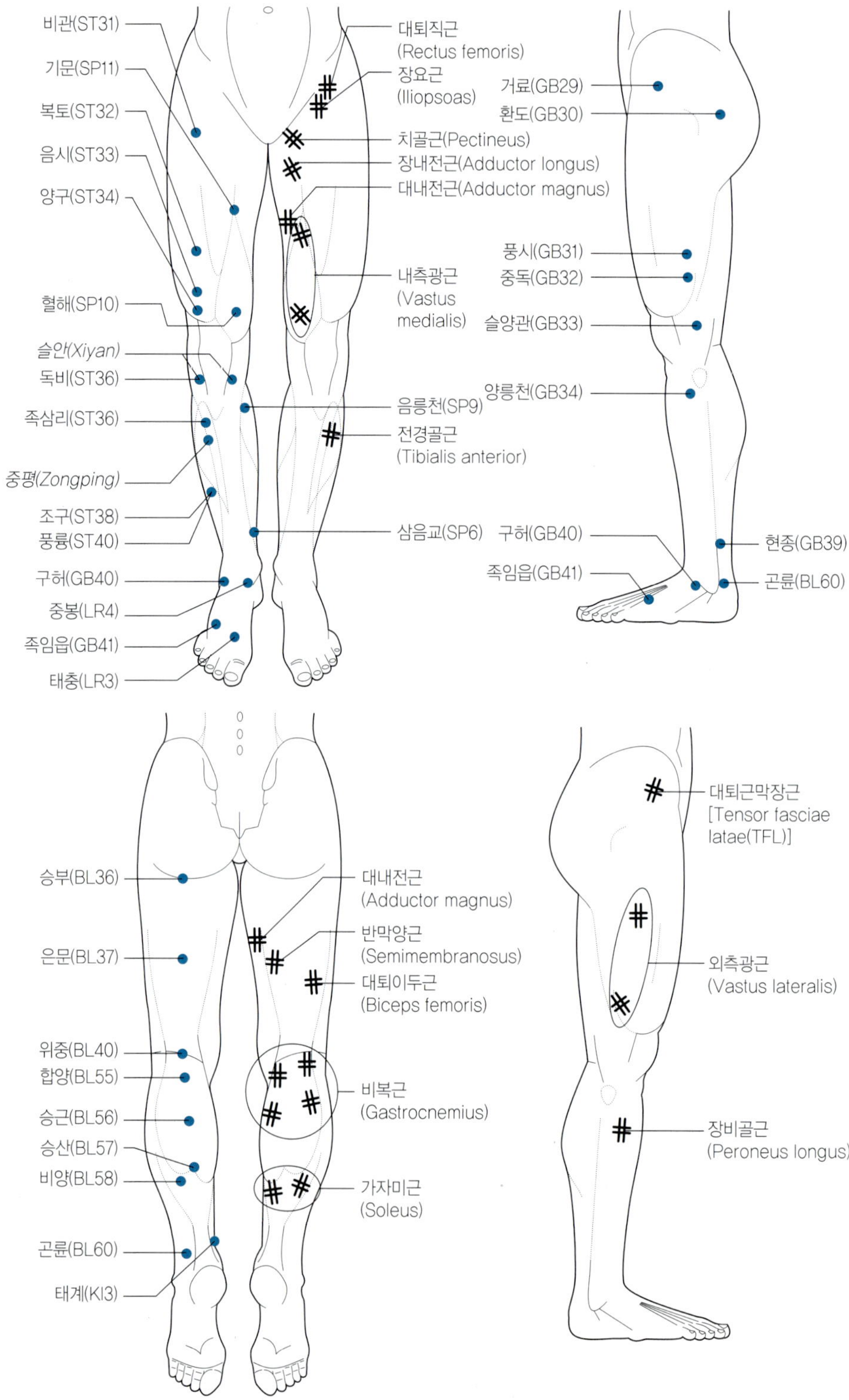

그림 19-13 하지: 전통 경혈과 유발점.

표 19-1-5 ■ 하지

대퇴와 하퇴: 전면		
비관(ST31)	봉공근(sartorius)의 바로 외측 함요처, 전상장골극(ASIS)에서 시작한 수직선과 치골결합(pubic symphysis)의 하연과 같은 높이의 수평선이 만나는 곳 **방향:** 직자 **목표:** 대퇴직근(rectus femoris) *대퇴 통증, 전방부 무릎 통증(대퇴직근)*	D L2 M L2/L3/L4 S L3/L4
복토(ST32)	슬개골(patella)의 상외측연에서 6촌 위, 슬개골의 외측연과 전상장골극을 연결한 선 **방향:** 직자 **목표:** 외측광근(vastus lateralis) *대퇴 통증*	D L2 M L3/L4 S L3
음시(ST33)	슬개골의 상외측연에서 3촌 위, 슬개골의 외측연과 전상장골극을 연결한 선 **방향:** 직자 **목표:** 외측광근 *대퇴 및 무릎 통증*	D L2/L3 M L3/L4 S L3
양구(ST34)	슬개골의 상외측연에서 2촌 위, 슬개골의 외측연과 전상장골극을 연결한 선 **방향:** 직자 **목표:** 외측광근 *무릎 통증*	D L2/L3 M L3/L4 S L3
독비(ST35)	슬관절선의 바로 위 슬개골건의 외측 함요처 **방향:** 슬개골건을 향해(비전형적 방향) **목표:** 슬관절낭(knee capsule) *무릎 통증* **주의: 슬관절 내로 자입하지 말 것**	D L3/L4/L5 M L3/L4 S L3/L4/L5
슬안(Xiyan)	슬관절선의 바로 위 슬개골건의 양쪽 함요처 **방향:** 슬개골건을 향해(비전형적 방향) **목표:** 슬관절낭 *무릎 통증* **주의: 슬관절 내로 자입하지 말 것**	D L3/L4/L5 M L3/L4 S L3/L4/L5
족삼리(ST36)	슬관절하 3촌, 경골조면(tibial tuberosity)의 하연에서 외측으로 1횡지, 전경골근(tibialis anterior)의 상부 1/3 부분의 중간 **방향:** 직자 **목표:** 전경골근 *무릎 통증, 복부 질환, 중추 효과를 위한 주요 조합 경혈*	D L4/L5 M L4/L5 S L4/L5
중평(Zongping)	족삼리(ST36) 하 1촌 **방향:** 직자 **목표:** 전경골근 *전침에 족삼리(ST36)와 병용 – 중추 효과를 위한 주요 조합 경혈*	D L4/L5 M L4/L5 S L4/L5
풍륭(ST40)	하지의 전외측면, 경대퇴골관절선(tibiofemoral joint line)과 외과 사이의 중간선, 전경골결절의 외측으로 2횡지 **방향:** 직자 **목표:** 장족무지신근(extensor hallucis longus) *국소 통증; 다양한 전통적 적응증* **주의: 전경골동맥(anterior tibial artery) 깊이로 자침하지 말 것**	D L5 M L5/S1 S L5/S1
기문(SP11)	혈해(SP10)에서 6촌 위, 혈해(SP10)와 충문(SP12)을 연결한 선 **방향:** 직자 **목표:** 내측광근(vastus medialis) 대퇴 및 무릎 통증(내측광근) **주의: 대퇴동맥(femoral artery)의 위치를 주의**	D L3 M L2/L3/L4 S L3

(계속)

표 19-1-5 ■ 하지(계속)

대퇴와 하퇴: 전면			
혈해(SP10)	슬개골 상내연에서 근위부로 2촌, 내측광근의 중심 **방향:** 직자 *무릎 통증(내측광근)*	**목표:** 내측광근	D L3 M L2/L3/L4 S L3
음릉천(SP9)	내측과(안쪽관절융기, medial condyle)의 하부 및 경골 내연의 후면 함요처, 양릉천(GB34)과 같은 높이 **방향:** 직자 *무릎 통증, 부인과 및 비뇨기계 질환*	**목표:** 결합조직공간	D L3 M L2/L3/L4 S L3
삼음교(SP6)	경골 내연, 내과(안쪽 복사뼈, medial malleolus)의 최융기점에서 상부 3촌 **방향:** 직자 *부인과 질환: 중추 효과를 위한 주요 경혈*	**목표:** 장지굴근(flexor digitorum longus)	D L4/S1/S2 M S1/S2 S L4/L5
중봉(LR4)	내과(medial malleolus)의 전면, 전경골근건(tendon of tibialis anterior) 바로 내측의 함요처 **방향:** 직자 *발목 통증* **주의: 발목 관절 내로 자침하지 말 것**	**목표:** 결합조직 공간	D L4/L5 M L4/L5 S L4/L5
태충(LR3)	족배부, 제1중족골(metatarsal) 공간 내, 제1 및 2중족골 기저 접합부의 함요처 **방향:** 직자 *국소 통증; 두통; 복부 증상; 중추 효과를 위한 주요 경혈* **주의: 족배동맥(dorsalis pedis artery)이 제1중족골 공간의 끝에 위치함**	**목표:** 제1배측 골간(dorsal interosseous)	D L4/L5 M S2/S3 S L5/S1
대퇴와 하퇴: 측면			
거료(GB29)	전상장골극(ASIS)과 대전자(greater trochanter) 사이의 고관절 중간선의 외측면 **방향:** 직자 *고관절이음구조 통증* **주의: 심자할 경우 고관절낭을 관통할 수 있음**	**목표:** 대퇴근막장근(tensor fasciae latae) 혹은 둔근(glutei)	D L2 M L4/L5/S1 S L3/L4/L5
환도(GB30)	대전자 최융기부에서 천골열공(sacral hiatus)까지 1/3 지점 **방향:** 직자 *요통, 고관절이음구조 통증, 좌골신경통* **주의: 좌골신경(sciatic nerve)에 자침하지 말 것**	**목표:** 외측 이상근	D L2/L3/S2 M L5/S1/S2 S L4/L5/S1
풍시(GB31)	오금주름(popliteal crease) 위 7촌, 장경대(iliotibial tract) 바로 뒤 촉지 가능한 고랑 내 **방향:** 직자 *대퇴 및 무릎 통증*	**목표:** 외측광근(vastus lateralis) 및 중간광근(vastus intermedius)	D L2 M L3/L4 S L3

표 19-1-5 ■ 하지(계속)

대퇴와 하퇴: 측면		
중독(GB32)	풍시(GB31) 아래 2촌, 장경대(iliotibial tract) 바로 뒤 촉지 가능한 고랑 내 **방향:** 직자 **목표:** 외측광근 및 중간광근 *대퇴 및 무릎 통증*	D L2 M L3/L4 S L3
슬양관(GB33)	슬외측 양릉천(GB34) 3촌 위, 대퇴골과 대퇴이두근건 사이 함요처 **방향:** 직자 **목표:** 결합조직 공간 *무릎 통증* **주의: 슬관절 굴곡 시 이 경혈은 후관절연과 가까워짐**	D L2/L3/S2 M L4 to S2 S L3/L4
양릉천(GB34)	비골두(head of the fibula) 전방 아래 1촌 함요처 **방향:** 직자 **목표:** 장비골근(peroneous longus) *무릎 통증* **주의: 전경골동맥(anterior tibial artery) 및 총비골신경(common fibular nerve)이 이 경혈의 심부에 있으므로 심자하지 말 것**	D L5 M L5/S1 S L5
현종(GB39)	외과(lateral malleolus) 3촌 위, 비골체(fibular shaft)와 장비골근건(tendon of peroneus longus) 사이 (힘줄과 비골 사이 고랑을 형성시키려면 손가락으로 누를 것) **방향:** 직자 **목표:** 단비골근(peroneus brevis) *하퇴 및 발목 통증* **주의: 침이 현종(GB39)에 자입되어 있는 경우 발목을 힘주어 움직이지 말 것**	D L5/S1 M L5/S1 S L5/S1
구허(GB40)	족외과 전방 아래 함요처 **방향:** 직자 **목표:** 결합조직 공간 *발목 통증* **주의: 발목 관절 내로 자침하지 말 것**	D L5/S1 M L5/S1 S S1/S2
족임읍(GB41)	제4,5중족골이 만나는 원위부 함요처, 제5지를 지나는 장족지신근건(tendon of extensor digitorum longus)의 외측 **방향:** 직자 **목표:** 제4배측 골간(dorsal interosseous) *발 앞쪽 통증*	D L5/S1 M S1/S2 S S2
대퇴와 하퇴: 후면		
승부(BL36)	둔횡문(gluteal crease) 내, 슬굴곡근(hamstring) 사이 함요처 **방향:** 직자 **목표:** 슬굴곡근 부착부 *국소 통증, 슬굴곡근(hamstring) 통증, 좌골신경통*	D S2/S3 M L5/S1/S2 S L5
위중(BL40)	대퇴이두근(biceps femoris)과 반건형근(semitendinosus) 힘줄 사이 오금주름 중간, 비복근두(head of gastrocnemius) 사이 결합조직 공간 내 **방향:** 직자 **목표:** 결합조직 공간 *국소 통증, 좌골신경통* **주의: 슬와동맥(popliteal artery) 및 경골신경(tibial nerve)이 이 경혈의 심부에 위치함**	D S1/S2 M S1/S2 S n/a

(계속)

표 19-1-5 ■ 하지(계속)

대퇴와 하퇴: 후면			
합양(BL55)	위중(BL40) 하 2촌, 위중(BL40)과 승산(BL57)을 연결하는 선, 비복근두 사이 **방향:** 직자 **목표:** 근막면 *종아리 통증*		D S1/S2 M S1/S2 S n/a
승근(BL56)	비복근두 사이 근막면 내, 위중(BL40) 하 5촌, 합양(BL55)과 승산(BL57) 의 중간점 **방향:** 직자 **목표:** 근막면 *종아리 통증*		D S1/S2 M S1/S2 S n/a
승산(BL57)	비복근이 굴곡되었을 때, 비복근복(belly of gastrocnemius muscle) 아래 형성된 함요처, 위중(BL40)과 곤륜(BL60) 사이 중간점 **방향:** 직자 **목표:** 근건접합부(musculotendinous junction) *종아리 통증*		D S1/S2 M S1/S2 S n/a
비양(BL58)	곤륜(BL60) 직상 7촌, 승산(BL57) 외측 및 약 1촌 하방, 비복근 외측두(lateral head)의 근건접합부 지점 **방향:** 직자 **목표:** 근건접합부 *종아리 통증*		D L5/S1/S2 M S1/S2 S n/a
곤륜(BL60)	외과의 최융기부와 같은 위치, 외과와 아킬레스건 사이 중간 위치 **방향:** 태계(KI3)를 향해 직자 **목표:** 결합조직공간 *특히 척추의 통증 질환, 좌골신경통의 원위 혈*		D L5/S1 M L5/S1 S n/a
태계(KI3)	내과의 최융기부와 같은 위치, 내과와 아킬레스건 사이의 중간 위치 **방향:** 곤륜(BL60)을 향해 직자 **목표:** 결합조직공간 *발목 질환, 생식기 질환, 중추 효과를 위한 주요 경혈*		D L4/S2 M S2 S n/a

D = 피부분절(dermatome), M = 근육분절(myotome), S = 골분절(sclerotome), V = 삼차신경(trigeminal nerve), i = 안신경(ophthalmic), ii = 상악신경(maxillary), iii = 하악신경(mandibular), VII = 안면신경(facial nerve), XI = 부신경(accessory nerve), n/a = 해당사항 없음

경락 약어_표 19-6과 19-7 참조.

표 19-2 ■ 신체 자율신경지배의 분절 레벨

신체 부위 혹은 장기	교감신경계	부교감신경계
머리와 목	T1–T5	네 개의 뇌신경
상지	T2–T9	없음
하지	T10–L2	없음
심장	T1–T5	미주신경
폐, 기관지	T2–T4	미주신경
식도(꼬리 부분)	T5–T6	미주신경
위	T6–T10	미주신경
소장	T9–T10	미주신경
대장: 비장굴곡(splenic flexure)까지	T11–L1	미주신경
대장: 비장굴곡에서 직장까지	L1–L2	S2–S4
간, 담낭	T7–T9	미주신경
고환, 난소	T10–T11	없음
방광	T11–L2	S2–S4
자궁	T12–L1	S2–S4

표 19-3 ■ 척수분절 레벨과 경혈과의 관계

구역	레벨	피부분절	근육분절	골분절[a]
흉부	1	대추(GV14)	합곡(LI4), 후계(SI3)	
	2–8	그림 19–14 참조	각 레벨의 화타협척혈	
	9	명문(GV4)		
	10	명문(GV4), 신수(BL23), 천추(ST25)	천추(ST25)	
	11	신수(BL23), 대장수(BL25), 요양관(GV3), 관원(CV4)	관원(CV4)	
	12	대장수(BL25), 요양관(GV3), 관원(CV4)	신수(BL23), 관원(CV4)	
요부	1		신수(BL23)	
	2		신수(BL23), 대장수(BL25), 관원(GV4), 혈해(SP10)	신수(BL23), 관원(GV4)
	3	음릉천(SP9), 태충(LR3)	대장수(BL25), 혈해(SP10)	음릉천(SP9)
	4	족삼리(ST36), 삼음교(SP6), 음릉천(SP9), 태계(KI3), 태충(LR3)	대장수(BL25), 족삼리(ST36), 혈해(SP10)	대장수(BL25), 족삼리(ST36), 삼음교(SP6), 음릉천(SP9), 태계(KI3), 요양관(GV3)
	5	족삼리(ST36), 태충(LR3)	족삼리(ST36), 질변(BL54) 혹은 의사(BL49)	족삼리(ST36), 태충(LR3)
천골	1	삼음교(SP6), 위중(BL40) 혹은 질변(BL54)	삼음교(SP6), 음릉천(SP9), 태계(KI3)	태충(LR3)
	2	삼음교(SP6), 태계(KI3), 위중(BL40) 혹은 질변(BL54)	삼음교(SP6), 음릉천(SP9), 태계(KI3), 태충(LR3)	태계(KI3)
	3	위중(BL40) 혹은 의사(BL49)		
	4			
	5			

[a] 골분절의 경혈은 각 척추 레벨의 극돌기 및 표에 제시된 전통 경혈 근처의 골융기를 포함함. 예를 들어 태계(KI3)에 대해서는 내과(안쪽 복사뼈, medial malleolus).

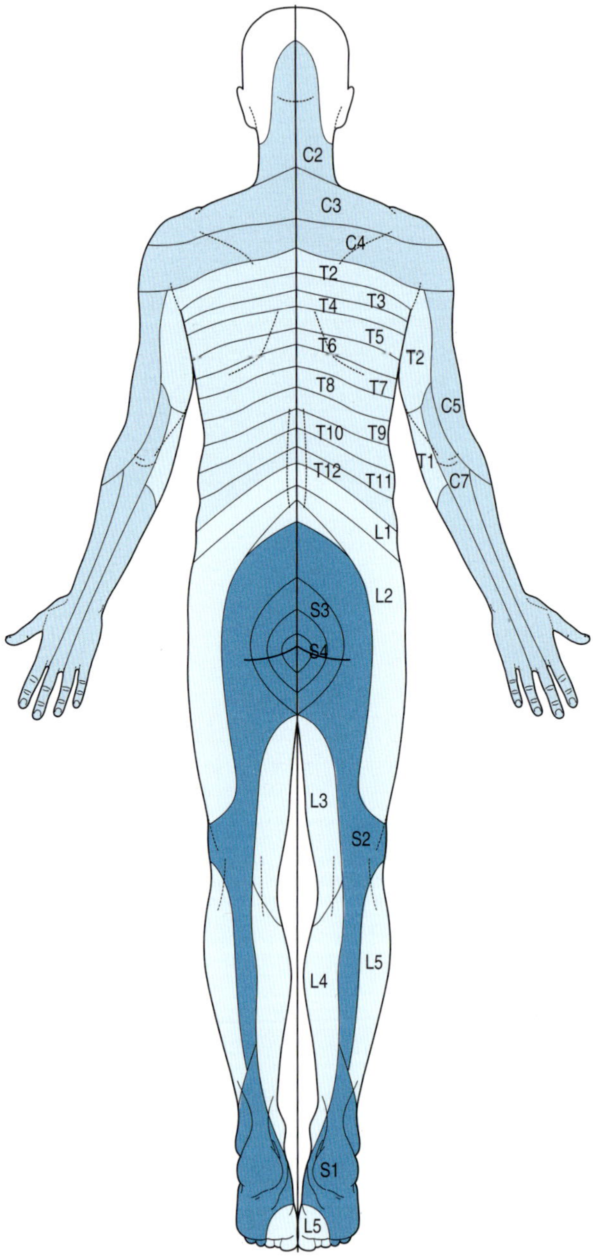

그림 19-14 등의 피부분절. (Moffat DB, 1993. Lecture Notes on Anatomy, 2nd edn, John Wiley & Sons에서 허락을 얻어 전재함)

표 19-4 ■ 골막 작탁법을 위해 사용되는 일부 부위의 신경 분포

자침 목표 부위	골분절
후두부	C1
견봉	C4
견갑극	C4, C5
상완골 대결절	C5
외측 상과	C6, C7
극돌기	분절 위의 레벨(극돌기는 아래 방향으로 향하는 경향이 있음)
장골능	L2
대전자	L5
경골 고평부(tibial plateau)의 내측	L3, L4

표 19-5 ■ 주요 경혈로 알려진 전통 경혈의 목록

사지	주요 경혈
상지	곡지(LI11)
	합곡(LI4)
	외관(TE5)
	내관(PC6)
하지	족삼리(ST36)
	삼음교(SP6)
	태충(LR3)
	태계(KI3)

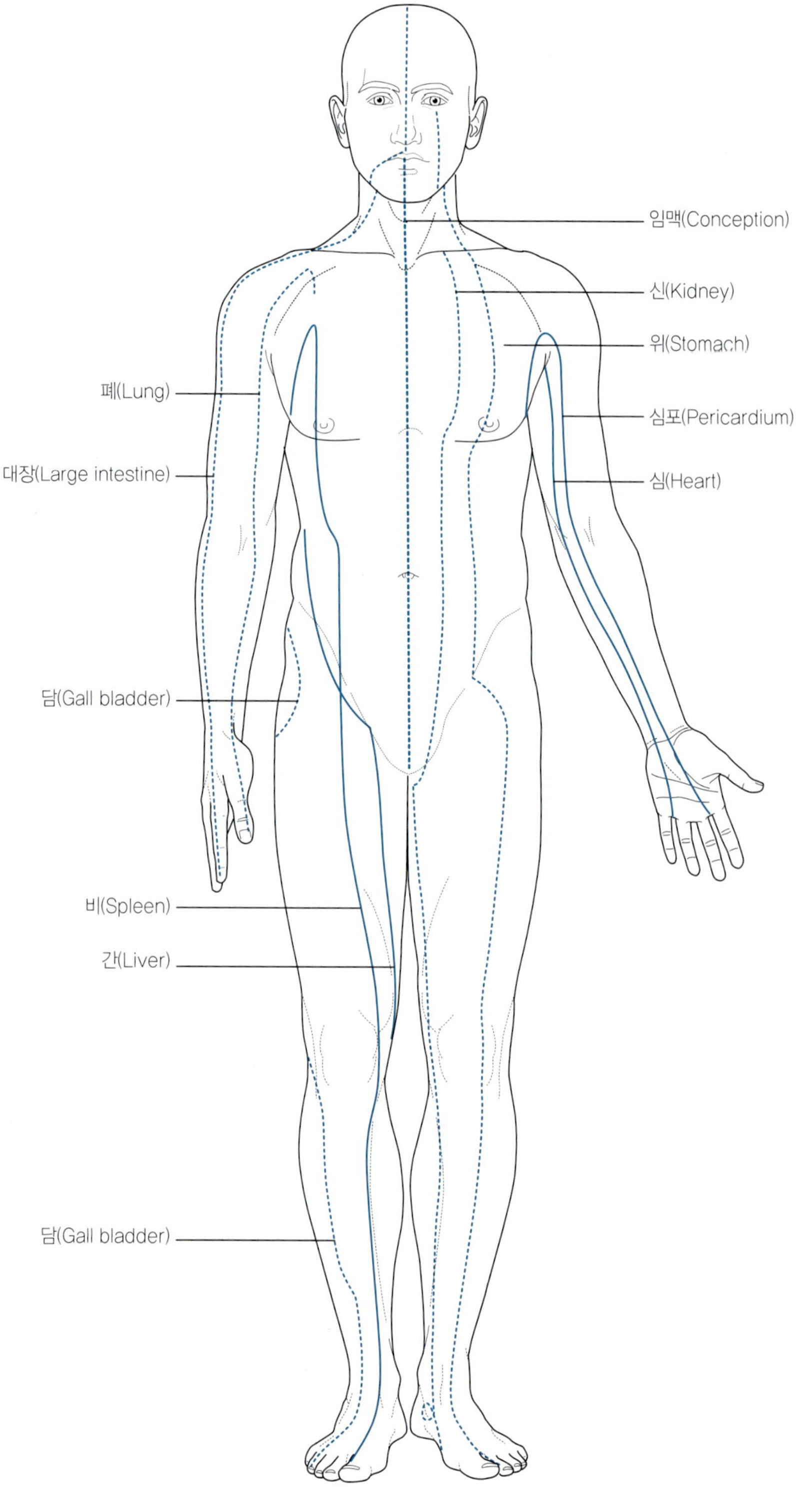

그림 19-15 전통 경락의 전면도. 족소양담경(GB)은 외측 표면에 있으며, 각 그림에 구역이 나타나 있음.

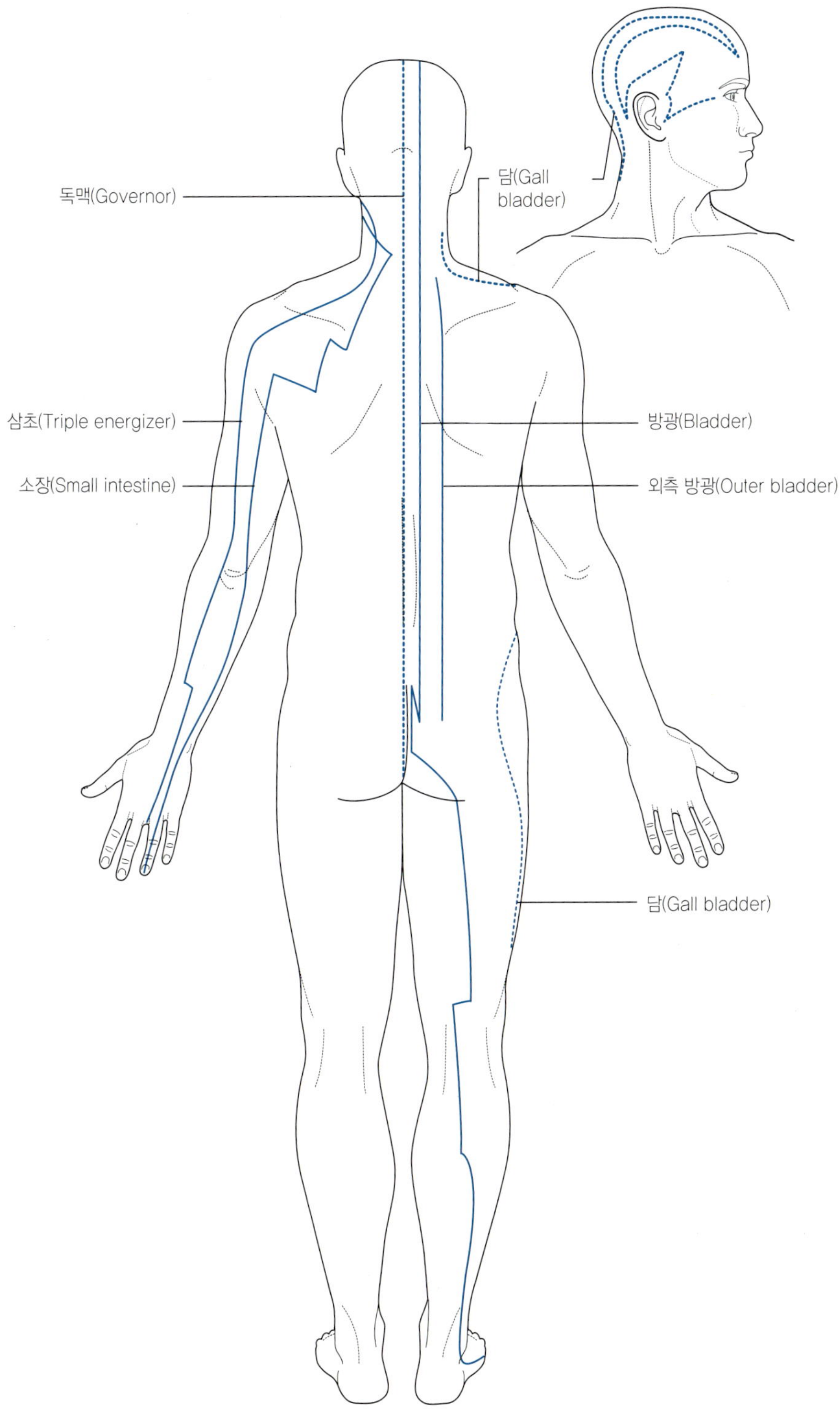

그림 19-16 전통 경락의 후면도. 족소양담경(GB)은 외측 표면에 있으며, 각 그림에 구역이 나타나 있음.

표 19-6 ■ 신체 전면부 경락과 서양의학 관점 침 치료와의 연관성 및 대체 가능한 약어

경락 이름(약어)	서양의학 관점 침 치료에서 경락의 연관성	다른 문헌에서 쓰이는 대체 가능한 약어[a]
수태음폐경(LU)	거의 없음	L, P
수궐음심포경(PC)	내관(PC6)만 연관 있음	HC, Pe
수소음심경(HT)	거의 없음	C, He
족양명위경(ST)	복부 및 무릎 주변에 유용	E, M
족태음비경(SP)	오직 발목과 무릎의 경혈과 연관 있음	LP, RP
족소음신경(KI)	거의 없음. 간혹 복부 경혈이 유용함	K, R, Rn
족궐음간경(LR)	태충(LR3)만 연관 있음	Liv, H, Lv
임맥(CV)	흉부 및 복부와 연관된 중심선상의 경혈이 연관 있음	Co, J, REN, VC

[a] 일부 약어들은 라틴어 및 불어에서 유래.

표 19-7 ■ 신체 후면부 경락과 서양의학 관점 침 치료와의 연관성 및 대체 가능한 약어

경락 이름(약어)	서양의학 관점 침 치료에서 경락의 연관성	다른 문헌에서 쓰이는 대체 가능한 약어[a]
수양명대장경(LI)	손, 팔꿈치, 어깨, 코 주변의 마지막 경혈 등이 사용됨	Co, IC
수소양삼초경(TE)	외관(TE5)만 연관 있음	T, TB, TH, TW, SJ
수태양소장경(SI)	손의 내측연에서 경혈을 찾을 수 있으며, 더 많은 경혈이 견갑골 주변에 있음	IT
족소양담경(GB)	목과 어깨 주변의 경혈이 사용됨. 머리 및 다리에 있는 기타 경혈도 효과적	G, VB, VF
족태양방광경(BL)	특히 척추주위 영역을 따라 하행하는 긴 경락 및 경혈과 발목 주변 경혈이 일반적으로 사용됨	B, UB, VU
독맥(GV)	상하부 척추의 중심선에 위치한 경혈이 사용됨	DU, Go, TM, VG

[a] 일부 약어들은 라틴어 및 불어에서 유래.

참고문헌

References

Allen, J.J.B., Schnyer, R.N., Hitt, S.K., 1998. The efficacy of acupuncture in the treatment of major depression in women. Psychol. Sci. 9, 397–401.

Andersson, S., Lundeberg, T., 1995. Acupuncture – from empiricism to science: functional background to acupuncture effects in pain and disease. Med. Hypotheses 45 (3), 271–281.

Andersson, U., Tracey, K.J., 2012. A new approach to rheumatoid arthritis: treating inflammation with computerized nerve stimulation. Cerebrum 3.

Anon, 1823. Acupuncturation. Lancet 200–201.

Baldry, P.E., 1993. Acupuncture, Trigger Points and Musculoskeletal Pain, second ed. Churchill Livingstone, Edinburgh. [use the 2005 edition only].

Baldry, P., 2005a. The integration of acupuncture within medicine in the UK – the British Medical Acupuncture Society's 25th anniversary. Acupuncture in Medicine 23 (1), 2–12.

Baldry, P.E., 2005b. Acupuncture, Trigger Points and Musculoskeletal Pain, third ed. Elsevier, Edinburgh.

Bally, M., Dendukuri, N., Rich, B., et al., 2017. Risk of acute myocardial infarction with NSAIDs in real world use: bayesian meta-analysis of individual patient data. BMJ 357, j1909.

Basser, S., 1999. Acupuncture: a history. Scientific Review of Alternative Medicine 3 (1), 34–41.

Berkovitz, S., Cummings, M., Perrin, C., Ito, R., 2008. High volume acupuncture clinic (HVAC) for chronic knee pain - audit of a possible model for delivery of acupuncture in the National Health Service. Acupunct. Med. 26, 46–50.

Birch, S., Kaptchuk, T., 1999. History, nature and current practice of acupuncture: an East Asian perspective. In: Ernst, E., White, A. (Eds.), Acupuncture: A Scientific Appraisal. Butterworth-Heinemann, Oxford, pp. 11–30.

Bivens, R.E., 2000. Acupuncture, Expertise and Cross-cultural Medicine. Palgrave, Manchester.

Brattberg, G., 1986. Acupuncture treatments: a traffic hazard? Am. J. Acupunct. 14, 265–267.

Brinkhaus, B., Ortiz, M., Witt, C.M., et al., 2013. Acupuncture in patients with seasonal allergic rhinitis. Ann. Intern. Med. 158, 225.

Brinkhaus, B., Witt, C.M., Jena, S., et al., 2008. Acupuncture in patients with allergic rhinitis: a pragmatic randomized trial. Ann. Allergy Asthma Immunol. 101 (5), 535–543.

Brumbaugh, A.G., 1993. Acupuncture: new perspectives in chemical dependency treatment. J. Subst. Abuse Treat. 10, 35–43.

Buckner, R.L., Andrews-Hanna, J.R., Schacter, D.L., 2008. The brain's default network: anatomy, function, and relevance to disease. Ann. N. Y. Acad. Sci. 1124, 1–38.

Campbell, A., 2001. Acupuncture in Practice: Beyond Points and Meridians. Butterworth-Heinemann, Oxford.

Cao, H., Li, X., Han, M., Liu, J., 2013. Acupoint stimulation for fibromyalgia: a systematic review of randomized controlled trials. Evidence-Based Complement Altern. Med 2013, 1–15.

Carr, D., 2015a. Somatosensory stimulation and assisted reproduction. Acupunct. Med. 33, 2–6.

Carr, D.J., 2015b. The safety of obstetric acupuncture: forbidden points revisited. Acupunct. Med. 33, 413–419.

Ceccherelli, F., Bordin, M., Gagliardi, G., et al., 2001.

Comparison between superficial and deep acupuncture in the treatment of the shoulder's myofascial pain: a randomized and controlled study. Acupunct. Electrother Res. 26 (4), 229–238.

Ceccherelli, F., Gagliardi, G., Visentin, R., Giron, G., 1998. Effects of deep vs. superficial stimulation of acupuncture on capsaicin- induced edema. A blind controlled study in rats. Acupunct. Electrother Res. 23 (2), 125–134.

Chae, Y., Chang, D.S., Lee, S.H., et al., 2013. Inserting needles into the body: a meta-analysis of brain activity associated with acupuncture needle stimulation. J. Pain 14, 215–222.

Chang, B.H., Sommers, E., Herz, L., 2010. Acupuncture and the relaxation response for substance use disorder recovery. J. Subst. Use 15, 390–401.

Chang, H., Kwon, Y.D., Yoon, S.S., 2011. Use of acupuncture therapy as a supplement to conventional medical treatments for acute ischaemic stroke patients in an academic medical centre in Korea. Complement. Ther. Med. 19, 256–263.

Chapman, C.R., Chen, A.C., Bonica, J.J., 1977. Effects of intrasegmental electrical acupuncture on dental pain: evaluation by threshold estimation and sensory decision theory. Pain 3 (3), 213–227.

Chen, Y., 1997. Silk scrolls: earliest literature of meridian doctrine in ancient China. Acupunct. Electrother Res. 22, 175–189.

Cheng, L., Li, P., Tjen-A-Looi, S.C., Longhurst, J.C., 2015. What do we understand from clinical and mechanistic studies on acupuncture treatment for hypertension? Chin. Med. 10, 36.

Chiang, C.Y., Chang, C.T., Chu, H.L., et al., 1973. Peripheral afferent pathway for acupuncture analgesia. Sci. Sin. 16, 210.

Clement-Jones, V., McLoughlin, L., Tomlin, S., et al., 1980. Increased beta-endorphin but not met-enkephalin levels in human cerebrospinal fluid after acupuncture for recurrent pain. Lancet 316, 945–947.

Corbett, M.S., Rice, S.J.C., Madurasinghe, V., et al., 2013. Acupuncture and other physical treatments for the relief of pain due to osteoarthritis of the knee: network meta-analysis. Osteoarthr. Cartil. 21, 1290–1298.

Coyle, M., Smith, C., 2005. A survey comparing TCM diagnosis, health status and medical diagnosis in women undergoing assisted reproduction. Acupunct. Med. 23 (2), 62–69.

Cummings, M., 2009. Modellvorhaben Akupunktur - a summary of the ART, ARC and GERAC trials. Acupunct. Med. 27, 26–30.

Cummings, M., 2011. Safety aspects of electroacupuncture. Acupunct. Med. 29, 83–85.

Cummings, T.M., 1996. A computerised audit of acupuncture in two populations: civilian and forces. Acupunct. Med. 14, 37–39.

De Stefano, R., Selvi, E., Villanova, M., et al., 2000. Image analysis quantification of substance P immunoreactivity in the trapezius muscle of patients with fibromyalgia and myofascial pain syndrome. J. Rheumatol. 27 (12), 2906–2910.

Dhond, R.P., Yeh, C., Park, K., et al., 2008. Acupuncture modulates resting state connectivity in default and sensorimotor brain networks. Pain 136, 407–418.

Dodin, S., Blanchet, C., Marc, I., et al., 2013. Acupuncture for menopausal hot flushes. in: Dodin, S. (Ed.), Cochrane Database Syst. Rev. John Wiley & Sons, Ltd, Chichester, UK, CD007410.

Dorfer, L., Moser, M., Bahr, F., et al., 1999. A medical report from the stone age? Lancet 354, 1023–1025.

Dorfer, L., Moser, M., Spindler, K., et al., 1998. 5200-year-old acupuncture in Central Europe? [letter]. Science 282, 242–243.

Dyrehag, L.E., Widerstroem-Noga, E.G., Carlsson, S.G., et al., 1997. Effects of repeated sensory stimulation sessions (electro-acupuncture) on skin temperature in chronic pain patients. Scand. J. Rehabil. Med. 29, 243–250.

Ee, C.C., Manheimer, E., Pirotta, M.V., White, A.R., 2008. Acupuncture for pelvic and back pain in pregnancy: a systematic review. Am. J. Obstet. Gynecol. 198, 254–259.

Elden, H., Ladfors, L., Olsen, M.F., et al., 2005. Effects of acupuncture and stabilising exercises as adjunct to standard treatment in pregnant women with pelvic girdle pain: randomised single blind controlled trial. Br. Med. J. 330 (7494), 761–766.

Ernst, G., Strzyz, H., Hagmeister, H., 2003. Incidence of adverse effects during acupuncture therapy – a multicentre survey. Complement. Ther. Med. 11 (2), 93–97.

Fais, R.S., Reis, G.M., Rossaneis, A.C., et al., 2012. Amitriptyline converts non-responders into responders to low-frequency electroacupuncture-induced analgesia in rats. Life Sci. 91, 14–19.

Fang, J., Jin, Z., Wang, Y., et al., 2009. The salient characteristics of the central effects of acupuncture needling: limbic-paralimbic-neocortical network modulation. Hum. Brain Mapp. 30, 1196–1206.

Feng, S., Han, M., Fan, Y., et al., 2015. Acupuncture for the treatment of allergic rhinitis: A systematic review and meta-analysis. Am. J. Rhinol. Allergy 29, 57–62.

Filshie, J., 2001. Safety aspects of acupuncture in palliative care. Acupunct. Med. 19 (2), 117–122.

Filshie, J., Bolton, T., Browne, D., et al., 2005. Acupuncture and self acupuncture for long-term treatment of vasomotor symptoms in cancer patients – audit and treatment algorithm. Acupunct. Med. 23 (4), 171–180.

Filshie, J., Hester, J., 2006. Guidelines for providing acupuncture treatment for cancer patients – a peer-reviewed sample policy document. Acupunct. Med. 24 (4), 172–182.

Filshie, J., White, A., Cummings, M. (Eds.), 2016. Medical Acupuncture: A Western Scientific Approach, second ed. Elsevier, Edinburgh.

Fink, M., Wolkenstein, E., Karst, M., et al., 2002. Acupuncture in chronic epicondylitis: a randomized controlled trial. Rheumatology (Oxford) 41 (2), 205–209.

Foster, N.E., Bishop, A., Bartlam, B., et al., 2016. Evaluating acupuncture and standard care for pregnant women with Back pain (EASE Back): a feasibility study and pilot randomised trial. Health Technol Assess (Rockv) 20, 1–236.

Garcia, M.K., McQuade, J., Haddad, R., et al., 2013. Systematic review of acupuncture in cancer care: a synthesis of the evidence. J. Clin. Oncol. 31, 952–960.

Gerwin, R.D., Shannon, S., Hong, C.Z., et al., 1997. Interrater reliability in myofascial trigger point examination. Pain 69 (1–2), 65–73.

Goldman, N., Chandler-Militello, D., Langevin, H.M., et al., 2013. Purine receptor mediated actin cytoskeleton remodeling of human fibroblasts. Cell Calcium 53, 297–301.

Goldman, N., Chen, M., Fujita, T., et al., 2010. Adenosine A1 receptors mediate local anti-nociceptive effects of acupuncture. Nat. Neurosci. 13, 883–888.

Greenlee, H., DuPont-Reyes, M.J., Balneaves, L.G., et al., 2017. Clinical practice guidelines on the evidence-based use of integrative therapies during and after breast cancer treatment. CA Cancer J. Clin.

Greville-Harris, M., Hughes, J., Lewith, G., et al., 2016. Assessing knowledge about acupuncture: A survey of people with back pain in the UK. Complement. Ther. Med. 29, 164–168.

Gunn, C.C., 1996. The Gunn Approach to the Treatment of Chronic Pain. Churchill Livingstone, London.

Haker, E., Lundeberg, T., 1990. Acupuncture treatment in epicondylalgia: a comparative study of two acupuncture techniques. Clin. J. Pain 6, 221–226.

Han, J.S., 2004. Acupuncture and endorphins. Neurosci. Lett. 361 (1–3), 258–261.

Han, J., Cui, C., Wu, L., 2011. Acupuncture-related techniques for the treatment of opiate addiction: a case of translational medicine. Front Med. 5, 141–150.

Han, J., Terenius, L., 1982. Neurochemical basis of acupuncture analgesia. Annu. Rev. Pharmacol. Toxicol. 22, 193–220.

Harris, R.E., Zubieta, J.K., Scott, D.J., et al., 2009. Traditional Chinese acupuncture and placebo (sham) acupuncture are differentiated by their effects on mu-opioid receptors (MORs). Neuroimage 47, 1077–1085.

Helms, J.M., 1998. An overview of medical acupuncture. Altern. Ther. Health Med. 4 (3), 35–45.

Heo, I., Shin, B.C., Kim, Y.D., et al., 2013. Acupuncture for spinal cord injury and its complications: a systematic review and meta-analysis of randomized controlled trials. Evid. Based Complement. Alternat. Med. 2013, 364216.

Hernandez-Diaz, S., Rodriguez, L.A., 2000. Association between nonsteroidal anti-inflammatory drugs and upper gastrointestinal tract bleeding/perforation: an overview of epidemiologic studies published in the 1990s. Arch. Intern. Med. 160 (14), 2093–2099.

Hoffman, P., 2001. Skin disinfection and acupuncture. Acupunct. Med. 19 (2), 112–116.

Hong, C.Z., 2000. Myofascial trigger points: pathophysiology and correlation with acupuncture points. Acupunct. Med. 18 (1), 41–47.

Hong, C.Z., Kuan, T.S., Chen, J.T., et al., 1997. Referred pain elicited by palpation and by needling of myofascial trigger points: a comparison. Arch. Phys. Med. Rehabil. 78 (9), 957–960.

Hopton, A.K., Curnoe, S., Kanaan, M., Macpherson, H., 2012. Acupuncture in practice: mapping the providers, the patients and the settings in a national cross-sectional survey. BMJ Open 2, e000456.

Huang, W., Pach, D., Napadow, V., et al., 2012. Characterizing acupuncture stimuli using brain imaging with FMRI–a systematic review and meta-analysis of the literature. PLoS ONE 7, e32960.

Hubbard, D.R., Berkoff, G.M., 1993. Myofascial trigger points show EMG activity. Spine 18, 1803–1807.

Hughes, J., Smith, T.W., Kosterlitz, H.W., et al., 1975. Identification of two related pentapeptides from the brain with potent opiate agonist activity. Nature 258 (5536), 577–580.

Hui, K.K., Liu, J., Makris, N., et al., 2000. Acupuncture modulates the limbic system and subcortical gray structures of the human brain: evidence from fMRI studies in normal subjects. Hum. Brain Mapp. 9 (1), 13–25.

Hui, K.K.S., Liu, J., Marina, O., et al., 2005. The integrated response of the human cerebro-cerebellar and limbic systems to acupuncture stimulation at ST 36 as evidenced by fMRI. Neuroimage 27 (3), 479–496.

Kaplan, G., 1997. A brief history of acupuncture's journey to the West. J. Altern. Complement. Med. 3, S5S10.

Kaptchuk, T., 1983. Chinese Medicine: The Web That has no Weaver. Rider, London.

Kelleher, C.J., Filshie, J., Burton, G., et al., 1994. Acupuncture and the treatment of irritative bladder symptoms. Acupunct. Med. 12 (1), 9–12.

Kellgren, J.H., 1938. Observations on referred pain arising from muscle. Clin. Sci. 3, 175–190.

Kendall, D.E., 2002. Dao of Chinese Medicine: Un-

derstanding an Ancient Healing Art. Oxford University Press, New York.
Kim, S.Y., Lee, H., Chae, Y., Park, H.J., 2012. A systematic review of cost-effectiveness analyses alongside randomised controlled trials of acupuncture. Acupunct. Med. 30, 273–285.
Kong, J., Kaptchuk, T.J., Polich, G., et al., 2009. Expectancy and treatment interactions: a dissociation between acupuncture analgesia and expectancy evoked placebo analgesia. Neuroimage 45, 940–949.
Lagrue, G., Poupy, J.L., Grillot, A., et al., 1977. Acupuncture anti-tabagique. La Nouvelle Presse Médicale 9, 966.
Langevin, H.M., Churchill, D.L., Fox, J.R., et al., 2001. Biomechanical response to acupuncture needling in humans. J. Appl. Physiol. 91, 2471–2478.
Langevin, H.M., Storch, K.N., Cipolla, M.J., et al., 2006. Fibroblast spreading induced by connective tissue stretch involves intracellular redistribution of alpha- and beta-actin. Histochem. Cell Biol. 125, 487–495.
Lawson-Wood, D., Lawson-Wood, J., 1973. The Five Elements of Acupuncture and Chinese Massage. Health Science Press, Holsworthy, Devon.
Lee, A., Chan, S.K., Fan, L.T., 2015. Stimulation of the wrist acupuncture point PC6 for preventing postoperative nausea and vomiting. in: Lee, A. (Ed.), Cochrane Database Syst. Rev. John Wiley & Sons, Ltd, Chichester, UK, CD003281.
Lewith, G.T., Kenyon, J.N., Broomfield, J., et al., 2001. Is electrodermal testing as effective as skin prick tests for diagnosing allergies? A double blind, randomised block design study. Br. Med. J. 322 (7279), 131–134.
Li, C., Ji, B.U., Kim, Y., et al., 2016. Electroacupuncture Enhances the Antiallodynic and Antihyperalgesic Effects of Milnacipran in Neuropathic Rats. Anesth. Analg. 122, 1654–1662.
Li, J., Zhang, J.H., Yi, T., et al., 2014. Acupuncture treatment of chronic low back pain reverses an abnormal brain default mode network in correlation with clinical pain relief. Acupunct. Med. 32, 102–108.
Li, P., Tjen-A-Looi, S.C., Cheng, L., et al., 2015. Long-lasting reduction of blood pressure by electroacupuncture in patients with hypertension: RCT. Med. Acupunct. 27, 253–266.
Liddle, S.D., Pennick, V., 2015. Interventions for preventing and treating low-back and pelvic pain during pregnancy. in: Liddle, S.D. (Ed.), Cochrane Database Syst. Rev. John Wiley & Sons, Ltd, Chichester, UK, CD001139.
Lin, X., Huang, K., Zhu, G., et al., 2016a. The effects of acupuncture on chronic knee pain due to osteoarthritis. J. Bone Jt. Surg. 98, 1578–1585.
Lin, Y.J., Kung, Y.Y., Kuo, W.J., et al., 2016b. Effect of acupuncture "dose" on modulation of the default mode network of the brain. Acupunct. Med. 34, 425–432.
Lindall, S., 1999. Is acupuncture for pain relief in general practice cost-effective? Acupunct. Med. 17 (2), 97–100.
Linde, K., Allais, G., Brinkhaus, B., et al., 2016a. Acupuncture for the prevention of episodic migraine. in: Linde, K. (Ed.), Cochrane Database Syst. Rev. John Wiley & Sons, Ltd, Chichester, UK, CD001218.
Linde, K., Allais, G., Brinkhaus, B., et al., 2016b. Acupuncture for the prevention of tension-type headache. in: Linde, K. (Ed.), Cochrane Database Syst. Rev. John Wiley & Sons, Ltd, Chichester, UK, CD007587.
Linde, K., Streng, A., Hoppe, A., et al., 2006. The programme for the evaluation of patient care with acupuncture (PEP-Ac) – a project sponsored by ten German social health insurance funds. Acupunct. Med. 24 (Suppl.), 25–32.
Long, X., Huang, W., Napadow, V., et al., 2016. Sustained effects of acupuncture stimulation investigated with centrality mapping analysis. Front. Hum. Neurosci. 10, 510.
Lu, G.D., Needham, J., 1980. Celestial Lancets: a History and Rationale of Acupuncture and Moxa. Cambridge University Press, Cambridge.
Lund, I., Lundeberg, T., 2006. Are minimal, superficial or sham acupuncture procedures acceptable as inert placebo controls? Acupunct. Med. 24 (1), 13–15.
Lundeberg, T., 1999. Effects of sensory stimulation (acupuncture) on circulatory and immune systems. In: Ernst, E., White, A. (Eds.), Acupuncture: A Scientific Appraisal. Butterworth-Heinemann, Oxford.
Lundeberg, T., Bondesson, L., Thomas, M., 1987. Effect of acupuncture on experimentally induced itch. Br. J. Dermatol. 117 (6), 771–777.
Lundeberg, T., Eriksson, S., Lundeberg, S., Thomas, M., 1989. Acupuncture and sensory thresholds. Am. J. Chin. Med. 17 (3–4), 99–110.
Lundeberg, T., Lund, I., Näslund, J.M.T., 2009. The Emperor's sham - wrong assumption that sham needling is sham. Acupunct. Med. 26 (4), 239–242.
Ma, K.W., 1992. The roots and development of Chinese acupuncture: from prehistory to early 20th century. Acupunct. Med. 10 (Suppl.), 92–99.
MacDonald, A.J.R., 1982. Acupuncture: from Ancient Art to Modern Medicine, first ed. George Allen & Unwin, Boston.
Maciocia, G., 1989. The Foundations of Chinese Medicine. Churchill Livingstone, Edinburgh.
MacPherson, H., Thomas, K., 2005. Short term reactions to acupuncture – a cross-sectional survey of patient reports. Acupunct. Med. 23 (3), 112–120.
MacPherson, H., Thomas, K., Walters, S., et al., 2001.

A prospective survey of adverse events and treatment reactions following 34,000 consultations with professional acupuncturists. Acupunct. Med. 19 (2), 93–102.

Mann, F., 1992. Reinventing Acupuncture. Butterworth Heinemann, Oxford.

Mayer, D.J., Price, D.D., Rafii, A., 1977. Antagonism of acupuncture analgesia in man by the narcotic antagonist naloxone. Brain Res. 121, 368–372.

Melchart, D., Thormaehlen, J., Hager, S., et al., 2003. Acupuncture versus placebo versus sumatriptan for early treatment of migraine attacks: a randomized controlled trial. J. Intern. Med. 253 (2), 181–188.

Melzack, R., Stillwell, D.M., Fox, E.J., 1977. Trigger points and acupuncture points for pain: correlations and implications. Pain 3, 3–23.

Melzack, R., Wall, P.D., 1965. Pain mechanisms: a new theory. Science 150 (699), 971–979.

Melzack, R., Wall, P.D., 1988. The Challenge of Pain. Penguin Books, London.

Mense, S., Simons, D.G., 1999. Muscle Pain: Understanding Its Nature, Diagnosis and Treatment. Lippincott Williams & Wilkins, Philadelphia.

Molsberger, A.F., Schneider, T., Gotthardt, H., Drabik, A., 2010. German Randomized Acupuncture Trial for chronic shoulder pain (GRASP) - a pragmatic, controlled, patient-blinded, multi-centre trial in an outpatient care environment. Pain 151, 146–154.

Myers, C.P., 1991. Acupuncture in general practice: effect on drug expenditure. Acupunct. Med. 9, 71–72.

Napadow, V., Kettner, N.W., Harris, R.E., 2016. Neuroimaging: a window into human brain mechanisms supporting acupuncture effects, in: Medical Acupuncture: A Western Scientific Approach, pp. 59–72.

Napadow, V., Kim, J., Clauw, D.J., Harris, R.E., 2012. Decreased intrinsic brain connectivity is associated with reduced clinical pain in fibromyalgia. Arthritis Rheum. 64, 2398–2403.

Nesheim, B.I., Kinge, R., 2006. Performance of acupuncture as labor analgesia in the clinical setting. Acta Obstet. Gynecol. Scand. 85 (4), 441–443.

Nguyen, V.T.T., McLaws, M.L., Dore, G.J., 2007. Highly endemic hepatitis B infection in rural Vietnam. J. Gastroenterol. Hepatol. 22, 2093–2100.

NIH Consensus Development Panel, 1998. NIH Consensus Conference. Acupuncture. JAMA 280 (17), 1518–1524.

Nogier, P.M.F., 1981. Handbook to Auriculotherapy. Maisonneuve, Moulin-les-Metz.

Oomman, S., Liu, D., Cummings, M., 2005. Acupuncture for acute postoperative pain relief in a patient with pregnancy-induced thrombocytopenia - a case report. Acupunct. Med. 23 (2), 83–85.

Osler, W., 1912. The Principles and Practice of Medicine, eighth ed. Appleton, New York.

Pariente, J., White, P., Frackowiak, R.S., et al., 2005. Expectancy and belief modulate the neuronal substrates of pain treated by acupuncture. Neuroimage 25 (4), 1161–1167.

Park, J., White, A.R., Lee, H., Ernst, E., 1999. Development of a new sham needle. Acupunct. Med. 17, 110–112.

Peuker, E., Cummings, M., 2003a. Anatomy for the acupuncturist – facts & fiction. 1: the head and neck region. Acupunct. Med. 21 (1–2), 2–8.

Peuker, E., Cummings, M., 2003b. Anatomy for the acupuncturist – facts & fiction. 2: the chest, abdomen, and back. Acupunct. Med. 21 (3), 72–79.

Peuker, E., Cummings, M., 2003c. Anatomy for the acupuncturist – facts & fiction. 3: upper & lower extremity. Acupunct. Med. 21 (4), 122–132.

Pham, D.D., Yoo, J.H., Tran, B.Q., Ta, T.T., 2013. Complementary and alternative medicine use among physicians in oriental medicine hospitals in Vietnam: A hospital-based survey. Evidence-Based Complement Altern. Med 2013, 1–9.

Pomeranz, B., 2001. Acupuncture analgesia – basic research. In: Stux, G., Hammerschlag, R. (Eds.), Clinical Acupuncture – Scientific Basis. Springer, Berlin.

Pomeranz, B., Chiu, D., 1976. Naloxone blockade of acupuncture analgesia: endorphin implicated. Life Sci. 19 (11), 1757–1762.

Pullman, M., 2016. Acupuncture for urogenital conditions. In: Medical Acupuncture: A Western Scientific Approach, second ed. Elsevier, Amsterdam, pp. 475–488.

Qin, Z., Wu, J., Zhou, J., Liu, Z., 2016. Systematic review of acupuncture for chronic prostatitis/chronic pelvic pain syndrome. Medicine (Baltimore) 95, e3095.

Ratcliffe, J., Thomas, K.J., MacPherson, H., et al., 2006. A randomised controlled trial of acupuncture care for persistent low back pain: cost effectiveness analysis. Br. Med. J. 333 (7569), 626–628A.

Reinhold, T., Roll, S., Willich, S.N., et al., 2013. Cost-effectiveness for acupuncture in seasonal allergic rhinitis: economic results of the ACUSAR trial. Ann. Allergy Asthma Immunol. 111, 56–63.

Reinhold, T., Witt, C.M., Jena, S., et al., 2008. Quality of life and cost-effectiveness of acupuncture treatment in patients with osteoarthritis pain. Eur. J. Heal Econ 9, 209–219.

Research Group of Acupuncture Anaesthesia, 1974. The role of some neurotransmitters of brain in finger-acupuncture analgesia. Sci. Sin. 17, 112–130.

Reston, J., 1971. Now about my operation in Peking. New York Times 1, 6.

Ross, J., 2001. An audit of the impact of introducing microacupuncture into primary care. Acupunct. Med. 19 (1), 43–45.

Ross, J., White, A., Ernst, E., 1999. Western, minimal

acupuncture for neck pain: a cohort study. Acupunct. Med. 17 (1), 5–8.

Sandberg, M., Lundeberg, T., Lindberg, L.G., et al., 2003. Effects of acupuncture on skin and muscle blood flow in healthy subjects. Eur. J. Appl. Physiol. 90 (1–2), 114–119.

Sato, A., Sato, Y., Suzuki, A., Uchida, S., 1993. Neural mechanisms of the reflex inhibition and excitation of gastric motility elicited by acupuncture-like stimulation in anesthetized rats. Neurosci. Res. 18 (1), 53–62.

Schnorrenberger, C.C., 2003. Chen-Chiu: the Original Acupuncture, a New Healing Paradigm. Wisdom Publications, Somerville, MA.

Sciotti, V.M., Mittak, V.L., DiMarco, L., et al., 2001. Clinical precision of myofascial trigger point location in the trapezius muscle. Pain 93 (3), 259–266.

Shah, J.P., Phillips, T.M., Danoff, J.V., et al., 2005. An in vivo microanalytical technique for measuring the local biochemical milieu of human skeletal muscle. J. Appl. Physiol. 99 (5), 1977–1984.

Shen, J., Wenger, N., Glaspy, J., et al., 2000. Electroacupuncture for control of myeloablative chemotherapy-induced emesis: A randomized controlled trial. J. Am. Med. Assoc. 284, 2755–2761.

Shin, N.Y., Lim, Y.J., Yang, C.H., Kim, C., 2017. Acupuncture for alcohol use disorder: a meta-analysis. Evidence-Based Complement Altern. Med 2017, 1–6.

Simons, D.G., Travell, J.G., Simons, L.S., 1999. Myofascial Pain and Dysfunction: the Trigger Point Manual, vol. 1, second ed. Upper half of body. Williams & Wilkins, Baltimore.

Skootsky, S.A., Jaeger, B., Oye, R.K., 1989. Prevalence of myofascial pain in general internal medicine practice. Western Journal of Medicine 151 (2), 157–160.

Smith, C.A., 2016. Acupuncture in obstetrics. In: Medical Acupuncture: A Western Scientific Approach. Elsevier, Amsterdam, pp. 552–565.

Smith, C.A., Armour, M., Zhu, X., et al., 2016. Acupuncture for dysmenorrhoea. Cochrane Database Syst. Rev. CD007854, in: Smith, C.A. (Ed.), John Wiley & Sons, Ltd, Chichester, UK.

Smith, C.A., Collins, C.T., Crowther, C.A., Levett, K.M., 2011. Acupuncture or acupressure for pain management in labour. Cochrane Database Syst. Rev. CD009232.

Sola, A.E., Rodenberger, M.L., Gettys, B.B., 1955. Incidence of hypersensitive areas in posterior shoulder muscles. Am. J. Phys. Med. 3, 585–590.

Soulié de Morant, G., 1957. L'Acuponcture Chinoise. J. Lafitte, Paris.

Spaeth, R.B., Camhi, S., Hashmi, J.A., et al., 2013. A longitudinal study of the reliability of acupuncture deqi sensations in knee osteoarthritis. Evidence-Based Complement Altern. Med. 2013, 1–12.

Stener-Victorin, E., 2016. Acupuncture in gynaecology and infertility. In: Medical Acupuncture: A Western Scientific Approach. Elsevier, Amsterdam.

Stener-Victorin, E., Humaidan, P., 2006. Use of acupuncture in female infertility and a summary of recent acupuncture studies related to embryo transfer. Acupunct. Med. 24 (4), 157–163.

Stener-Victorin, E., Jedel, E., Janson, P.O., Sverrisdottir, Y.B., 2009. Low-frequency electroacupuncture and physical exercise decrease high muscle sympathetic nerve activity in polycystic ovary syndrome. Am. J. Physiol. Regul. Integr. Comp. Physiol. 297, R387–R395.

Stener-Victorin, E., Kobayashi, R., Kurosawa, M., 2003. Ovarian blood flow responses to electroacupuncture stimulation at different frequencies and intensities in anaesthetized rats. Auton. Neurosci. 108, 50–56.

Stener-Victorin, E., Kobayashi, R., Watanabe, O., et al., 2004. Effect of electro-acupuncture stimulation of different frequencies and intensities on ovarian blood flow in anaesthetized rats with steroid-induced polycystic ovaries. Reprod. Biol. Endocrinol. 2, 16.

Streitberger, K., Kleinhenz, J., 1998. Introducing a placebo needle into acupuncture research. Lancet 352, 364–365.

Stuyt, E.B., 2014. Ear acupuncture for co-occurring substance abuse and borderline personality disorder: an aid to encourage treatment retention and tobacco cessation. Acupunct. Med. 32 (4), 318–324.

Takakura, N., Takayama, M., Kawase, A., Yajima, H., 2011. Double blinding with a new placebo needle: a validation study on participant blinding. Acupunct. Med. 29 (3), 203–207.

Tang, H., Fan, H., Chen, J., et al., 2015. Acupuncture for lateral epicondylitis: a systematic review. Evidence-Based Complement Altern. Med 2015, 1–13.

The Academy of Traditional Chinese Medicine, 1975. An Outline of Chinese Acupuncture. Foreign Languages Press, Peking.

Thomas, K.J., MacPherson, H., Ratcliffe, J., et al., 2005. Longer term clinical and economic benefits of offering acupuncture care to patients with chronic low back pain. Health Technol. Assess. Rep. 9 (32), 1–126.

Thomas, K.J., Nicholl, J.P., Coleman, P., 2001. Use and expenditure on complementary medicine in England: a population based survey. Complement Therapies in Medicine 9 (1), 2–11.

Thomas, M., Eriksson, S.V., Lundeberg, T., 1991. A comparative study of diazepam and acupuncture in patients with osteoarthritis. Am. J. Chin. Med. 19, 95–100.

Thomas, M., Lundeberg, T., Björk, G., et al., 1995. Pain and discomfort in primary dysmenorrhoea is reduced by preemptive acupuncture or low frequency TENS. European Journal of Physical and Medical Rehabilitation 5 (3), 71–76.

Torres-Rosas, R., Yehia, G., Peña, G., et al., 2014. Dopamine mediates vagal modulation of the immune system by electroacupuncture. Nat. Med. 20, 291–295.

Tough, E.A., White, A.R., Cummings, T.M., et al., 2009. Acupuncture and dry needling in the management of myofascial trigger point pain: a systematic review and meta-analysis of randomised controlled trials. Eur. J. Pain 13, 3–10.

Tough, E.A., White, A.R., Richards, S., et al., 2007. Variability of criteria used to diagnose myofascial trigger point pain syndrome – evidence from a review of the literature. Clin. J. Pain 23 (3), 278–286.

Tracey, K.J., 2002. The inflammatory reflex. Nature 420, 853–859.

Travell, J.G., Simons, D.G., 1983. Myofascial Pain and Dysfunction: The Trigger Point Manual, first ed. Williams & Wilkins, Baltimore.

Travell, J.G., Simons, D.G., 1992. Myofascial Pain and Dysfunction: The Trigger Point Manual, vol. 2, first ed. The Lower Extremities. Williams & Wilkins, Baltimore.

Ulett, G., 1992. Beyond Yin and Yang: How Acupuncture Really Works. Warren H Green, St. Louis.

Ulett, G.A., Han, S.P., 2002. The Biology of Acupuncture. Warren H Green, St. Louis.

Uvnas-Moberg, K., Bruzelius, G., Alster, P., et al., 1993. The antinociceptive effect of non-noxious sensory stimulation is mediated partly through oxytocinergic mechanisms. Acta Physiol. Scand. 149, 199–204.

Van den Heuvel, E., Goossens, M., Vanderhaegen, H., et al., 2015. Effect of acustimulation on nausea and vomiting and on hyperemesis in pregnancy: a systematic review of Western and Chinese literature. BMC Complement. Altern. Med. 16, 13.

Vas, J., Ortega, C., Olmo, V., et al., 2008. Single-point acupuncture and physiotherapy for the treatment of painful shoulder: a multicentre randomized controlled trial. Rheumatology 47, 887–993.

Veith, I., 1949. The Yellow Emperor's Classic of Internal Medicine. University of California Press, Berkeley.

Vickers, A.J., Cronin, A.M., Maschino, A.C., et al., 2012. Acupuncture for Chronic Pain: Individual Patient Data Meta-analysis. Arch. Intern. Med. 172, 1444–1453.

Vickers, A.J., Vertosick, E.A., Lewith, G., et al., 2017. Acupuncture for Chronic Pain: Update of an Individual Patient Data Meta-Analysis. J. Pain doi:10.1016/j.jpain.2017.11.005. (Published Online First: 30 November 2017.)

Vida, G., Peña, G., Deitch, E.A., Ulloa, L., 2011. α7-cholinergic receptor mediates vagal induction of splenic norepinephrine. J. Immunol. 186, 4340–4346.

Vincent, C., 2001. The safety of acupuncture. Br. Med. J. 323 (7311), 467–468.

Vincent, C.A., Richardson, P.H., Black, J.J., et al., 1989. The significance of needle placement site in acupuncture. J. Psychosom. Res. 33, 489–496.

Vohra, S., Adams, D., Yasui, Y., et al., 2011. The safety of pediatric acupuncture: a systematic review. Pediatrics 128, e1575–e1587.

Walsh, B., 2001. Control of infection in acupuncture. Acupunct. Med. 19 (2), 109–111.

Wang, K., Yao, S., Xian, Y., et al., 1985. A study of the receptive field of acupoints and the relationship between the characteristics of needling sensation and groups of afferent fibres. Sci. Sin. 28, 963.

Wang, R., Li, X., Zhou, S., et al., 2017. Manual acupuncture for myofascial pain syndrome: a systematic review and meta-analysis. Acupunct. Med. 35 (4), 241–250.

Wardle, J.L., Sibbritt, D., Adams, J., 2013. Acupuncture referrals in rural primary healthcare: a survey of general practitioners in rural and regional New South Wales, Australia. Acupunct. Med. 31, 375–382.

Wedenberg, K., Moen, B., Norling, A., 2000. A prospective randomized study comparing acupuncture with physiotherapy for low-back and pelvic pain in pregnancy. Acta Obstet. Gynecol. Scand. 79 (5), 331–335.

Wen, H.L., Cheung, S.Y.C., 1973. Treatment of drug addiction by acupuncture and electrical stimulation. Asian Med. J. 9, 138–141.

Wheway, J., Agbabiaka, T.B., Ernst, E., 2012. Patient safety incidents from acupuncture treatments: a review of reports to the National Patient Safety Agency. Int. J. Risk Saf. Med. 24, 163–169.

White, A., 2004. A cumulative review of the range and incidence of significant adverse events associated with acupuncture. Acupunct. Med. 22 (3), 122–133.

White, A., 2006. The safety of acupuncture – evidence from the UK. Acupunct. Med. 24 (Suppl.), S53S57.

White, A., 2013. Trials of acupuncture for drug dependence: a recommendation for hypotheses based on the literature. Acupunct. Med. 31, 297–304.

White, A., Foster, N.E., Cummings, M., et al., 2007. Acupuncture treatment for chronic knee pain: a systematic review. Rheumatology (Oxford) 46 (3), 384–390.

White, A., Hayhoe, S., Hart, A., et al., 2001. Survey of adverse events following acupuncture (SAFA): a prospective study of 32,000 consultations. Acupunct. Med. 19 (2), 84–92.

White, A., Richardson, M., Richmond, P., et al., 2012. Group acupuncture for knee pain: evaluation of a cost-saving initiative in the health service. Acupunct. Med. 30, 170–175.

White, A.R., Rampes, H., Liu, J.P., et al., 2014. Acupuncture and related interventions for smoking cessation. Cochrane Database Syst. Rev. (1), CD000009.

Willich, S.N., Reinhold, T., Selim, D., et al., 2006. Cost-effectiveness of acupuncture treatment in patients with chronic neck pain. Pain 125, 107–113.

Witt, C.M., Brinkhaus, B., Reinhold, T., et al., 2006a. Efficacy, effectiveness, safety and costs of acupuncture for chronic pain – results of a large research initiative. Acupunct. Med. 24 (Suppl.), S33S39.

Witt, C.M., Jena, S., Brinkhaus, B., et al., 2006b. Acupuncture in patients with osteoarthritis of the knee or hip: a randomized, controlled trial with an additional nonrandomized arm. Arthritis Rheum. 54 (11), 3485–3493.

Witt, C.M., Jena, S., Selim, D., et al., 2006c. Pragmatic randomized trial evaluating the clinical and economic effectiveness of acupuncture for chronic low back pain. Am. J. Epidemiol. 164 (5), 487–496.

Witt, C.M., Reinhold, T., Jena, S., et al., 2008a. Cost-effectiveness of acupuncture treatment in patients with headache. Cephalalgia 28, 334–345.

Witt, C.M., Reinhold, T., Brinkhaus, B., et al., 2008b. Acupuncture in patients with dysmenorrhea: a randomized study on clinical effectiveness and cost-effectiveness in usual care. Am. J. Obstet. Gynecol. 198, 166.e1–166.e8.

Witt, C.M., Pach, D., Brinkhaus, B., et al., 2009. Safety of acupuncture: results of a prospective observational study with 229,230 patients and introduction of a medical information and consent form. Forsch. Komplementarmed. 16, 91–97.

Wolfe, F., Smythe, H.A., Yunus, M.B., et al., 1990. The American College of Rheumatology 1990 Criteria for the classification of fibromyalgia. Report of the Multicenter Criteria Committee. Arthritis Rheum. 33 (2), 160–172.

Wonderling, D., Vickers, A.J., Grieve, R., et al., 2004. Cost effectiveness analysis of a randomised trial of acupuncture for chronic headache in primary care. Br. Med. J. 328 (7442), 747–749.

Woolf, C.J., 1996. Windup and central sensitization are not equivalent. Pain 66 (2–3), 105–108.

Woollam, C.H.M., Jackson, A.O., 1998. Acupuncture in the management of chronic pain. Anaesthesia 53 (6), 593–595.

Wu, M.T., Sheen, J.M., Chuang, K.H., et al., 2002. Neuronal specificity of acupuncture response: a fMRI study with electroacupuncture. Neuroimage 16 (4), 1028–1037.

Wyon, Y., Lindgren, R., Lundeberg, T., et al., 1995. Effects of acupuncture on climacteric vasomotor symptoms, quality of life, and urinary excretion of neuropeptides among postmenopausal women. Menopause 2, 3–12.

Xie, Y.M., Xu, S., Zhang, C.S., Xue, C.C., 2014. Examination of surface conditions and other physical properties of commonly used stainless steel acupuncture needles. Acupunct. Med. 32, 146–154.

Xu, S., Wang, L., Cooper, E., et al., 2013. Adverse events of acupuncture: a systematic review of case reports. Evidence-based Complement Altern. Med 2013, 581203.

Yamashita, H., Tsukayama, H., Tanno, Y., et al., 1999. Adverse events in acupuncture and moxibustion treatment: a six-year survey at a national clinic in Japan. J. Altern. Complement. Med. 5 (3), 229–236.

Yang, H.P., Wang, L., Han, L., Wang, S.C., 2013. Nonsocial Functions of Hypothalamic Oxytocin. ISRN Neurosci 2013, 1–13.

Yang, J., Yang, Y., Chen, J.M., et al., 2007. Effect of oxytocin on acupuncture analgesia in the rat. Neuropeptides 41, 285–292.

Yoon, S.S., Kwon, Y.K., Kim, M.R., et al., 2004. Acupuncture-mediated inhibition of ethanol-induced dopamine release in the rat nucleus accumbens through the GABA-B receptor. Neurosci. Lett. 369 (3), 234–238.

Yuan, Q., Guo, T., Liu, L., et al., 2015. Traditional Chinese medicine for neck pain and low back pain: a systematic review and meta-analysis. PLoS ONE 10, e0117146.

Yue, J., Zhang, Q., Sun, Z., et al., 2013. A case of electroacupuncture therapy for pressure ulcer. Acupunct. Med. 31, 450–451.

Zhao, Z.Q., 2008. Neural mechanism underlying acupuncture analgesia. Prog. Neurobiol. 85, 355–375.

찾아보기

Index

A-Z

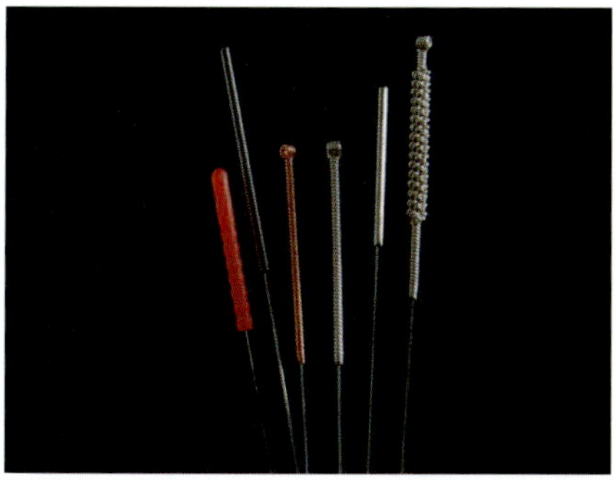

부록 자료사진 1 다년간에 걸쳐 발전한 다양한 유형의 침병이 달린 침. 단단한 은이 이중으로 감겨져 있던 구형 침병이 스테인리스 스틸 또는 구리로 바뀌었고, 최근에는 플라스틱으로 대체되었다.

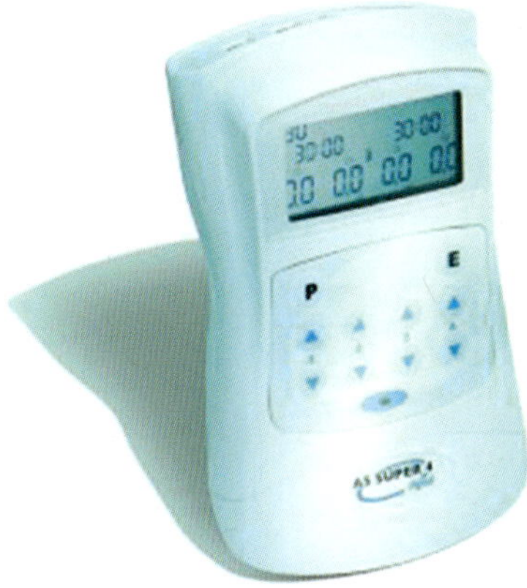

부록 자료사진 2 전형적인 최신 전침기. 과거 중국의 침 치료 의사가 사용했던 강한 수기 자극 대신 서양의학 관점 침 치료에서 침 자극을 가하는 데 사용된다.

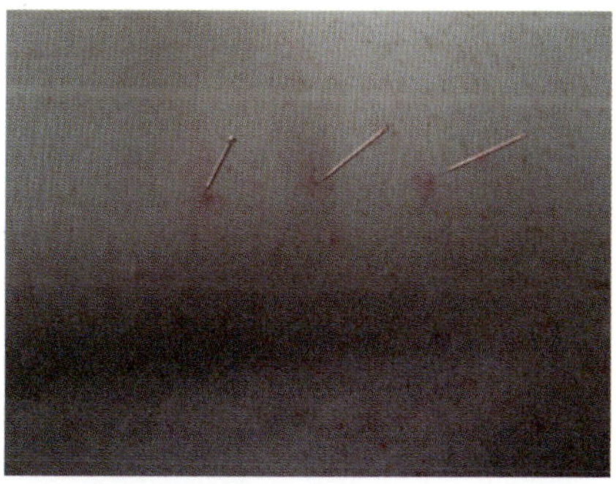

부록 자료사진 3 자침한 주위 조직에서 발현되는 발적. 국소 신경 반사(local nerve reflex)를 통해 국소 혈액 공급이 증가되었음을 나타낸다.

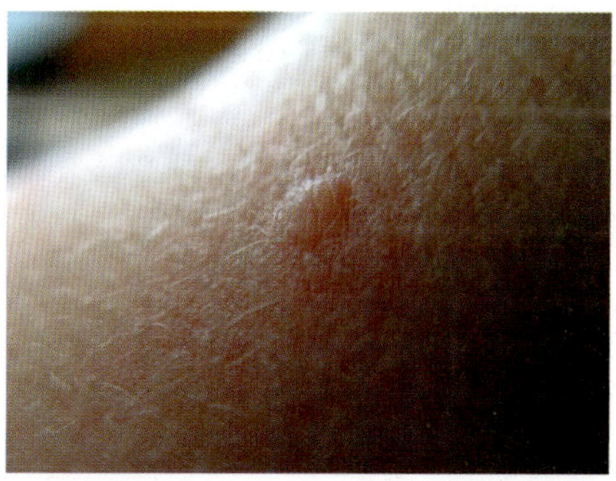

부록 자료사진 4 침을 제거한 후 생긴 자국의 확대 사진. 이러한 자국은 작은 혈관에서 체액이 유출된 결과이며 침에 대한 국소 반응의 또 다른 징후이다.

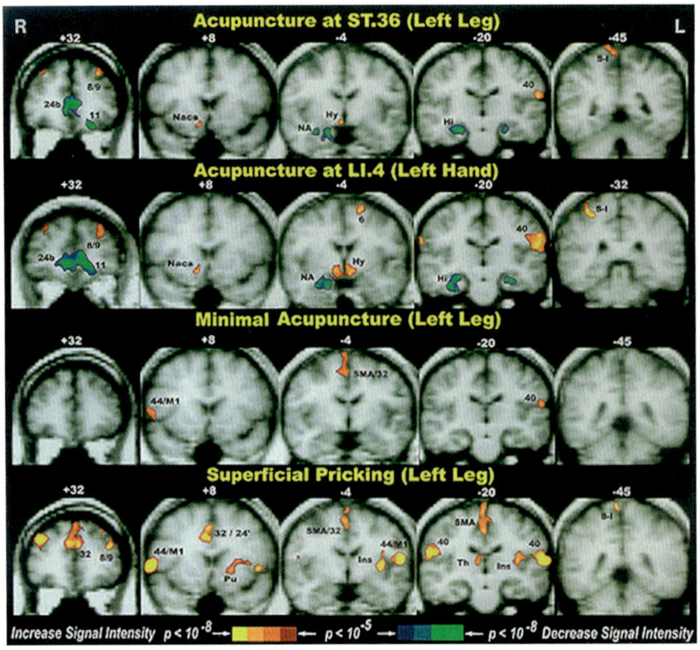

부록 자료사진 5 합곡(LI4)에 자침하거나, 족삼리(ST36)에 자침하거나, 최소침(경혈에 천자) 또는 경혈이 아닌 곳의 표면을 살짝 찌르는 시술을 받은 환자 9명의 기능자기공명뇌영상. 뇌가 활성화되어 다양한 변연계 중추의 반응이 보인다. 노란색-붉은색은 감각피질 영역뿐만 아니라 측좌핵(nucleus accumbens, Nacs) 및 시상하부(hypothalamus, Hy)의 증가된 활동을 나타낸다. 녹색-파란색은 편도체(amygdala, NA)와 해마(hippocampus, Hi)의 감소된 활동을 나타낸다. 각 영상 위의 숫자는 전방교합으로부터의 거리(mm)를 나타낸다. 영상의 피질 영역에 있는 숫자는 브로드만영역(Brodmann area)에 해당한다(Wu et al., Radiology 1999; 212(1), 133-141에서 저자의 허락을 얻어 전재함).

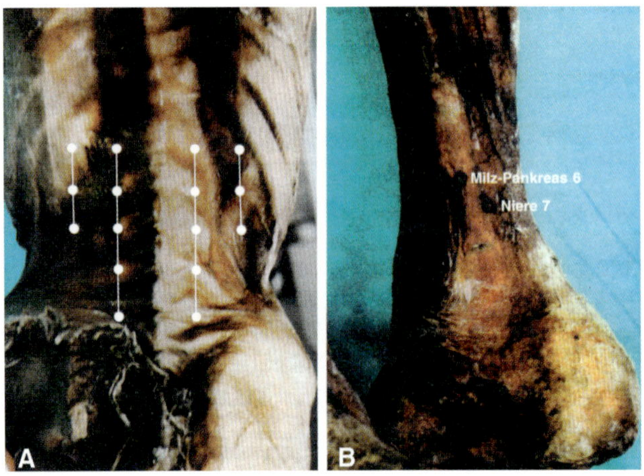

부록 자료사진 6 Ötzi 설인의 신체 사진.
(**A**) 등의 문신이 전통 경혈과 매우 비슷한 위치에 있으며 서로 중첩된다.
(**B**) 하퇴의 내측면에 있는 문신은 삼음교(SP6)와 부류(KI7) 자리에 있다.
(L. Dorfer 박사의 허락을 받아 전재함)

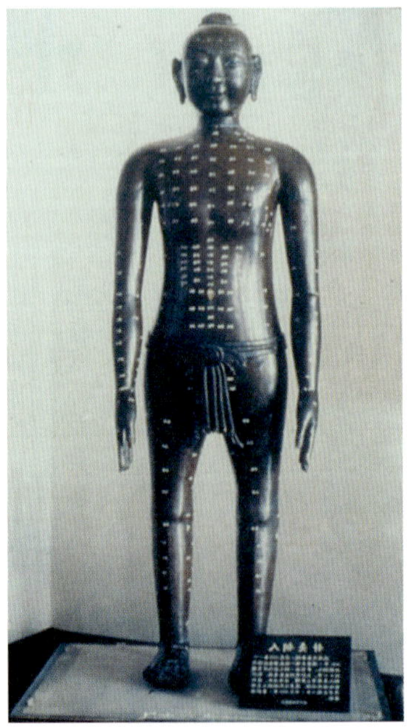

부록 자료사진 7 경혈이 표시된 동인. 명대(1,443년)에 주조되었다.

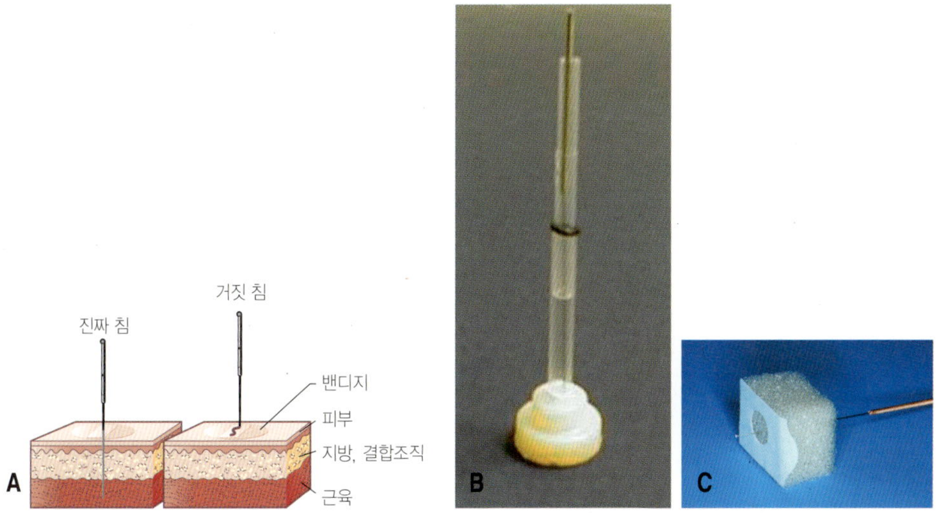

부록 자료사진 8 다양한 형태의 플라세보 기기와 지지물: (**A**) 접착 드레싱으로 지지되는 Streitberger 침(Martin et al., 2006. Improvement in fibromyalgia symptoms with acupuncture: results of a randomized controlled trial. Mayo Clin Proc 81(6), 749–757의 허락을 받아 전재함). (**B**) 침관(guide tube)과 접착 플랜지(flange)로 지지되는 Park 침(박종배 박사의 허락을 받아 전재함). (**C**) 접착식 수술용 발포체를 지지물로 사용하는 무딘 침(Mathias Fink 박사의 허락을 받아 전재함).

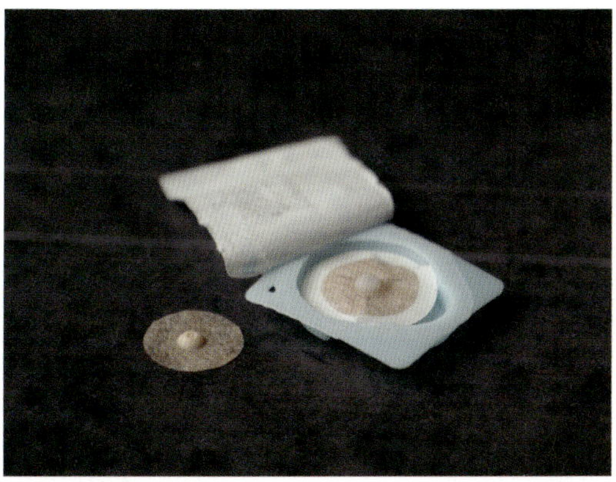

부록 자료사진 9 드레싱이 부착된 플라스틱에 피내침이 내장되어 있음(포장 상태).

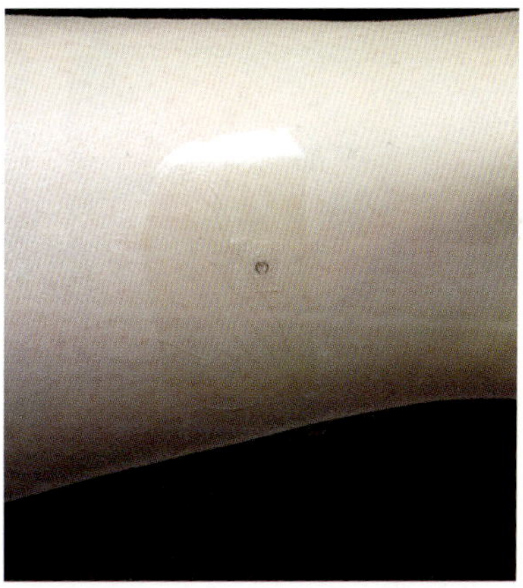

부록 자료사진 10 접착 반창고가 붙어 있는 피내침.

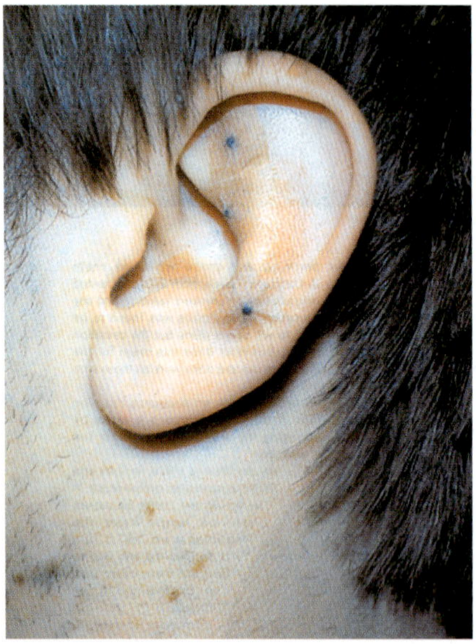

부록 자료사진 11 귀 자극에 사용되는 왕불류행(Vaccaria) 씨앗의 사진.

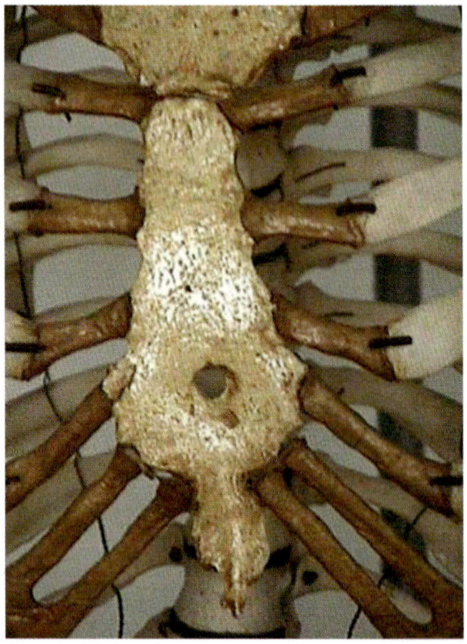

부록 자료사진 12 흉골공 모습(Panos Barlas 박사의 허락을 받아 전재함).

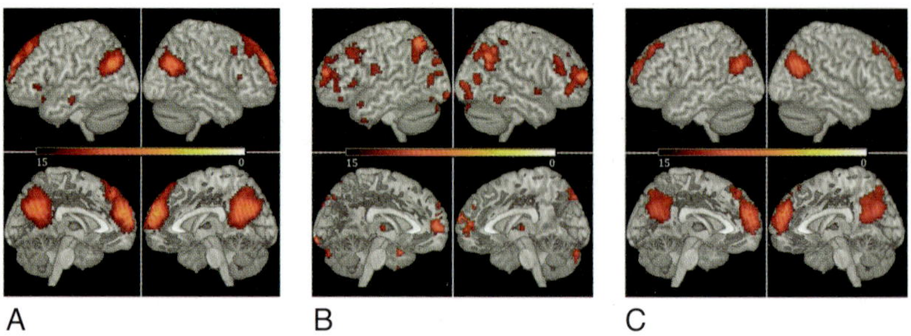

부록 자료사진 13 (**A**) 휴식 중 건강인의 내정상태회로(DMN)는 하두정엽(inferior parietal lobule), 후대상피질(posteriorcingulate cortex), 상·중·하전두회(frontal gyri)의 내측 영역, 쐐기앞소엽(precuneus)으로 구성되어 있다. (**B**) 치료 전 만성 요통 환자의 DMN 연결성은 대조군에 비해 배외측전전두엽피질(dorsolateral prefrontal cortex), 내측전전두엽피질(medial prefrontal cortex), 전대상회(anterior cingulate gyrus), 쐐기앞소엽에서 감소되었다. (**C**) 치료 후 만성 요통 환자의 DMN은 대조군과 거의 동일했다(Li, J., et al, 2014. Acupuncture treatment of chronic low back pain reverses an abnormal brain default mode network in correlation with clinical pain relief. Acupuncture in Medicine 32(2), 102-108.의 허락을 받아 전재함).